KB275745

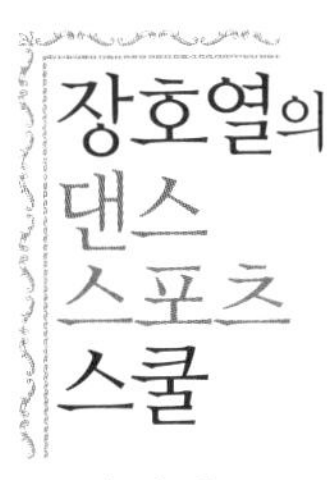

장호열의 댄스 스포츠 스쿨

라틴댄스

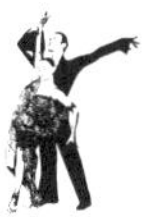

장호열의 댄스스포츠 스쿨
:라틴댄스

저자_ 장호열

1판 1쇄 발행_ 2008. 11. 12.
개정판 1판 1쇄 발행_ 2013. 11. 28.
개정판 1판 3쇄 발행_ 2019. 1. 26.

발행처_ 김영사
발행인_ 고세규

등록번호_ 제406-2003-036호
등록일자_ 1979. 5. 17.

경기도 파주시 문발로 197(문발동) 우편번호 10881
마케팅부 031)955-3100, 편집부 031)955-3200, 팩스 031)955-3111

값은 뒤표지에 있습니다.
ISBN 978-89-349-6555-8 13680
ISBN 978-89-349-6556-5 (세트)

홈페이지_ http://www.gimmyoung.com   블로그_ blog.naver.com/gybook
페이스북_ facebook.com/gybooks   이메일_ bestbook@gimmyoung.com

좋은 독자가 좋은 책을 만듭니다.
김영사는 독자 여러분의 의견에 항상 귀 기울이고 있습니다.

장호열의 댄스 스포츠 스쿨

라틴댄스

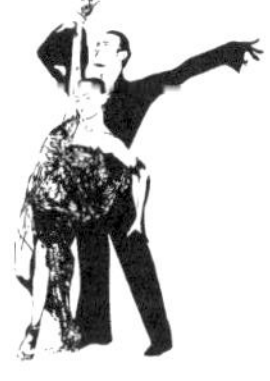

Latin Dance

김영사

제가 쓴 책《장호열의 댄스스포츠 스쿨》에 관심과 성원을 보내주신 댄스동호인 여러분께 깊은 감사를 드립니다. 이번 개정판은 그동안 필자가 계속 댄스스포츠를 배우면서 연구한 내용을 토대로 일부를 수정 보완 삭제하고, 난해한 설명은 독자들이 좀 더 이해하기 쉽게 풀이하였으며, 탈자 오자를 정정하였습니다.

춤이란 몸으로 하는 운동이기 때문에 아무리 이론을 많이 알아도 실제로 몸을 움직이면서 연습을 하지 않으면 결코 발전이 없습니다. 그러나 이론적 바탕이 없으면 직접 몸만으로 연습을 한다 해도 어느 한도 이상은 발전을 기대할 수 없습니다.

댄스스포츠의 댄스기술은 고도의 인체공학적으로 구성되어 있습니다. 이러한 인체공학적으로 구성된 댄스의 피겨 하나 하나를 제대로 추려면 춤을 연습할 때 '전문 댄스 교재'를 늘 옆에 두고 수시로 보면서 따라해 보아야 합니다.

즉, 스텝 하나 하나 움직일 때마다 CBM, CBMP, Sway, Footwork, Foot Position, Rise & Fall, Alignment, Amount of turn, Poise, Hold 등 복잡한 댄스기술이 수반되기 때문에 이러한 댄스기술을 익히기 위해서는 책을 참고하는 것만큼 좋은 방법은 없습니다.

독자들 중에 많은 분들이 기존의 책이 너무 두꺼워 보는 데 불편하다는 고언을 주셨습니다. 그래서 이번 개정판에서는 '모던댄스 편'과 '라틴댄스 편'으로 분책하여 다시 선보이게 되었습니다. 이 점에 대하여 댄스동호인 여러분들의 깊은 사랑을 바랍니다.

아무쪼록 이 책이 댄스동호인 여러분들의 댄스발전에 조금이나마 도움이 되었으면 하는 마음입니다.

장호열

법원공무원교육원장이 춤바람 난 사연

2000년 새로운 밀레니엄이 시작된다고 온 세계가 법석이던 그때, 나는 댄스스포츠를 배우기 시작했다. 소박한 성공 뒤에 지나간 청춘과 시시때때 찾아오는 삶의 피로와 허탈감을 잊기 위해 찾아낸 것이 바로 댄스스포츠의 역동적인 움직임이었다.

그 당시만 해도 춤에 대한 사회적 인식이 그리 너그럽지만은 않았다. 직장에 소문내고 배우러 다닌다고 할 형편이 못 되었다. 처음에는 아내한테도 아코디언 배우러 다닌다고 거짓말을 하면서 그 사실을 숨겼다. 춤을 배우러 다닌 지 6개월이 채 안 되어 서점에서 구입한 댄스스포츠에 관한 책 때문에 아내에게 들켰다. 그때부터 아내는 나의 춤 파트너가 되어 지금은 상당한 수준의 댄스 실력을 갖게 되었다.

몇 년 전 양천구청문화원의 부부반 단체레슨을 받고 있을 때 MBC 시사프로그램 〈2580〉에 우리 부부가 소개된 적이 있었다. 아마도 '부부 권태기 극복하는 방법'이라는 테마였던 것으로 기억이 난다. 매스컴의 영향은 대단했다. TV 인터뷰 후 모 백화점에 쇼핑을 갔는데 전혀 모르는 점원이 우리를 아는 체 하였다. 직장에서도 우리 부부를 TV에서 본 직원들이 꽤 있는 모양이었다. 나와 친한 직원들은 엘리베이터나 복도에서 만나면 "TV에서 보았다"고 귓속말로 인사하였다. 사실 내가 다녔던 직장은 보수적이고 춤을 배우는 사람들이 거의 없어 단체레슨을 받으면서도 한 번도 직장 사람을 만난 적이 없었다. 그래서 소문날 일도 없었고 오해받을 일도 없었다. 오히려 아름아름 알고 있는 직원들은 부러워할 따름이었다.

2005년 법원공무원교육원장으로 재직할 때 사법부 최초로 법원공무원들의 직무연수 교양프로그램에 댄스를 도입했다. 처음에는 두려움도 앞섰다. 직장 내에서 물의를 일으키지나 않을지? 그러나 반응은 의외로 아주 좋았다. 처음에는 쑥스러워하던 직원들도 음악이 나오고 발 움직임이 숙달되자 더 적극적으로 열심히 춤에 심취하는 것 같았다.

지금도 주말이면 아내와 같이 댄스 스튜디오에 가서 온몸에 땀이 흥건히 밸 정도로 연습을 한다. 음악을 듣고 스텝을 밟으면 세상의 근심 걱정은 모두 사라진다. 한 시간이 눈 깜짝할 사이에 지나간다.

댄스스포츠는 스포츠 중에서 단연 으뜸이다. 골프나 야구, 볼링 같은 스포츠는 한 쪽으로만 하는 운동이라 몸의 불균형을 가져올 수 있고, 축구나 배구 같은 과격한 운동은 나이든 중장년층에는 부상의 위험이 따르고, 마라톤은 심하게 하면 오히려 우리 몸에 해로운 유해산소가 발생한다고 한다. 조깅과 같은 춤은 확실한 유산소 운동이다. 음악에 맞춰 스텝을 밟는 것보다 더 좋은 운동은 없다.

특히 춤은 관절운동에 좋다. 춤을 추면, 키가 더 커진다는 말이 있다. 관절이 튼튼해지기 때문이다. 실제로 나도 춤을 배운 이래로 키가 1cm는 더 컸다. 그 외에 스텝을 외우고 루틴(춤추는 순서)을 알아야 하기 때문에 치매예방에 안성맞춤이다. 또한 음악에 맞춰 스텝을 밟으니 엔돌핀이 생성되어 스트레스 해소에 좋고, 적당한 유산소 운동으로 콜레스테롤 수치를 낮춰주고, 적정혈압을 유지해주고, 당뇨예방에도 효과가 있다. 특히 운동 부족과 식생활의 서구화로 비만에 시달리는 현대인들에게 춤은 다이어트에 탁월한 효과가 있다.

거의 모든 사람들은 춤이 건강에 좋다는 것은 다 알고 있지만 춤을 배우겠다고 선뜻 나서지 못하고 또 배우는 사람들도 중도에 포기하는 경우가 많다. 왜 그럴까? 좀 더 쉽게 접근하고 배우는 방법은 없을까?

통상 단체레슨에는 루틴을 정해놓고 그 루틴대로 가르치기 때문에 그 선생님에 그 제자가 아니면 춤추기가 무척 곤란하다. 그래서 댄스스포츠를 처음 배우는 사람들은 특정한 파트너가 반드시 있어야만 출 수 있는 춤으로 오해하는 사람이 많다. 그러나 댄스기술과 리드 및 폴로 요령을 정확히 알면 언제 누구를 만나더라도 능숙하게 춤을 출 수 있다. 다만, 댄스이론에 바탕을 둔 연습이 전제되어야만 한다. 이론을 제대로 알고 있으면 좀 더 빨리 동작을 이해하고 몸에 익힐 수 있다. 기본이 탄탄해지는 것이다.

사실 나는 처음부터 책을 낼 목적으로 댄스이론을 쓴 것은 아니었다. 춤을 배우면서 내가 터득한 방법과 이론을 댄스동호인카페에 여러 번 올렸다. 동호인 중에는 댄스 지도자 선생님도 계시고 전문가 못지않게 춤에 조예가 깊은 분들이 많다. 그분들께서 나의 글에 '아주 쉽게 잘 풀이해서 설명했다'고 달아준 댓글에 힘입어 더 많은 글을 쓰게 되었다. 그 원고를 버리기 아까워 모아둔 것을 우연한 기회에 김영사 박은주 사장께서 보시고 우리나라 댄스스포츠의 활성화를 위해 기존의 원고에 족형도와 자세한 댄스기술을 보완하여 정식으로 책을 출간해보자고 해서 이 책을 쓰게 된 것이다.

이 책의 족형도는 선생님의 가르침과 인터넷 동영상을 보면서 그린 것이라 노력이 많이 들었고 그리기가 만만치 않았다. 또 같은 피겨라도 춤을 추는 방법이 조금 다를 수도 있고 선생님에 따라서도 가르치는 방법이 다를 수 있는데, 그것을 모두 책 내용에 반영하기에는 한계가 있었다.

이 책 한 권이면 초급에서 상급까지 무난히 춤을 배울 수 있도록 각 춤의 피겨에 대한 족형도와 댄스기술을 자세하게 설명했다. 기존의 책이나 레슨과는 달리 음악과 텐션 그리고 워크에 중점을 두어 설명했다. 또한 배우는 학생의 입장에서 보면 족형도가 가장 필요하다는 판단이 들어 되도록 많은 족형도를 충실히 그리려고 노력을 했다.

아무쪼록 이 책이 댄스동호인들의 댄스 발전에 많은 도움이 되기를 바란다. 혹시라도 잘못된 부분이 있으면 메일(0529chy@hanmail.net)로 지적해주시기를 바란다. 감사한 마음으로 개정판을 낼 때 반영하겠다.

끝으로 이 책이 나오기까지 많은 후원을 아끼지 않으신 김영사 박은주 사장께 깊은 감사를 드리며, 좋은 편집을 위해 수고해주신 편집부 여러분께 진심으로 감사드린다.

| 차례 |

3. 차차차Cha cha cha

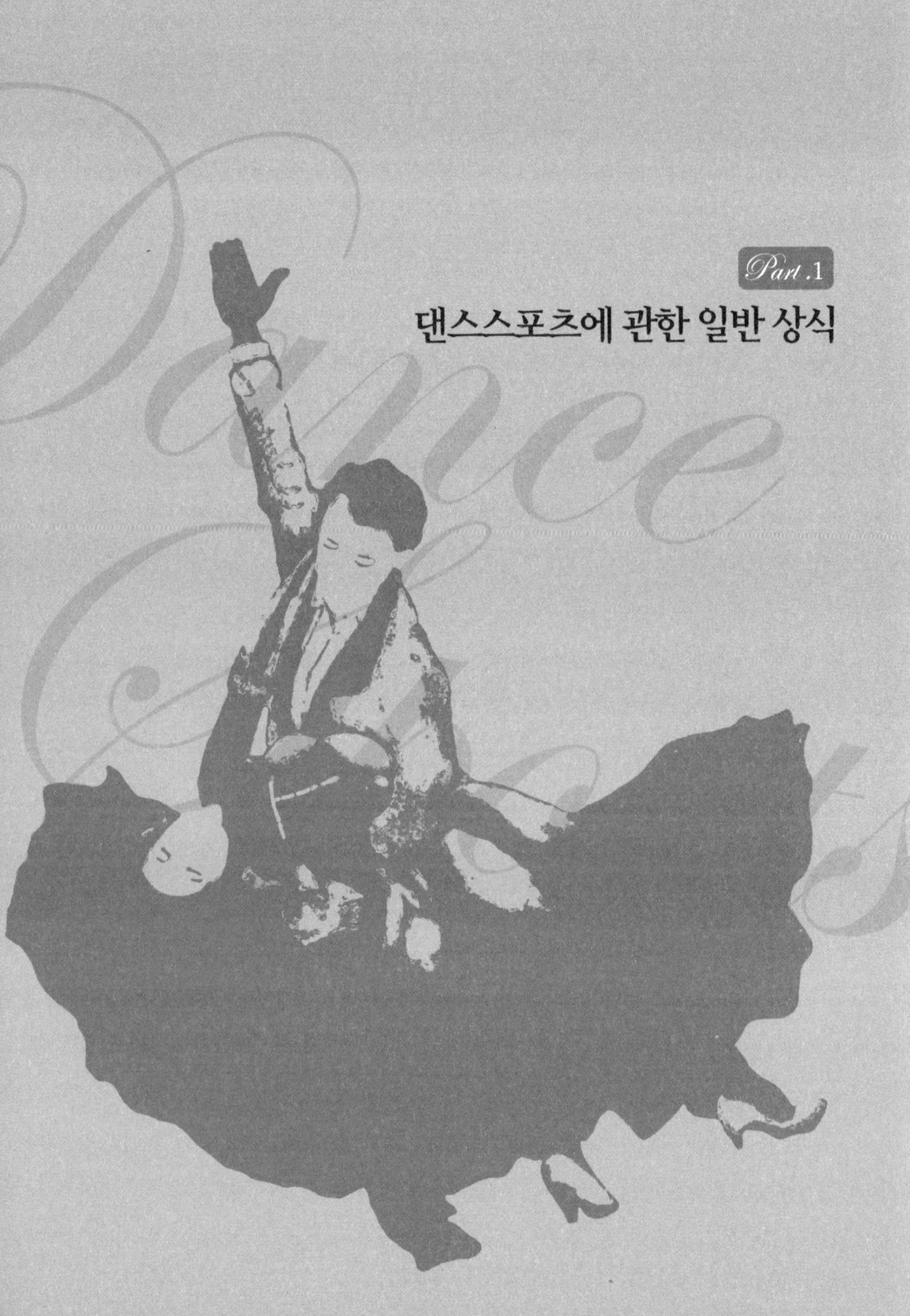

댄스스포츠에 관한 일반 상식

우리가 현재 '댄스스포츠 |dancesports|'라고 부르는 모던스탠더드볼룸댄스 5개 종목 |왈츠, 탱고, 퀵스텝, 폭스트롯, 비엔나왈츠|과 라틴아메리카볼룸댄스 5개 종목 |룸비, 치치차, 삼바, 파소도블레, 자이브|은 일송의 '사교춤 |social dance|'이라고 할 수 있다. 사교춤이란 원래 비교적 배우기 쉬운 피겨 |figure|로 사교를 위해 연회장이나 무도장에서 남녀가 짝 |pair|을 이루어 추는 왈츠, 탱고 등의 볼룸댄스 |ballroom dance|를 지칭하는 용어다. 그런데 이 볼룸댄스가 우리나라에 들어왔을 때 이미 '사교춤'으로 불리고 있던 지르박이나 블루스와 구분하기 위해 '댄스스포츠'라는 용어를 쓰게 된 것이다.

넓게 보면 댄스스포츠, 지르박, 블루스, 살사, 메렝게, 바차타, 아르헨티나 탱고 등 남녀가 짝을 이루어 추는 모든 춤을 사교춤이라고 할 수 있다. 하지만 그 뜻을 좀 좁혀서 댄스스포츠를 제외한 우리나라와 중남미 등 외국의 남녀 2인무를 '사교춤'이라고 하기도 한다. 우리나라에서 일반적으로 '사교춤'이라고 할 때는 좀 더 한정적으로 지르박, 블루스, 트로트를 의미한다.

댄스스포츠는 사교용 댄스스포츠와 경기·시범용 댄스스포츠로 구분할 수 있는데, 그 스텝 형식이 정형화되어 세계 어디를 가나 남녀가 함께 출 수 있다. 그러나 기타 사교춤은 대개 그 나라만의 독특한 형식이 배어 있어 세계적으로 보편화되어 있지 않다. 예컨대 지르박과 블루스는 우리나라에서만 통용되는 춤이고, 살사나 메렝게는 중남미 국가에서 추는 춤이며, 아르헨티나 탱고는 아르헨티나에서만 추는 춤이다.

하지만 요즘은 교통과 통신, 특히 인터넷의 발달로 지구 반대편에서 일어나는 일들도 실시간으로 세계 곳곳에 전파되기 때문에 춤의 보급 속도도 엄청나게 빨라지고 있다. 최근 들어 우리나라에서도 살사, 메렝게, 바차타, 아르헨티나 탱고 등 중남미의 사교춤을 배우는 사람들이 급속히 늘고 있다.

'댄스스포츠'라는 용어는 ICAD |International Council of Amateur Dancers : 국제아마추어무도인평의회|가 1980년부터 꾸준히 국제올림픽위원회 가입을 추진하면서 사용하게 되었다. 볼룸댄스 경기가 올림픽 종목으로 적합한지를 검토하는 과정에서 볼룸댄스라는 말보다는 댄스스포츠라는 용어가 올림픽 경기에 더 적합하다는 결론을 내려 회원국들에게 이 명칭을 사용하도록 권장했다. 그 후 댄스스포츠를 관장하는 IDSF |International DanceSport Federation : 국제댄스스포츠연맹|가 탄생했고, 프로 단체인 ICBD |International Council of Ballroom Dancing : 국제무도평의회|가 WD & DSC |World Dance & DanceSport Council : 세계무도평의회|로 명칭을 바꾸면서 댄스스포츠라는 용어가 일반화되었다.

우리나라에서는 사실 얼마 전까지도 '사교춤'이라고 하면 사회적 인식이 좋지 않았다. 왠지 퇴폐적이고 불륜의 온상이라는 인상이 강했다. 하지만 1988년 서울올림픽을 성공적으로 마친 후 경제생활이 윤택해지면서 건강과 균형 잡힌 몸매에 대한 관심이 커졌고, 춤도 건강을 지키는 스포츠의 하나로 받아들이게 되었다. 그런 의미에서 댄스스포츠라는 명칭은 춤에 대한 사회적인 인식을 긍정적으로 변화시키는 데 큰 역할을 했다고 할 수 있다. 요즘은 댄스스포츠가 지방자치단체나 백화점

문화센터에서 가장 인기 있는 수강과목으로 자리를 잡아가고 있으며, 초등학생부터 중장년층에 이르기까지 동호인이 날로 늘어나고 있다.

댄스스포츠는 크게 영국을 비롯한 유럽에 기원을 둔 모던스탠더드볼룸댄스 |Modern Standard Ballroom Dance|와 라틴어를 사용하는 문화권에서 발생한 라틴아메리카볼룸댄스 |Latin America Ballroom Dance|로 나뉜다.

1) 모던댄스

왈츠 |waltz| : '왈츠'라는 이름은 대개 '구르다' '돌다'라는 뜻의 독일어 발첸 |waltzen|에서 유래된 것으로 보고 있다. 이외에 프랑스 프로방스의 옛 춤인 볼타 |volta|에 기원을 두고 있다는 설도 있다. 무곡으로서의 왈츠는 직접적으로는 오스트리아의 무곡 '렌틀러 |Landler|'에서 발전한 것으로 보인다. 왈츠의 템포는 대별하여 렌틀러계의 비교적 완만한 것과 비엔나왈츠 같은 빠른 것으로 나뉜다. 왈츠곡은 3/4박자이며 리듬은 '쿵 |강| 작 |약| 작 |약|'이다. 첫 박자에 음악적 강세가 있지만 춤의 강세는 두 번째에 있다. 1분간 28~30소절의 템포로 춤을 춘다.

탱고 |tango| : 18세기 말 아르헨티나 동해안의 라 프라토 팜파스 지방의 원주민인 가우초 |Gaucho|족 기마병들이 술집에서 쉴 때 들려오는 리듬에 맞춰 춘 춤이라고 전한다. 탱고에는 정열적이고 리드미컬한 '아르헨티나 탱고'와 우아한 '콘티넨털탱고'가 있다. 탱고 음악은 2/4박자로 각 박

자에 강세가 있다. 탱고 음악을 잘 들어보면 한 소절에 8분음표 4개가 연주되는 것이 많다. 따라서 8분음표 2개로 한 보를 딛는 것을 S |slow|, 8분음표 1개로 한 보를 딛는 것을 Q |quick|로 센다. 템포는 1분간 약 33~34소절이다. 리듬의 특징은 음이 끊어지는 스타카토에 있다.

폭스트롯 |foxtrot| : 보통 템포의 래그타임 |ragtime|이나 재즈 템포의 4/4박자 곡으로 추는 댄스다. 폭스트롯 음악은 1914~1917년 미국에서 유행한 이래 가장 보편적인 댄스음악으로 알려져 한때는 댄스음악의 대명사로 불리기도 했다. 본디 네 발 짐승의 걷는 속도에서 비롯된 명칭으로, 템포가 빠른 것은 '퀵폭스트롯 |quick fox trot|' 느린 것을 '슬로폭스 |slow fox|' 또는 '슬로트롯 |slow trot|' 등으로 불렀다. 이 춤의 특징은 물이 흐르는 듯 부드러운 움직임을 수반하는 격조 높은 영국풍 댄스다. 템포는 1분간 30~32소절이다.

퀵스텝 |quick step| : 20세기 초 미국의 무도교사 버넌 캐슬 |Vernon Castle| 부부가 창안해서 세계적으로 유행한 춤으로, 모던댄스 중에서도 가장 빠르고 경쾌하고 박력 있는 댄스다. 퀵스텝의 음악은 4/4박자로, 첫째와 셋째 박자에 음악적 강세가 있다. 따라서 리듬은 '강, 약, 중강, 약'의 반복이다. 템포는 1분간 48~58소절이다.

비엔나왈츠 |viennese waltz| : 왈츠와 같이 3/4박자의 춤이지만 빠르기는 왈츠의 2배다. 1분간 58~60소절의 빠르기다. 음악적 강세나 춤의 강세 모두 첫 박자에 있다.

2) 라틴댄스

룸바 |rumba| : 16세기경 아프리카에서 노예로 끌려온 흑인들이 힘든

노역을 할 때 북장단에 맞춰 움직이던 동작에 기원을 둔 춤으로, 적어도 100년 이상 쿠바에서 변화·발전하면서 완성되었다. 노예들은 쇠사슬에 묶여 있었기 때문에 좌우 3보밖에 움직일 수 없었다고 한다. 룸바 음악은 4/4박자이며, 음악적 강세는 첫 박자에 있지만 춤의 강세는 네 번째 박자에 있다. 템포는 1분간 27~29소절이다.

차차차|cha cha cha| : 서인도제도 |카리브해역|에서 자생하는 타타|Tcha Tcha| 또는 콰콰|Kwa Kwa|라는 열매의 나무로 만든 악기의 이름에서 따온 것이라는 설도 있고, 봉고 드럼이나 마라카스를 두드리는 소리가 '차차차'로 들린다고 해서 붙여진 이름이라는 설도 있다. 룸바 음악이 식민지시대의 어둡고 슬픈 분위기를 자아낸다면 차차차는 쿠바혁명 이후 독립한 남미 사람들 특유의 밝고 명랑하고 경쾌한 분위기가 넘쳐흐르는 빠른 리듬의 춤이다. 음악은 4/4박자이며 음악적 강세와 춤의 강세 모두 첫 박자에 있다. 템포는 1분간 30~32소절이다.

삼바|samba| : 강렬하고 독특한 율동의 생동감 넘치는 춤으로, 브라질에서 목화를 경작하기 위해 수입한 아프리카 노예들이 혹사를 당하면서 겪는 고통을 잊으려고 자신들의 원시적이고 독특한 노랫가락에 맞춰 율동하던 움직임에서 유래했다는 것이 일반적인 견해다. 음악은 2/4박자고, 각 소절 두 번째 박자에 음악적 강세가 있다. 템포는 1분간 48~56소절이다.

파소도블레|paso doble| : 스페인에서 유래된 춤으로, 각 스텝은 투우사들이 투우장에 입장할 때처럼 행진곡풍으로 매우 강렬하고 선정적이다. 남자는 투우사의 동작을 연출하고 여자는 투우사가 흔드는 빨간 케이프|cape : 망토|와 남자의 그림자 또는 황소 역할을 한다. 음악은 2/4박자이며, 음악적 강세는 각 소절의 첫 박자에 있다. 템포는 1분간 60~62

소절이다.

자이브 |jive| : 1927년경 뉴욕의 흑인 거주지 할렘에서 재즈 음악의 일종인 스윙 리듬에 맞춰 춘 춤으로, 1936년경에는 미국 전역을 휩쓸 정도로 인기가 높았다. 제2차 세계대전 중 미국의 GI |직업군인|들에 의해 유럽에 퍼졌고, 우리나라에서도 해방 이후 서구 문물이 물밀듯 도입되면서 지르박 |jitterbug| 등 사교댄스가 유행하기 시작했다. 음악은 4/4박자로, 음악적 강세는 첫 박자에 있지만 춤의 강세는 둘째와 넷째 박자에 있다.

3. 댄스스포츠와 건강과의 관계

운동의 기본은 걷기다. 댄스스포츠는 바른 자세와 과학적인 걷기가 필수적이어서 현대인에게 이보다 더 좋은 스포츠는 없다. 댄스스포츠는 온 몸을 사용함으로써 신체의 균형적 발달에 도움을 준다. 허리나 관절의 통증을 없애주며 척추를 바로잡아 올바른 체형과 아름다운 몸매를 만들어준다.

음악을 들으면서 즐겁게 몸을 움직이는 댄스스포츠는 우리 몸의 에너지를 효율적으로 연소시켜 다이어트에 탁월한 효과가 있다. 과체중이던 사람이 댄스스포츠를 1년 동안 열심히 해서 10kg을 거뜬히 뺀 이야기는 흔하게 들을 수 있다. 댄스스포츠의 걷기는 대퇴근의 수축과 확장 운동이 함께 이루어져 처진 히프를 올려주고 아랫배를 들어가게 한다.

적정 혈압을 유지하기 위해서는 바른 자세로 걷기, 즉 워킹 |walking| 이 중요하다는 연구 결과가 많이 보고되고 있다. 댄스스포츠는 바른 자세로 걷는 것이 주된 구성요소이므로 심혈관계의 기능을 촉진하여 정상 혈압을 유지시켜준다. 또한 콜레스테롤의 수치를 낮춰주고 혈당 조절에도 탁월한 효과가 있다. 퀵스텝의 경우 분당 200보 정도는 뛰다시피 걸어야 되므로 한 시간 정도 할 경우 600kcal의 에너지를 소모하게 된다. 보통 사람이 속보로 1시간을 걸어도 1만 보를 걷기가 힘들다. 퀵스텝의 경우 분당 200보면 12,000보를 걷는 셈이다.

　도시에서 생활하는 현대인들은 다양한 스트레스 속에서 살고 있다. 남녀노소를 불문하고 스트레스를 안 받는 연령층이 없을 정도다. 댄스스포츠는 좋은 음악과 함께 즐겁게 춤추는 가운데 엔도르핀이 풍부하게 생성되어 스트레스 해소에 도움을 준다. 뿐만 아니라 사교성을 중시하는 현대사회에서 원만한 인간관계 형성에도 많은 도움이 된다.

　암보다 무섭다는 치매 예방에도 댄스스포츠가 효과적이다. 치매의 치료법은 아직 확실한 것이 없는데 그 예방법으로는 대뇌피질을 활성화시키는 운동을 하는 것이 매우 효과적이라고 한다. 언어 공부를 한다거나 숫자를 센다기나 무엇을 외우고 몸을 회전시키는 것이 좋다고 한다. 이러한 관점에서 보면 많은 족형도를 구사하며 회전과 움직임을 수반하는 댄스스포츠는 대뇌피질을 활성화시켜주므로 중년 이후의 사람들에게 추천할 만한 스포츠 중의 하나다.

　나이가 들거나 무리한 다이어트로 골다공증이 생기는 경우가 많다. 무중력 상태에서 장기간 체류한 우주비행사의 뼈가 퇴화되어 약해지는 것처럼 인간의 기관은 사용하지 않으면 퇴화된다. 댄스스포츠와 같은 걷기가 주된 운동은 뼈에 자극을 주기 때문에 뼈세포의 생성이 활발해진다.

4. 댄스스포츠의 예절 및 의상

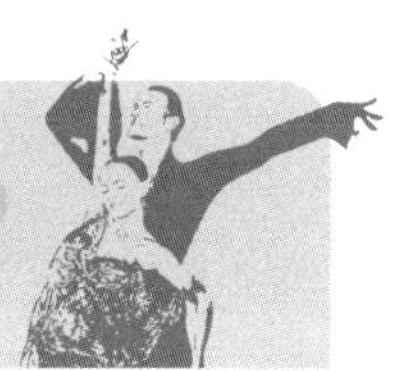

　　댄스스포츠는 남녀가 함께 어울려 추는 커플댄스 |couple dance|이다. 따라서 춤을 추는 동안 적당한 스킨쉽 |skinship|이 수반된다. 때문에 상대방에게 불쾌감을 주지 않도록 춤을 출 때의 예절뿐 아니라 옷 입는 데까지 세심한 주의를 기울여야 한다.

1) 댄스스포츠의 예절

　　댄스스포츠는 예술이고 레저이고 운동이고 취미이고 여흥이고 문화이다. 단순히 스텝과 피겨 |figure|의 순서만 익히는 것이 아니라 여러 사람과 함께 즐기는 것이다. 자유로운 반면 자기 절제와 남에 대한 배려가 무엇보다 중요하다. 그래서 더욱 예절을 중요하게 여긴다. 몸과 복장은 깨끗하고 단정해야 한다. 깨끗하고 예쁜 옷을 입은 사람에게 더 호감이 가는 것은 인지상정이다. 홀드를 하다 보면 의외로 머리에서 냄새가 나는 사람이 많다. 상대방에게 불쾌감을 주기에 주의해야 한다.

춤을 신청할 때 예절

　　과거에는 전통적으로 남성이 여성에게 춤을 신청했지만 오늘날에는 여성이 남성에게 춤을 신청하는 경우도 있다. 이런 경우에 남성은 춤을 절대 거절해서는 안 된다. 남성은 예의 바른 태도와 공손한 말씨로 여성에게 춤을 신청해야 하고 여성은 답례가 분명해야 한다. 춤을 신청할 때 일반적인 표현은 다음과 같다.

누군가에게 춤을 신청하려면 우선 상대방에게 다가가서 눈을 마주치고 정중하고 교양 있게 "한 곡 추실까요?" 하면서 손을 내밀면 아마도 거절하는 여성은 한 사람도 없을 것이다. 교양 있는 말 한마디가 상대방의 마음을 움직이는 열쇠라는 것을 잊지 말자.

거절할 때의 예절

춤 신청을 거절하고 싶을 때는 먼저 감사를 표한 다음에 상대의 감정이 상하지 않도록 정중하게 거절 의사를 밝힌다. 특히 남성은 거절당하지 않으려면 불쑥 손만 내밀어서는 안 된다. 어떤 여성이 처음 파티에 참석하여 분위기를 살피고 있는데 어떤 신사 한 분이 불쑥 손을 내밀어 당황한 나머지 그 여성은 "저 모르는 남자와 악수 안 하는데요." 하는 웃지 못할 일이 벌어진 일도 있다.

춤 신청을 거절할 때 가장 좋은 방법은 "죄송합니다만, 지금은 제가 휴식을 취하고 있거든요. 나중에 다른 곡에 추어도 괜찮으시겠어요?" 한다면 상대방도 기분 좋게 돌아설 것이다. 춤 신청을 거절한 경우에는 신청 받을 당시에 나오는 음악이 끝날 때까지 다른 사람과 춤을 추어서는 안 된다.

춤 신청을 거절당한 경우

춤 신청을 거절당했을 때는 우선 상대방의 말을 사실 그대로 받아들인다. 거절당했다고 스트레스를 받지 않도록 한다. 통상적인 댄스파티는 3~4시간 지속되므로 쉬지 않고 계속 춤을 춘다는 것은 불가능하다. 누구나 잠시 휴식을 취하기 마련이며 거절당할 수 있는 일이라고 편하게 생각한다.

파티장에서의 예절

파티장에서는 다양한 파트너쉽과 인간관계의 형성과 여러 사람에게 춤출 기회를 부여하기 위해서 같은 파트너에게 두 번 이상 연속으로 신청하지 않는 것이 예절이다. 부부가 함께 참석한 경우에도 자신의 배우자하고만 춤을 추어서는 안 된다. 서로 대화할 일이 있다면 집에서 하도록 하고 댄스파티에 참석했다면 당연히 여러 사람과 춤을 추는 것이 파티 예절에 맞는 것이다. 자신의 에스코트 |escort : 여성파트너를 의미|와는

그날 파티의 처음과 마지막 곡에만 춤을 추고 그 나머지는 다른 사람과 어울려야 한다. 초청자가 있는 파티일 경우에는 여성은 남자주인, 남성은 여자주인에게 춤을 청하는 것이 예의이다.

춤출 때의 예절

먼저 파트너의 수준에 맞게 춘다. 경험이 많은 사람이 상대적으로 경험이 적은 파트너의 수준에 맞추어 추는 것이 중요하다. 남성의 경우 처음 만나는 여성과는 단순하고 쉬운 피겨로 시작하고 조금씩 난이도를 높인다. 춤출 때는 파트너가 편안하게 댄스를 즐길 수 있도록 세심한 주의를 기울여야 한다.

파티 모임은 사교, 친교를 목적으로 하기 때문에 플로어 |floor|에서 고난이도, 특히 빠르게 진행하는 피겨와 한 자리에서 오랫동안 머무르는 피겨, 안무를 위한 작품 등은 삼가야 한다. 이는 초보자들에게 불안감을 주고 다른 사람들의 진행에 장애가 된다.

특별한 경우 외에는 남성은 왼발, 여성은 오른발부터 움직인다. 댄스스포츠는 남자가 리더이므로 여자가 리드를 하는 것을 삼가야 한다. 춤추는 공간을 잘 활용하여 다른 사람의 진로를 방해해서는 안 된다. 춤을 추면서 파트너에게 불쾌감을 줄 수 있는 말이나 행동은 삼가는 것이 좋다. 파트너가 사전에 요청했을 경우에만 댄스 지도를 하거나 지적을 해주는 것이 예의이다. 춤이 끝나면 정중하게 서로 인사를 하고 파트너와 함께 플로어 밖으로 나오며 여성을 다시 제자리까지 에스코트하고 감사를 표한다.

춤추는 도중 앞뒤 사람이 충돌할 경우에는 뒤에 오는 사람에게 책임이 있지만 남자가 못 볼 경우 미리 여성이 손으로 등이나 팔을 눌러서 알려줘야 한다. 댄스 중에 다른 팀과 부딪혔을 경우에는 가벼운 목례로 양해를 구한다. 불가피한 사정으로 춤을 중단할 때도 상대에게 양해를 구하고 다른 사람에게 방해가 되지 않도록 하면서 플로어 밖으로 나온다.

2) 댄스스포츠 의상

댄스스포츠는 좌우로 움직이며 돌아가기 때문에 여성의 경우 발을 충분히 벌릴 수 있는 스커트를 입는 것이 좋다. 남성은 바지를 입기 때문에 의상 준비에 크게 신경을 안 써도 되지만 여성은 바지나 폭이 좁은 스커트를 입는 것은 실례다. 사실 댄스 의상은 일반 의상처럼 보이는 것만으로 효용가치를 따질 수가 없다. 댄스라는 장르에 맞아야 한다. 또한 댄스스포츠는 운동량이 많아서 땀이 많이 난다. 그래서 면으로 된 셔츠나 블라우스는 피하는 것이 좋다. 면 소재는 땀을 배출하는 것이 아니라 품고 있기 때문에 몸에 땀이 배게 된다.

특히 남을 배려하는 교양과 예절을 중시하는 댄스 모임에서는 댄스복이 매우 중요한 역할을 한다. 옷이 날개라는 말도 있듯이 예쁜 옷을 입으면 사람이 더욱 예쁘고 교양 있어 보인다. 요즈음은 예쁜 기성복도 많이 나와 비교적 값싸게 구입할 수 있다.

남성의 댄스복

(1)모던복

①연미복(燕尾服 : swallow-tailed coat, tailcoat, evening coat) : 일반적으로 6시 이후의 특별한 행사나 정식 만찬을 겸한 저녁 파티 때 주로 입는 남자의 예복이다. 통상 검정 나사(羅紗)로 만드는데 저고리의 뒤 아

래쪽이 제비 꼬리처럼 갈라져 있다고 해서 연미복이라고 한다.

② **턱시도** |tuxedo| : 디너 재킷 |Dinner Jacket|이라고도 하며 만찬을 곁들인 일반적인 파티에 많이 입는, 연미복 대용의 야간 약식 |略式| 예복이다. 모양은 거의 양복과 같으나 위 깃을 비단으로 덮고 바지 솔기에 장식을 단다.

(2)라틴복

색상이나 재질, 형태에 있어서 특별히 정형화된 스타일은 없다. 일반적으로 상의는 몸에 달라붙는 스판 재실의 티셔츠 |T-shirt|나 팔목 부위 등에 레이스 장식이 있는 와이셔츠, 하의는 몸에 꼭 맞는 타이트한 검정색 바지가 좋다.

여성의 댄스복

(1)모던복

이브닝드레스 |Evening dress| : 통상 야회복이라고도 하는데 일반적으로 저녁식사를 겸한 정식파티나 칵테일파티 때 입는데 댄스파티에 입어도 무방하다. 댄스파티에는 모던댄스나 라틴댄스를 모두 출 수 있는, 발 동작에 불편이 없는 스타일이어야 한다. 일반적으로 드레스 옆이 트인 약간 타이트하면서 부드러운 느낌을 주는 원피스 스타일의 드레스나 A라인 형태가 무난하다.

(2)라틴복

특별히 정형화된 스타일은 없지만 상의는 블라우스 스타일의 옷, 하의는 적당한 길이의 편안한 스커트 스타일의 옷이면 무난하다.

댄스 신발

댄스스포츠 전용 무도장이나 호텔 같은 곳에 특설 무대를 설치하는 경우에는 나무로 마룻바닥을 깔아놓기 때문에 밑바닥이 가죽으로 된 구두가 가장 적당하다.

(1) 남성 댄스화

① 모던댄스화 : 일반적으로 검정색 구두가 좋고 굽은 대략 2.5cm 정도가 적합하다.

② 라틴댄스화 : 모던댄스화와 같이 검정색 구두가 좋으며 굽의 높이는 2.5cm 정도로 신는 경우도 있으나 일반적으로는 약 4cm 정도 되는 신발을 많이 사용한다.

(2) 여성 댄스화

① 모던댄스화 : 통상적으로 발목 끈이 없는 코트슈즈|court shoes| 형태의 신발을 많이 신는다. 굽 높이는 대략 5~6.25cm가 일반적이다. 특히 모던댄스는 전진할 때 힐|heel|부터 바닥에 대고 밀고 나아가야 하기 때문에 뒤축의 끝 부분이 금방 닳아버리기 때문에 특수 고무나 플라스틱으로 만든 작은 뚜껑|heel protector|을 굽의 끝 부분에 씌우는 것이 좋다.

② 라틴댄스화 : 일반적으로 발목 끈이 달린 샌들 형태에 굽 높이가 6~7.5cm 정도 되는 구두를 많이 신는다. 7cm 힐을 신었을 때 여성의 다리 모양이 가장 예쁘게 보인다고 한다.

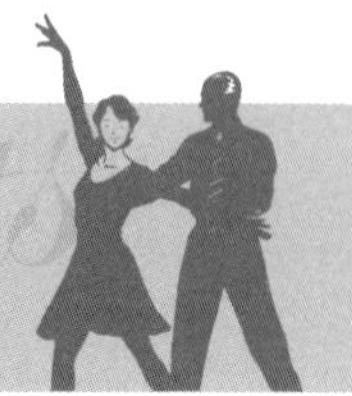

댄스스포츠는 커플댄스이므로 파트너가 꼭 있어야 한다. 기혼자의 경우 부부가 함께 춤을 배우는 것이 가장 바람직하나 아무리 부부라도 취미나 가치관이 나를 수 있기 때문에 쉽지는 않다. 그리고 부부는 가장 가깝기 때문에 사소한 문제로 큰 갈등을 일으킬 수도 있다. 우리나라에서 부부가 함께 해서는 안 될 것으로 운전 연수, 골프, 춤을 꼽는다. 우리나라 남성들은 외국 남성들에 비해 여성들에게 자상하지 못한 편이다. 그래서 남편이 아내에게 운전 연수를 시켜주다가 이혼했다는 신문기사나 같이 춤을 배우다가 남편의 계속된 잔소리에 아내가 못 견디고 싸우게 되었다는 사례를 종종 볼 수 있다.

단체반 레슨을 오래 다니다 보면 자연스럽게 파트너가 생길 수 있다. 그렇지 못한 경우는 댄스동호인카페에 파트너 구인광고를 내는 것도 한 방법이다. 정확한 통계는 아니지만 외국에서는 80~90%가 부부 파트너라고 한다. 그러나 우리나라의 경우는 반대로 10% 정도가 부부이다. 우리나라와 같이 댄스문화가 일천|日淺|한 나라에서는 파트너 관계 정립에 상당한 어려움이 있다.

파트너의 종류

댄스 파트너 구하기는 배우자 구하기보다 더 어렵다는 말이 있다. 배우자는 선택의 폭이 넓지만 댄스 파트너는 선택의 폭이 좁다는 뜻이다. 서로 연령대는 물론 키도 엇비슷해야 하고 춤 실력도 비슷해야 한다.

싫다고 헤어질 수도 없는 배우자일 경우 '고정 파트너'이다. 이런 경우는 성격 다 죽이고 춤을 배우러 다녀야 한다. 잘못하다간 춤 때문에 이혼하는 수도 있다. 배우자가 아닌 경우는 모두 '임시 파트너'이다. 언젠가는 헤어지기 때문이다.

부부와 같은 고정 파트너는 계약기간이 필요 없지만 임시 파트너는 반드시 계약기간이 필요하다.

|계약 파트너의 송류|

· 장기 파트너 : 경기대회에 나갈 사람은 최소한 6개월 이상 연습이 필요하기 때문에 6개월, 1년 단위로 계약하는 것이 좋다.

· 단기 파트너 : 통상 단체반 레슨은 1개월, 2개월, 요즘은 3개월 단위가 많다. 단체반 레슨은 춤 실력이 천차만별이기 때문에 월 단위로 파트너를 구하는 것이 좋다.

· 일일 파트너 : '번개 파트너'라고도 한다. 아직 우리나라는 댄스파티 문화가 일천하여 혼자, 특히 여성이 혼자 파티에 가면 좌석만 지키다 올 확률이 높다. 따라서 고정이나 임시 파트너가 없는 경우에 단 하루라도 같이 댄스파티에 참석할 파트너가 필요하다.

계약 파트너와의 관계는 계약기간이 끝나면 이런저런 말없이 자동으로 해소하기로 하는 경우에 뒤끝은 깨끗하다. 그러나 두 사람 모두 별 이의가 없으면 자동으로 계약기간이 연장된다고 했을 때는 편하기도 하지만 분쟁의 소지가 있다. 그러므로 함께 한 시간이 소중하니 직접

말을 해서 헤어질지의 여부를 결정하는 것이 가장 인간적이다.

사랑하는 부부 사이도 이혼이라는 문제가 발생하는데 하물며 댄스 파트너야말로 여러 가지 사정으로 쉽게 헤어질 수 있다. 헤어질 때는 춤 문제로 헤어져야지 춤 이외의 다른 사적인 문제가 개입되어서는 안 된다. 춤 이외의 개인적인 문제는 깨끗이 풀고 헤어져야 한다.

파트너의 필요성

경기대회에 나갈 사람, 개인레슨을 받을 사람들은 파트너가 반드시 필요하다. 그러나 단순히 취미생활이나 건강을 위해 춤을 추는 사람은 파트너에 너무 신경 쓸 필요가 없다. 그리고 없는 것보다는 있는 것이 낫지만 불편할 때도 있다. 초급시절에는 파트너가 필요하지만 어느 정도 춤에 숙달되면 파트너 없이도 충분히 춤을 즐길 수 있다. 오히려 파트너가 있으면 이 눈치 저 눈치 보느라 불편할 때도 많다.

파트너가 있으면 연습을 많이 할 수 있어 춤 실력이 빠른 시간 내에 발전할 수 있다. 파트너가 있으면 두 사람이 같은 기술에 대해 몇 번이나 반복해서 연습할 수 있으므로 혼자서 할 때보다 기술 정착 시간이 반으로 단축될 수 있다. 1대 1로 전문지도자에게 개인레슨을 받는 경우에 춤 실력은 향상되지만 아무래도 기술 정착에는 시간이 걸린다. 전문지도자를 연습상대로 할 수는 없으므로 좀처럼 자신의 춤이 되지 않는다.

파트너 구하는 방법

파트너를 공개적으로 구하는 방법에는 댄스동호인카페의 파트너 구인란에 광고를 내는 것이 좋다. 이때 가장 중요한 금전 문제와 계약기

간, 연습시간, 계약기간의 갱신 여부 등 위에서 언급한 여러 조건들을
종합하여 파트너 구인광고를 내도록 한다.

|파트너 광고 예문|

여자 파트너 구합니다.

조건은 아래와 같습니다.

• 목적	경기대회 또는 건강 증진 및 댄스동호활동, 댄스 파티 참가, 단체반 레슨
• 기간	6개월
• 댄스 실력	모던·라틴 개인레슨 1년 또는 단체반 모던·라틴 2년 수강
• 키	160~170cm
• 체중	55~60kg
• 성별	여성
• 나이	40대
• 비용	레슨비·뒤풀이 각자 부담
• 연습 시간대	오후 7시~9시
• 연습 방법	개인레슨 또는 단체반 레슨 (혹은 단순히 둘이 만나 연습)
• 계약관계 해소 여부	자유의사에 따라 갱신 여부 결정
• 연락처	HP 또는 e-mail

이런 광고는 어떻게 보면 인간미가 없는 것처럼 보일 수도 있으나 상대방에 대해 아무것도 모르는 상태에서 막연한 호의로 만나다 보면 레슨 도중이나 끝난 후 안 좋게 헤어지는 경우가 많다. 특히 금전 문제는 분명히 해두어야 한다. 위와 같이 파트너를 구할 때는 매사 정확히 하여 분쟁의 소지가 없도록 하는 것이 가장 바람직하다.

부부는 댄스 파트너로 적합한가?

단체반 레슨에는 한두 쌍의 부부를 만날 수 있다. 그런데 의외로 춤추다가 부부가 싸우는 것을 종종 본다. 스텝이 엉켜서 잔뜩 미안해하고 있는 남편에게 남의 시선 아랑곳하지 않고 큰 소리로 면박을 주는 아내를 볼 때 남의 일이지만 엄청 걱정된다. 실제로 필자의 친구 중 한 사람도 레슨 도중 말다툼 끝에 집에 돌아가 크게 다투고 다시는 춤 배우러 다니지 않는다. 춤은 남자가 리드하고 여자가 폴로하는 것이기 때문에 여성이 조금 더 수월하다. 그래서 여성의 경우 어느 정도 스텝을 밟을 줄 알면 잘 추는 남성이 리드를 하면 능숙하게 따라할 수 있다.

언젠가 어떤 아내가 아직은 춤이 서툰 남편을 세워놓고 잘 추는 남자와 파트너가 되어 음악에 취해 춤을 추는 것을 본 적이 있다. 인간의 심리는 대부분 비슷하다. 노래방에 가면 가수가 되고 싶고, 골프장에 가면 골프를 잘 치고 싶고, 춤추는 장소에 가면 춤을 잘 추고 싶어 한다. 그런데 아내가 남의 남자와 황홀하게 춤을 추는 것을 보고 있는 남편의 심정이야 말해야 무엇 하리.

부부가 함께 정답게 춤을 배우려면 남편이 아내 몰래 6개월 정도 미리 춤을 배우는 것이 좋다. 필자는 아내보다 6개월 먼저 배웠다. 정확히 말하면 6개월 동안 아코디언 배우러 다닌다고 거짓말을 하면서 몰래 배우다 들킨 경우다. 내가 먼저 배운 탓에 아내한테 구박받을 일은 없었다. 늘 내가 잡아주고 가르쳐주는 격이었는데, 아내는 거의 피겨와 루틴을 잊고 나의 리드에만 의존하여 춤을 추고 있다. 정확히 표현하면 나한테 매달려 춤을 추고 있는 격이다. 그러나 이젠 아내도 어느 정도 춤 경력이 생기니 내 말을 잘 안 듣고 이따금 고집을 피우는 바람에 티격태격 말다툼을 하곤 한다. 말다툼도 큰 싸움으로 안 번진다면 괜찮다. 이것이 생명을 갖고 있는 인간이 살아 있다는 증거이기 때문이다. 부부가 오래 살다 보면 할 말도 없어지고 자연히 권태기가 오기 마련이다. 그럴 때 적당한 부부싸움은 활력소가 되기도 한다. 어느 춤 경력자의 말이 떠오른다. "무도장에서의 일은 문을 나서는 순간 잊어버려라." 그것이 쉽지는 않지만 그렇게 노력한다면 부부가 춤 파트너가 되는 것이 가장 바람직하다.

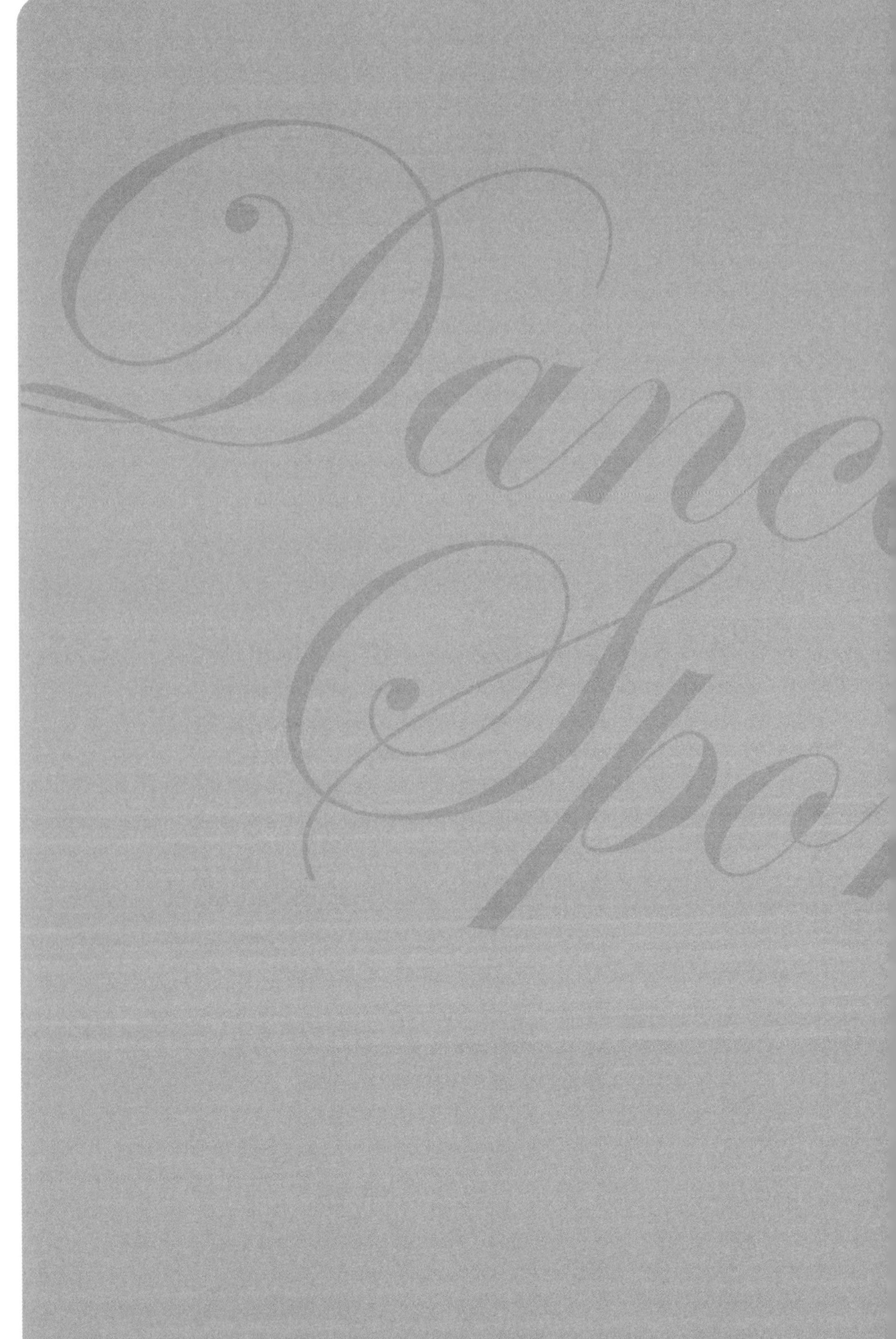

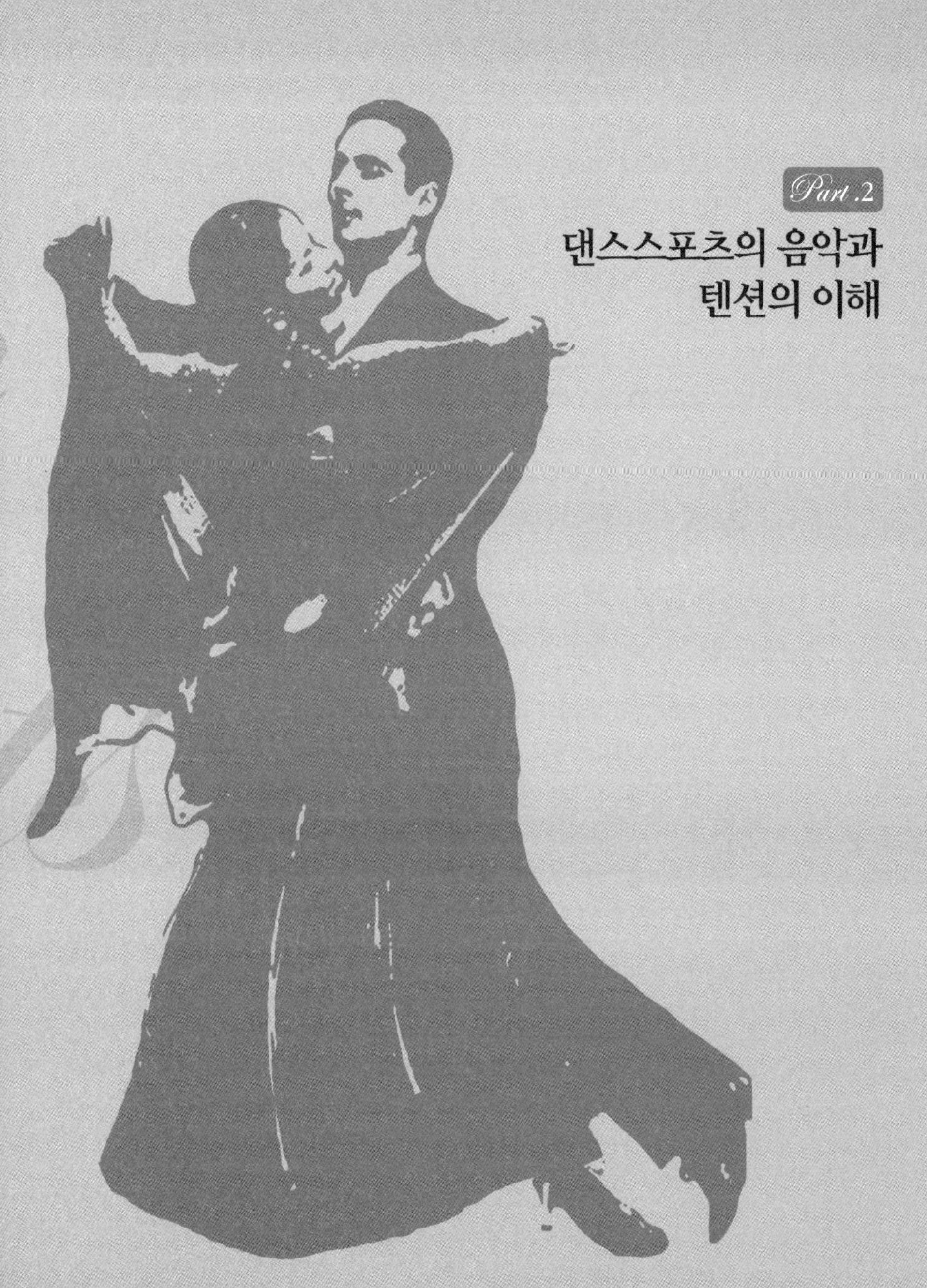

댄스스포츠의 음악과
텐션의 이해

1. 음악 |music|

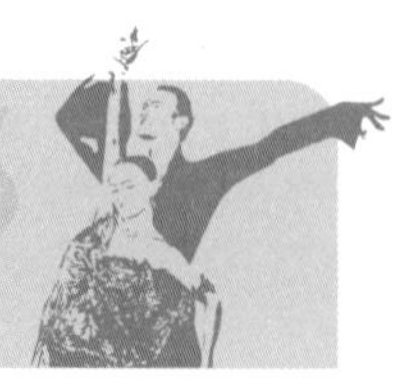

1) 음악 듣기

처음에는 왈츠, 탱고, 퀵스텝, 폭스트롯, 비엔나왈츠, 룸바, 차차차, 자이브, 삼바, 파소도블레 등으로 구별된 CD를 구입하여 듣는다. 각 장르별로 구별이 가능해지면 10가지 댄스가 혼합되어 있는 CD를 구해서 듣는다. CD, 카세트테이프, MP3를 많이 준비하여 언제 어디서나 10가지 댄스음악을 많이 듣는다.

우리나라의 카바레나 무도장에서 흘러나오는 대중가요는 타악기소리가 분명하여 박자에 맞춰 스텝을 하기 쉽다.

그러나 댄스스포츠 음악은 타악기소리가 분명하게 들리지 않는 경우가 많다. 따라서 처음 댄스스포츠를 배우는 사람들이 댄스스포츠 음악에 맞춰 춤추기는 매우 어렵다. 그러나 10가지 댄스스포츠 음악의 특성을 알고 들으면 왈츠인지 폭스트롯인지 퀵스텝인지 또는 룸바, 차차차, 자이브인지 쉽게 구별할 수 있는 날이 빨리 온다.

음악을 들을 때는 항상 첫 박자를 찾는 연습을 한다. 왈츠의 예를 든다면, 'one, two, three' 또는 '쿵 작 작' 하면서 소리 내어 듣는다. 익숙해지면 첫 박자를 찾아본다. 더 익숙해지면 마음속으로 리듬을 세어 본다. 마지막으로 음악 한 곡의 중간에서 첫 박자를 찾아본다.

2) 모던·라틴댄스 음악 구별 요령

  · 3/4박자 : 왈츠, 비엔나왈츠
  · 4/4박자 : 폭스트롯, 퀵스텝, 자이브, 룸바, 차차차
  · 2/4박자 : 탱고, 삼바, 파소도블레

모던댄스 음악

(1)왈츠, 비엔나왈츠 : 왈츠곡은 3/4박자이므로 '쿵 작 작'의 반복된 리듬이 나오면 왈츠곡이다. 왈츠곡은 첫 번째 박자에 음악적 악센트|accent|가 있으므로 제1보를 첫 박자에 맞추는 것이 중요하다. 실제로 우리가 댄스스포츠 전용 무도장에서 듣는 왈츠곡은 3/4박자 또는 6/8박자 음악이다. 모두 리듬이 일정하게 '쿵 작 작 쿵 작 작……' 하고 반복하여 들린다. 비엔나왈츠곡은 왈츠곡과 같이 3/4박자이지만 왈츠보다는 2배 빠르다. 따라서 왈츠|29~30소절|와 비엔나왈츠|58~60소절|는 음악의 빠르기로 구별한다.

(2)탱고 : 탱고는 2/4박자|쿵 쿵 또는 쿵 작|로 각 박자에 악센트가 있다. 실제 노래는 8분음표(♪)를 많이 사용한다. 탱고 음악은 스타카토|staccato : 한 음표 한 음표씩 끊어서 연주하는 것|가 있으므로 탱고 음악을 찾기는 아주 쉽다.

(3) 폭스트롯과 퀵스텝 : 폭스트롯과 퀵스텝은 같은 4/4박자|쿵 작 쿵 작|이지만 퀵스텝|48~50소절|은 빠른 템포이고 폭스트롯|29~30소절|은 느린 템포로 구별한다.

라틴댄스 음악

(1) **룸바, 차차차, 자이브** : 룸바, 차차차, 자이브 음악은 모두가 4/4박자다. 박자로는 구별할 수 없고 빠르기로 구별한다.

①**자이브** : 자이브 음악은 4/4박자 '쿵 작 궁 작' 리듬의 반복이다. 특별한 리듬이 없으므로 '쿵 작 궁 작'의 빠른 리듬이면 모두 자이브 추기에 적합하다.

②**룸바** : 룸바 음악도 4/4박자 음악이므로 기본 리듬은 '쿵[1] 작[2] 궁[3] 작[4]'이지만 잘 들어보면 룸바의 고유 리듬인 '쿵자자[1] 작 작[2] 쿵작[3] 쿵작[4]'의 리듬이 반복하여 들려온다. 물론 무도장에서는 고유 리듬이 아닌 곡을 틀어주는 경우도 있다. 그것은 오리지널[original] 룸바 음악이 아니다. 다만 속도가 룸바를 추기에 적합할 뿐이다. 카바레에서 블루스 음악에 룸바를 추는 것과 비슷하다.

③**차차차** : 차차차 음악도 룸바와 같이 4/4박자이므로 기본 리듬은 '쿵 작 궁 작'이지만 잘 들어보면 '쿵[1] 작[2] 쿵[3] 차 차[4]'의 연속된 연결음이 반복하여 들린다.

(2) **삼바** : 삼바 음악은 2/4박자 음악으로 탐보림[Tamborim], 초칼호[Chocalho], 레코레코[reco-reco], 카바나[Cabana] 등과 같은 브라질 악기 특유의 '말발굽 소리' 같은 리듬과 브라질풍의 정열이 흠뻑 느껴진다.

(3) **파소도블레** : 파소도블레 음악은 2/4박자 음악으로 역동적인 행진곡풍이다.

이와 같은 음악적 특성을 알고 들으면 음악의 종류가 귀에 훨씬 빨리 정확히 들어온다.

3) 댄스의 이해를 돕기 위한 음악 용어

[악보 표시 방법]

A) 클레멘타인

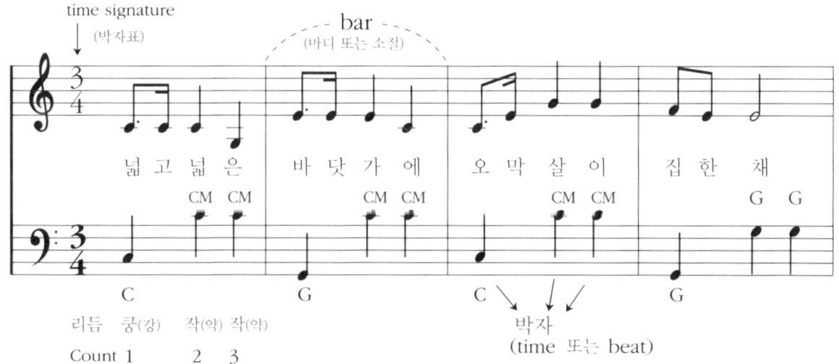

B) 잊혀진 계절

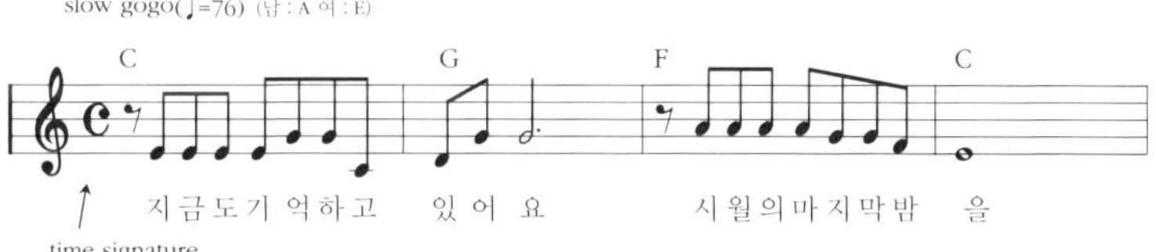

· B)의 높은음자리표 옆 C는 time signature로 4/4를 C로 대신 표시한다.

· 〈잊혀진 계절〉 왼쪽 위의 ♩=76은 1분 동안 ♩ 4분음표 를 76번 연주하라는 뜻이다. 즉 1분 동안 4분음표를 76번 친다. 이것을 소절로 표시하면 C=4/4박자이므로 76÷4=19소절이다. 즉 〈잊혀진 계절〉은 1분 동안 19소절의 빠르기로 연주한다.

박자 |拍子| : 곡조의 진행 시간을 헤아리는 단위를 박자라고 한다. 센박과 여린박이 규칙적으로 되풀이되면서 형성되는 리듬의 기본적 단위이며, 대개 '강-약, 강-약'의 2박자나, '강-약-약, 강-약-약'의 3박자 또는 '강-약-중강-약'의 4박자로 이어진다. 박자는 한 마디 속에 몇 박이 들어 있는지를 표시하지만 이들의 진행 속도를 알려주지는 않는다.

음표와 박자의 길이는 '♩=\/, ♪=\'와 같이 나타내는데 박자의 길이가 절대치는 아니다.

똑같은 3/4박자 음악에 있어서 ♩를 1분에 90개 |30소절|를 연주 |박자를 친다는 의미|하면 왈츠곡이 되고 180개 |60소절|를 연주하면 비엔나왈츠곡이 된다. 즉 똑같은 ♩라도 ♩를 1분 동안 1소절 안에 3개씩 '♩=―'의 길이로 90박자를 치면 왈츠곡이 되며 '♩=-'의 길이로 치면 1분에 180개를 치게 되어 비엔나왈츠곡이 된다.

바 |bar| : 소절이라 하는데, 오선지에 그려져 있는 세로줄과 가로줄 사이, 즉 마디를 말한다.

템포 |tempo| : 음악이 연주되는 속도, 1마디가 1분 안에 몇 번 연주되는가, 즉 1분 안에 있는 소절 |bar| 수를 가지고 표시한다. 음악의 속도는 BPM |Beat Per Minutes| 또는 M.M. |Maelzel's Metronome : 박절기|으로 나타내는데 위 〈잊혀진 계절〉 악보 왼쪽 위를 보면 |slow gogo ♩=76, 남 : A 여 : E|로 표시된 것을 볼 수 있다. ♩=76은 1분 동안 4분음표를 76번 연주하라는 뜻이다. 이것을 소절로 표시하면 C=4/4박자이므로 76÷4=19소절이 된다.

리듬 |rhythm| : 음악의 흐름 속에서 연주되는 음악의 강약 또는 장단, 악센트의 일정한 규칙 및 되풀이하는 반복 운동을 말한다. 예컨대 3/4박자 음악은 '쿵 작 작 또는 강 약 약', 4/4박자 음악은 '쿵 작 궁 작 또는 강 약 중강 약'이다.

타임 |time| : 음악에서는 박자나 속도를 가리킨다. waltz time은 왈츠 박자이며 beat time은 박자를 맞춘다는 뜻이다.

비트 |beat| : '연속적으로 두드리다. 치다. 때리다'의 뜻인데 음악에서 는 박자 |unit of musical rhythm|를 뜻한다. beat time은 장단을 맞춘다는 뜻 이다.

타임 시그너처 |time signature| : 박자 기호 또는 박자표를 말한다. 박자 표는 음자리표, 조표 뒤에 보통 4/4, 3/4, 2/4, 6/8 등의 분수로 나타내는 데 분모는 단위가 되는 음표, 분자는 1마디 안에 포함되는 단위 음표수 를 가리킨다. 예컨대 4/4박자는 4분음표를 1박으로 하여 한 마디 안에 4 박이 들어 있는 박자를 나타낸다. 4/4박자를 오선지에 나타낼 때는 4/4 또는 C로 표시하는데 4/4는 '박자표'라 하고 C는 '박자 기호'라고 한다.

밸류 |value| : 가치, 가격 등이 일반적인 뜻이지만 음악에서는 음표가 나타내는 길이, 시간적 가치 |time value|를 뜻한다. "A quarter note has the value of two eighth notes. |4분음표는 8분음표 2개의 가치 또는 길이를 가지고 있다|"

멜로디 |melody| : 선율, 곡조, 가락. 소리의 길이와 높낮이의 어울림.

가사 : 노래의 내용이 되는 문구.

비트 밸류 |beat or time value| : 댄스에서는 몸동작이나 스텝을 음악에 맞추는 것을 말한다. 음악이 연주되는 소절 안의 각 박자, 즉 각 스텝에 대한 음악적 시간의 길이 또는 배분을 말한다. 예를 들어 왈츠의 1 2 3 각 스텝에 대한 음악적 시간의 길이. 1보=1박자, 2보=1박자, 3보=1박 자 또는 퀵스텝·폭스트롯의 S=2박자, Q=1박자.

싱커페이션 |syncopation| : 음악에서는 당김음을 말하는데 댄스에서는 정상적인 리듬을 변화시키는 것 또는 음악 강박의 위치를 변하게 하는

경우를 말한다. 예를 들어 왈츠의 1 2 3=1 2 & 3=1박자 1/2박자 1/2박자 1박자.

Q ^{|quick step|} : 한 박자로 이루어짐. Q=♩=1박.

S ^{|slow step|} : 두 개의 Q이 모인 것. S=Q+Q=♩+♩=1+1=2박.

& : Q의 1/2박자, 즉 반 박자. &=♪

&박자는 앞 박자의 박자값에서 1/2을 분리해 나온 것이다. 즉 왈츠의 샤세 프롬 피피 |chasse from PP|의 4보 박자값은 1 2 & 3=1박 1/2박 1/2박 1박이다. 폭스트롯의 FR & SP의 박자값은 SQQS |2 1 1 2|, SQQ& |2 1 1/2 1/2|, SQ&Q |2 1/2 1/2 1|, S&QQ |1½ 1/2 1 1|, QQQQ |1 1 1 1| 등 여러 가지가 있다. 퀵스텝의 팁시 투 라이트 |tipsy to right|의 박자값은 Q&Q |1/2 1/2 1|이 된다.

a : & |1/2|를 반으로 나눈 것. a=1/4박.

a박자값도 &와 같이 앞 박자값에서 1/4을 분리해 나온 것이다. 자이브 샤세 |jive chasse|의 QaQ의 박자값은 QaQ=3/4 1/4 1이다. 삼바의 3보 1a2의 박자값은 1a2=3/4 1/4 1이다.

탱고 리듬의 박자값은 좀 다르다. 탱고 음악은 2/4박자이므로 S의 길이는 ♩를 1박으로 하고 Q의 길이는 ♩의 1/2인 '♪'가 1/2박이 된다. 따라서 &는 Q(♪)의 1/2인 ♪ |16분음표|가 1/4박이 된다. 파이브 스텝 |five step|의 박자값은 QQQQS |1/2 1/2 1/2 1/2 1| 또는 QQS&S |½ ½ ¾ ¼ 1|이 된다.

4) 댄스스포츠 종목별 박자·템포·리듬의 특성

모던댄스

· 왈츠 : 3/4박자, 29~30소절, 강 약 약

· 탱고 : 2/4박자, 30~33소절, 강 강/강 약

· 퀵스텝 : 4/4박자, 48~50소절, 강 약 중강 약

· 폭스트롯 : 4/4박자, 29~30소절, 강 약 중강 약

· 비엔나왈츠 : 3/4박자, 58~60소절, 강 약 약

라틴댄스

· 룸바 : 4/4박자, 27~29소절, 강 약 중강 약

· 차차차 : 4/4박자, 30~32소절, 강 약 중강 약

· 삼바 : 2/4박자, 52~54소절, 강 약

· 파소도블레 : 2/4박자, 60~62소절, 강 약

· 자이브 : 4/4박자, 42~44소절, 강 약 중강 약

리듬의 특성은 특별한 경우를 제외하고는 대부분 첫 박자에 음악적 강세가 있지만 춤에 따라서는 그 특성상 춤의 강세를 음악적 강세와는 다른 박자에 두는 경우가 있다. 위에서 __ 표시한 것이 춤의 강세를 두는 박자다.

소절 수로 음악의 빠르기를 한눈에 알아보긴 힘들다. 그러나 BPM이나 M.M.으로 표시하면 10댄스의 빠르기를 일목요연하게 알아볼 수 있다.

|모던 라틴 종합|

탱고(60~66) 〈 왈츠(87~90) 〈 삼바(104~108) 〈 룸바(108~116) 〈 폭스트롯(116~120) 〈 파소도블레(120~124) 〈 차차차(120~128) 〈 자이브(168~176) 〈 비엔나왈츠(174~180) 〈 퀵스텝(192~200)

|모던|

탱고(60~66) 〈 왈츠(87~90) 〈 폭스트롯(116~120) 〈 비엔나왈츠(174~180) 〈 퀵스텝(192~200)

|라틴|

삼바(104~108) 〈 룸바(108~116) 〈 파소도블레(120~124) 〈 차차차(120~128) 〈 자이브(168~176)

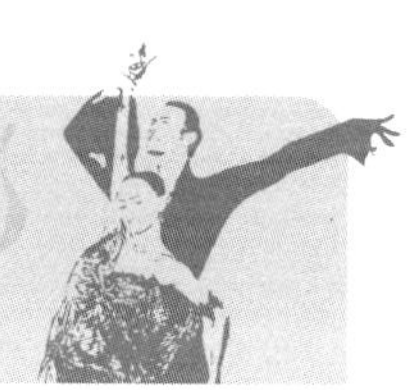

1) 텐션의 개념

텐션에는 긴장, 압력, 장력 등의 의미가 있는데, '긴장'이란 정신적인 면과 관련되고 '압력'은 기체에 가하는 힘과 관련되므로 춤에서의 텐션은 물리적인 힘을 나타내는 '장력'이란 의미가 가장 가깝다고 할 수 있다.

초급자의 경우 실제로 남녀가 서로 손을 잡고 텐션을 유지하려면 상당히 어렵다. 부단히 연습해야 터득할 수 있는 쉽고도 아주 어려운 개념이다. 남자가 10의 힘으로 밀면 여자도 10의 힘으로 밀고, 10의 힘으로 당기면 상대방도 10의 힘으로 당긴다는 개념이다. 요약하면 남자의 작용 힘만큼 여자도 똑같은 반작용 힘을 유지해야 한다는 뜻이다. 그렇지만 엄밀히 말하면 여자 쪽의 반작용 힘이 남자 쪽의 작용 힘보다 아주 미세하게 약해야 여성이 남성의 리드에 따라 움직일 수 있다. 그러나 그 힘은 거의 무시할 정도이므로 "작용과 반작용 힘이 같다"라고 표현한다.

일단 숫자로 힘의 양을 나타냈지만 텐션은 "힘이 들어가도 안 되고 안 들어가도 안 된다." 무슨 말인지 도저히 이해가 안 갈 수도 있을 것이다. 텐션이란 부드러우면 부드러울수록 좋다는 말이다. 서로 밀고 당기는 힘이 장작개비와 같이 딱딱하게 전달되면 안 되고 고무줄이나 부드러운 용수철의 탄력 있는 느낌의 힘이어야 한다.

텐션의 개념을 이해한 분도 리드와 텐션의 개념을 혼동할 수 있다. 텐션이 걸려야 정확히 리드할 수 있기 때문에 리드를 함에 있어 텐션은 매우 중요하다. 특히 라틴댄스의 경우는 피겨를 구성하고 있는 스텝 하나하나에 정확한 리드를 해주어야 한다.

예를 들어 살사 |salsa|의 여성 우회전을 시킬 경우 L to R |남성 왼손, 여성 오른손을 서로 맞잡고 있는 경우|의 리드를 분명해 해주어야 한다. 우선 남녀가 양손을 가슴과 배 사이의 위치에 맞잡고 선다.

· 남성

1(1)보	남성 왼발 전진. 왼손을 아래로 내리면서 왼쪽으로 벌린다.
2(2)보	남성 오른발 제자리. 왼손을 몸 쪽으로 당긴다.
3(3, 4)보	남성 왼발 후진. 왼손을 여성 머리 오른쪽 위치까지 올린다.
4(5)보	남성 오른발 후진. 왼손은 3, 4 카운트와 같은 위치를 유지한다.
5(6)보	남성 왼발 제자리. 오른손을 놓고 왼손으로 여성을 우회전시킨다.
6(7, 8)보	남성 오른발 전진. 왼손은 처음 시작할 때 양손을 잡은 위치로 한다.

이와 같이 매 카운트 또는 매 스텝마다 리드가 정확해야 여성은 남성의 의도대로 춤을 출 수 있다. 리드를 정확히 하려면 남녀 각자의 손과 팔 그리고 온몸에 텐션, 즉 '장력'이 느껴져야 한다.

2) 리드와 폴로 |lead & follow|

리드와 폴로의 뜻

춤을 출 때 남성은 기본적으로 여성에게 어떤 스텝이나 피겨를 할 것인지 사인 |sign|을 보내기만 한다. 결코 남성이 손이나 팔로 여성을 움직이게 한다고 생각하면 안 된다. 이것이 리드다. 여성도 남성이 움직이게 만들어준다고 생각하면 안 된다. 여성도 자기 자신의 힘으로 움직여야 한다. 이것이 폴로다. 여성이 남성의 리드에 순간적으로 반응하기 위해서는 항상 만반의 준비, 즉 몸을 최적 상태로 만들어야 한다. 무빙 푸이 스텝을 완료할 때에는 체중을 100% 이동해야 하며 힐보다는 볼에 대부분의 체중을 두어야 한다.

춤은 항상 전진하는 사람이 주연이다. 댄스에는 반드시 전진과 후진 스텝이 있다. 댄스의 특성상 남성에게는 전진하는 스텝이 많고 여성에게는 후진하는 스텝이 많다. 실제로 남녀가 춤을 출 때도 남성 전진, 여성 후진의 경우는 별 지장 없이 스텝을 밟을 수 있지만 여성 전진, 남성 후진의 경우는 보디 밸런스가 무너지는 경우가 많다. 왜냐하면 여성이 전진하는 스텝에 익숙하지 않기 때문이다. 예를 들면 남성이 5의 힘으로 후퇴하려 할 때 여성이 4의 힘으로 나온다면 결과적으로 모자라는 1의 힘만큼 남성이 여성을 잡아당기게 되어 밸런스를 잃게 된다. 이런 경우 여성이 6의 힘으로 밀고 나오면 남는 힘만큼 남성이 힘을 조절하면 문제가 없다.

남성은 홀드한 상태에서 남성의 신호에 따라 여성이 자유롭게 움직이게 한다. 남성이 홀드로 직접 여성을 전·후·좌·우로 데리고 다녀서는 안 된다. 예컨대 내추럴 스핀 턴의 4보에서 여성을 잡아당겨서는 안 된다. 4보는 여성 전진[주연], 남성 후진[조연]이므로 3보 후반에서 충분히 로어한 다음, 4보는 여성이 밀고 나오게 해야 한다. 남성은 여성의 미는 힘에 의해서 체중을 뒤로 이동하면서 오른쪽 가슴을 내주고 편안하게 여성이 밀고 들어오도록 한다.

여성은 항상 긴장하고 있으며 남성이 어떻게 움직일 것인가를 세심하게 주의하면서 온몸으로 남성의 움직임을 감지해야 한다. 그러기 위해서는 남녀 모두 배꼽이 서로 상대방을 향하고 있어야 하고 접촉[body contact]이 적당히 유지되어 있어야 한다.

리드와 폴로가 잘 안 되는 이유가 한 가지 더 있다. 피겨의 한 스텝 한 스텝의 발을 옮길 때 체중을 완전히 이동하고 몸을 헐겁게 해야 한다. 헐겁게 한다는 것이 말은 쉽지만 춤을 처음 배우는 사람에게는 생각만큼 쉽지 않다. 홀드한 양 어깨, 허리, 골반, 무릎, 발목 등이 뻣뻣해서는 안 된다. 몸이 너무 긴장되어 있어 뻣뻣하면 상대방의 체중이동을 잘 감지할 수 없다. 몸을 헐겁게 한다는 것은 경직된 몸의 힘을 빼라는 것이다. 하지만 힘을 빼라고 해서 온몸이 흐늘흐늘해서는 안 된다. 힘을 완전히 뺀 상태라도 상대방에게 리드하는 힘이 전달될 때는 약간의 텐션이 느껴져야 한다. 남성이 밀고 당길 때 여성으로부터 힘의 반작용에 의한 밀고 당기는 부드러운 텐션이 느껴져야 한다. 춤을 출 때는 온몸에 힘을 빼면 뺄수록 좋다. 힘을 뺀 헐거운 상태에서 체중을 완전히 이동한 서포팅 풋의 한쪽 발로 선다. 이때 몸이 전·후·좌·우로 움직여서는 안 된다.

또 하나 리드와 폴로가 안 되는 큰 이유는 여성이 미리 몸을 움직이기 때문이다. 예를 들어 왈츠를 처음 시작할 때, 예비보 - 내추럴 턴 1~6을 가장 많이 사용한다. 그런데 내추럴 턴 1~3 후에 남성이 4보에 왼발 후

진 클로즈드 체인지 |closed change|를 하려고 하는데, 이때 대부분의 여성들은 내추럴 턴 4~6 피겨를 하려고 몸을 회전하려 한다. 그러다 보니 남성이 리드한 대로 여성이 움직이지 않고 몸의 균형이 깨지게 된다. 3보에 무빙 풋 |남 : 오른발, 여 : 왼발|에 체중을 완전히 이동하고 똑바로 선다. 이때 몸이 전·후·좌·우로 움직여서는 안 된다. 몸은 약간의 텐션은 있되너무 경직되면 결코 상대방의 체중이동을 느낄 수 없다. 이러한 몸의 완벽한 균형 상태를 유지한다면 남성이 4보에 왼발을 후진하면 여성도 당연히 오른발을 전진하게 된다.

이런 예는 몇 가지 더 있다. 왈츠의 클로즈드 임피터스 |closed impetus|의후행 피겨는 통상 리버스 턴 |reverse turn| 4~6을 많이 사용하는데, '남성 오른발 후진 클로즈드 체인지 |closed change| - 아웃사이드 체인지 |outside change| -'로 속행할 수 있다. 내추럴 스핀 턴의 후행 피겨도 리버스 턴 4~6을 가장 많이 사용하는데, '남성 오른발 후진 클로즈드 체인지 - 아웃사이드 체인지 -' 또는 프로그레시브 샤세 투 레프트 |progressive chasse to left|도 조급자에게 많이 사용되는 속행 피겨다.

춤 경력이 상당한 여성도 위에서 예로 든 후행 피겨를 사용하면 당황해 한다. 그 이유는 '몸의 힘을 빼고 체중을 완전히 이동한 한쪽 발로 서고, 이때 몸이 전·후·좌·우로 흔들리지 않아야 하고 미리 후행 피겨를 예측해서 움직이지 않아야 한다'는 몸의 최적 상태를 만들지 못했기 때문이다. 위와 같은 간단한 피겨를 가지고 후행 피겨를 반복하여연습해보면 리드와 폴로의 느낌을 알 수 있다.

리드의 종류와 요령

· 피지컬 리드 |physical lead| : 텐션을 이용해 전달.
· 쉐이핑 리드 |shaping lead| : 몸과 팔로 모양을 내어 전달.
· 웨이트 체인지즈 리드 |weight changes lead| : 체중이동으로 전달.
· 비쥬얼 리드 |visual lead| : 시각적 형태로 전달.

댄스스포츠를 처음 배우는 사람들은 '댄스스포츠는 파트너 없이는 춤을 출 수 없다'는 고정관념부터 버리자. 그다음 텐션 감각을 익혀 텐션을 주고받을 수 있어야 한다. 아무리 음악을 잘 알아듣고 스텝을 능숙하게 밟을 줄 알아도 남성이 여성을 리드할 수 없으면 춤을 출 수가 없다. 리드에는 텐션을 이용한 피지컬 리드가 가장 중요하다. 리드란 남성 |leader|이 여성 |follower|에게 춤을 추면서 어떤 피겨를 사용할 것인지 미리 온몸으로 알려주는 신호이지 결코 여성을 당기거나 미는 것이 아니다. 앞으로 춤을 배우면서 이 점을 분명히 머릿속에 기억하고 있어야 한다.

(1) 피지컬 리드

텐션은 손을 서로 맞잡은 팔에서도 세지는 않지만 서로의 힘을 느끼고 남자가 이끌고자 하는 방향을 감지하여 움직일 수 있도록 춤추는 동안 지속적으로 유지되어야 하고 여자의 오른팔 홀딩 포인트 |holding point|와 왼손 맞잡은 곳 그리고 배, 가슴 붙인 곳 |옆구리 contact|에도 텐션이 적당히 유지되도록 한다.

피지컬 리드는 라틴댄스와 지르박에서 제일 많이 사용하는 리드 방법인데 주로 손을 사용한다. 이때 주의해야 할 점은 손, 즉 팔만 밀고 당기는 것이 아니라 체중이 실린 몸도 함께 움직인다는 것이다. 당기고 미는 순서는 손끝 → 손목 → 팔 → 어깨 → 보디 순으로 힘이 전달되어야 하고, 당기는 경우는 고무줄을 당기는 느낌으로, 미는 경우는 늘어나 있는 용수철을 오므리는 느낌으로 부드럽게, 아주 부드럽게 힘이 전달되어야 한다. 손끝 → 손목 → 팔 → 어깨 → 보디 순으로 힘이 전달되면 고무줄 당기는 느낌이나 부드러운 용수철을 미는 그런 느낌을 반드시 체험할 것이다.

그러면 어느 정도 부드러워야 할까? 자동차 운전 중 코너를 돌 때의 자동차 핸들_{handle : steering wheel. 요즈음은 모두 오일을 사용하기 때문에 핸들을 상당히 부드럽게 작동할 수 있다}에서 느껴지는 밀고 당기는 힘 정도라면 적당할까? 아니면 어렸을 적, 고무줄넘기 할 때의 그런 고무줄 2~3겹을 당기고 놓을 때의 그런 느낌이면 적당할까. 아무튼 천천히 고무줄을 당겨보자. 내가 당기는 힘과 고무줄이 잡아당기는 힘이 서로 반대로 작용하지만 내가 당기는 힘이 조금 더 세니까 고무줄이 늘어난다. 놓을 때도 그냥 놓는 것이 아니라 고무줄이 줄어들 때의 당기는 힘보다 약간 내 힘이 적게 작용하여 당기는 듯하면서 끌려가는 그런 느낌. 이처럼 텐션을 말로 표현하기란 상당히 어렵다. 약간의 힘이 느껴진다고 해서 잘못된 것은 아니다. 약간의 힘이 들어가도 손과 팔에서 느껴지는 감각이 부드러우면 바로 그것이 텐션이다.

우선 남녀 두 사람이 20~30cm 떨어져서 마주 보고 선다. 양손을 가슴 앞에서 서로 깍지 끼고 밀고 잡아당기는 연습을 한다. 처음에는 잘 안 되지만 잘 될 때까지 반복 연습한다. 다음에는 남성 왼팔, 여성 오른

팔을 'ㄴ' 모양으로 서로 잡고 팔꿈치가 갈비뼈 뒤로 나가지 않게 하고
서로 밀고 당겨본다. 결코 팔이 장작개비처럼 딱딱해서는 안 되고 고무
줄처럼 늘어났다 줄어들었다 하는 느낌이 들어야 한다.

초보 운전자일 때 손과 팔은 물론 온몸에 힘이 바짝 들어간 긴장된
상태에서 몇 시간 운전을 하고 나면 어깨에 담이 결리는 경험을 했을
것이다. 능숙한 운전자는 손과 팔에 힘이 하나도 들어가지 않은 상태에
서, 즉 힘을 빼고 운전대를 잘 조작할 수 있다. 힘을 빼라고 해도 흐느
적거리는 손으로는 운전대를 조작할 수 없듯이 운전대를 움직일 수 있
을 만큼의 최소한의 힘만 있으면 이것이 바로 텐션이다.

또 남자 왼손, 여자 오른손을 머리 높이로 올려 서로 잡고 룸바의
전·후진 스텝을 밟아본다. 어느 경우에도 서로 밀고 당기는 힘이 같아
야 한다. 여성 후진의 경우도 남성이 밀면 여성은 같은 힘으로 밀면서
밀려서 후진하고 남성이 당기면 여성도 같은 힘으로 당기면서 끌려와
야 한다. 결코 여성이 먼저 앞뒤로 움직여서는 안 된다.

춤을 많이 추신 분들은 잘 아시겠지만, 텐션이 걸리는 경우와 잡은
손에 적당한 힘의 느낌이 없이 흐느적거리는 경우와는 춤추는 느낌이
다르다는 것을 많이 느껴보았을 것이다. 춤을 잘 추는지 못 추는지는
홀드를 해보면 춤을 추지 않고도 알 수 있다. 텐션이 걸리면 우선 느낌
이 좋다. 홀드의 경우에도 홀드한 팔의 움직임이 몸과 어깨, 즉 몸과 함
께 움직여야지 팔만 좌·우·앞·뒤로 움직여서는 결코 남성이 여성을
리드할 수 없고 여성은 결코 남성의 리드를 받을 수 없다. 즉 폴로할 수
없다.

남성이 리드하기 때문에 텐션 감각은 남성이 더 빨리 터득한다. 여성
이 폴로하기가 그만큼 더 어렵다는 뜻이다. 따라서 텐션 감각을 익히기

위해서 남성과 여성이 서로 역할을 바꿔서 여성이 리드하고 남성이 폴로해보는 것도 좋은 방법이다. 특히 모던댄스 홀드의 경우 여성의 손을 잡아보면 어떤 여성은 약간의 힘이 느껴져도 가볍고 어떤 여성은 힘의 느낌 정도가 약할 뿐만 아니라 손이 무겁게 느껴진다. 무거운 경우는 분명히 여성의 손이 남성의 힘에 의지하기 때문이다. 남성의 손에 힘을 빼보라. 분명 여성의 손이 아래로 떨어질 것이다. 여성은 남성의 힘에 결코 의존해서는 안 된다. 자기 힘으로 지탱해야 한다. 홀드 자세를 취하고 나홀로 댄스를 할 때처럼.

(2) 쉐이핑 리드

손을 잡지 않지만 몸의 형체로 신호를 만드는 것이다. 룸바의 사이드 스텝과 쿠카라차 |side step & cucarachas|의 경우는 손을 잡지 않지만 몸의 형체를 보면 알 수 있다. 물론 양손을 잡고 할 수도 있다. 라틴댄스의 스폿 턴 |spot turn|을 할 경우, 남녀가 손바닥을 서로 맞대고 밀어주면서 턴을 할 수 있지만 스폿 턴의 리드 방법은 쉐이핑 리드다. 남성이 손끝까지 확실히 펴서 예쁜 형태의 신호를 만들어주면 여성은 스폿 턴의 준비를 한다. 룸바의 숄더 투 숄더 |shoulder to shoulder|도 통상 양손을 잡고 하는데 인터넷 동영상에서 양손을 놓고 하는 경우를 본 적이 있다. 이것도 쉐이핑 리드다.

(3) 웨이트 체인지즈 리드

몸의 접촉 |body contact|을 정확히 하여 체중이동을 느끼면서 리드와 폴로를 하는 것이다. 댄스스포츠 모던 5종목의 경우는 말할 필요도 없고 우리의 전통 사교춤인 블루스의 경우에도 여성이 남성의 체중이동

을 느끼는 것이 무엇보다도 중요하다. 우리나라의 사교춤에 대한 사회적 인식이 암울했던 60~70년대에 블루스를 배운 분들은 남녀의 몸 사이에 주먹 하나 들어갈 정도의 간격을 두고 배운 분들이 많다. 물론 이 방법이 틀렸다는 것은 아니다. 하지만 이렇게 홀드하면 체중이동을 느낄 수 없어 블루스를 제대로 출 수 없다.

어려운 피겨를 잘하는 여성도 한 발 한 발 앞뒤로 전·후진하는 스텝를 밟으면 십중팔구는 스텝이 엉킨다. 이런 현상은 여성이 춤을 못 춰서가 아니라, 여성이 남성의 체중이동을 느끼지 않고 여성이 다음에 무슨 스텝을 할 것이라는 예측을 하고 먼저 자기가 생각한 스텝을 밟은 경우이다. 이런 경우 스리 스텝|three step|을 하면 모든 여성이 틀리지 않고 잘한다. 그런데 여성 뒤에 사람이 있어 스리 스텝으로 남성이 전진할 수 없다면, 한 발 전진이나 후진 스텝를 할 수밖에 없다. 이런 현상이 발생하지 않으려면 여성은 항상 남성보다 0.1초 정도 발을 늦게 마룻바닥에 내려놓아야 한다. 체중이동을 잘 느끼면서 남성보다는 조금, 아주 조금 늦게 발을 내려놓아야 한다.

체중이동과 관련하여 우리의 사교춤 트로트의 사이드 샤세|side chasse|를 예를 들면, 통상 학원에서는 좌우 2번씩 샤세하는 것만 가르치기 때문에 3번, 4번 그 이상 계속 한 방향으로 샤세를 하면 아무리 춤을 잘 추는 여성들도 3번째에서 더 이상 옆으로 나아가려고 하지 않는다. 이 경우 여성이 남성의 체중이동을 정확히 감지할 수 있다면, '아하! 남성이 옆으로 계속 샤세를 하려고 |게처럼 옆으로 가려고| 하는구나' 하고 금방 알 수 있다. 체중이동을 느끼려면 반드시 몸의 접촉이 이루어져야 한다. 그리고 체중이 있는 발 위에 몸의 균형이 완벽히 이루어져 있어 남성의 전·후·좌·우 움직임을 순간적으로 감지할 수 있어야 한다.

그러면 왜 이런 스텝를 해야 하는가, 좌우 2번씩만 하면 되는데. 그러나 사람이 많아 도저히 전·후진을 할 수 없는 상황이라면 옆 걸음을 해서라도 사람이 없는 빈 공간으로 빠져 나와야 하기 때문에 이 경우는 2번, 아니 3번 그 이상이라도 샤세를 해야 한다.

다음은 여성이 자기 자신의 힘 engine 으로 움직이는 경우를 예를 들어보자. 지도자 중에는 이럴 때 '여성이 리드한다'는 표현을 쓰기도 한다. 왈츠의 더블 리버스 스핀 double reverse spin 은 1 2 카운트는 남성이, 3 & 카운트는 여성이 자기 자신의 힘으로 움직여야 서로 중심을 잃지 않고 스텝을 할 수 있다. 1 2는 남성이 여성의 회전을 돕지만 3 &는 여성이 남성의 회전을 돕는다. 또한 모던댄스의 경우 여성의 전진 스텝은 여성의 힘으로 전진해야 한다. 결코 남성이 끌어서는 안 된다. 비엔나 왈츠의 경우는 남녀가 번갈아 전·후진하면서 회전하기 때문에 비록 여성이라도 전진하여 회전하는 경우에는 여성이 자기 자신의 힘으로 움직여야 한다.

위와 같이 여성이 주역이 되는 경우 남성이 주의해야 할 점은 여성이 밀고 들어올 때 앞을 가로막아 서서는 안 된다. 항상 여성이 적극적으로 전진하도록 공간을 만들어주든지 혹은 밀고 들어올 수 있는 힘의 여백을 남겨두어야 한다.

(4) 비쥬얼 리드

사랑은 눈 eye 으로부터 온다고 누군가 말했다. 하기야 요즘 젊은이들에게 물으면 구체적이고 다양한 답변을 하겠지만 사랑이란 상대방의 반짝이는 까만 눈동자로부터 짜릿한 필 feel 을 느끼는 순간에 찾아오는 것이다.

춤이란 거의 대부분이 사랑을 몸으로 표현하는 동작들이다. 서로 사랑하는 마음이 통하는 사이라면 상대방의 눈빛만 보아도 상대방이 무슨 피겨를 하려고 하는지 알 수 있다. 라틴댄스의 시선은 원칙적으로 상대방의 눈을 본다. 눈을 보기 쑥스러우면 최소한 이마를 보도록 해야 한다. 왜냐하면 고개를 돌리면 중심축이 옆으로 이동하여 회전이 불안 정하게 되기 때문이다.

리드와 관련된 잘못된 인식

리드와 관련해 간혹 여성들이 남성의 리드가 잘못되었다고 하면서 춤을 중단하는 경우가 있는데, 서두에서 밝혔듯이 잘되고 잘못된 것은 이 세상에 아무것도 없다. 방법이 좀 달랐을 뿐이거나 리드가 서툴렀을 뿐이다.

예를 들어 자이브의 윈드밀 |windmill|의 경우, 인터내셔널 스타일 |international style|과 아메리칸 스타일 |american style|이 있는데 리드 방법이 다르다. 인터내셔널 스타일은 팔을 쭉 펴고 약간 경사지게 하면서 풍차가 돌아가는 형태로 리드하지만 아메리칸 스타일은 왼팔과 오른팔을 서로 밀고 당긴다. 또 오른쪽으로 원을 그리도록 가르치는 선생님이 있는가 하면 |이 경우에도 남성은 거의 제자리에서 방향을 바꾸되 여성은 멀리 원을 그리면서 추도록 지도하는 선생님도 있다.| 왼쪽으로 원을 그리되 팔을 쫙 벌려 남녀가 바짝 다가서도록 하면서 춤을 추라고 가르치는 선생님도 있다. 이처럼 한 가지 피겨도 리드 방법이 여러 가지 있을 수 있다. 문제는 어떠한 경우든 텐션이 유지된 채로 정확히 밀고 당기면 남성의 의도대로 여성을 리드할 수 있다는 것이다. 물론 여성도 리드받는 방법을 어느 정도는 알고 있어야 한다.

처음엔 리드가 능숙하지 않더라도 부단한 노력과 연습을 하면 곧 익숙해질 수 있다. 춤은 기능이다. 머리 좋은 사람이 아무리 책상 앞에서 깊이 연구하더라도 오로지 열심히 연습하는 사람에게는 못 따라간다. 춤은 머리가 좋은 사람이라고 해서 더 잘 추는 것은 절대 아니다.

3) 파티장에서 춤추다 스텝이 잘못된 경우

춤은 남성이 리드하기 때문에 미리 루틴을 약속하지 않으면 남성의 의도대로 여성이 못 따라줄 때가 있다. 여성이 춤추다 스텝이 잘못된 경우의 원인은 남성의 리드가 불명확하던가 여성의 춤이 서툰 경우 등 여러 가지가 있을 수 있다. 이러한 경우 어떻게 사태를 빨리 수습할 수 있을까? 남성이 왼발을 후진하려고 하는데 여성은 왼발을 전진하려고 한다거나 그 반대의 경우도 발생할 수 있다. 이렇게 되면 제자리에서 오래 머뭇거리게 된다. 그러면 다른 사람의 춤 진행에 방해를 주는 것은 물론 같이 춤을 추는 파트너도 무척 당황하게 된다.

해결 방법

우선 신속히 클로즈드 포지션 closed position 으로 선다.

(1) 말로 한다 : 여성에게 '왼발 후진 하세요' '오른발 전진 하세요' 등 말로 한다. 하지만 춤은 보디 랭귀지 body language 인데 춤을 추면서 말로 하기는 적절치 못한 것 같다.

(2) 홀드한 '팔'이나 '손'으로 한다 : 이 방법은 여성 전진의 경우에는

여성의 견갑골 쪽에 대고 있는 남성의 오른손으로 여성을 앞으로 밀어주는 신호를 하면 수월하지만 여성 후진 신호를 하기에는 적당하지 않다. 잡고 있는 남성의 오른손과 여성의 왼손에 적당한 텐션이 걸려 있으면 여성을 뒤로 밀어서 후진 신호를 할 수 있지만 초보자에게는 어려운 방법이다.

(3) **체중이동으로 한다** : 블루스나 아르헨티나 탱고처럼 충분히 몸의 접촉이 있고 라이즈 & 폴을 거의 하지 않는 춤은 체중이동만으로 충분히 스텝이 엉킨 사태를 수습할 수 있다. 그러나 스윙댄스의 경우는 움직이기 전에 반드시 로어부터 먼저 하므로 로어하는 동안 체중이동만으로 무빙 풋의 움직임을 예측할 수 없다.

(4) **CBM으로 한다** : CBM을 걸면 무빙 풋의 반대편 어깨는 무빙 풋이 움직이는 방향과 같은 방향으로 움직인다. 예컨대 남성의 왼발이 전진하면 남성의 오른쪽 어깨가 앞으로 나가고, 남성의 왼발이 후진하면 남성의 오른쪽 어깨가 뒤로 간다. 여성도 같은 원리로 발과 어깨가 움직인다. 따라서 남성의 오른쪽 어깨가 앞으로 나가면 여성은 왼쪽 어깨가 뒤로 간다. 이 경우 남성의 오른발 |supporting foot| 에 체중이 있다면 남성 왼발이 앞으로 나가고 왼발에 체중이 있다면 오른발이 후진하게 된다.

그러면 왼발이나 오른발에 체중이 있다는 것, 즉 서포팅 풋을 어떻게 상대방이 알 수 있을까? 서포팅 풋에 체중이 있다는 것을 여성에게 알리기 위해서는 서포팅 풋을 로어할 때 무릎 발목을 최대한 굽혀 여성 쪽으로 들어가게 하면 그 발에 체중이 있고 다른 쪽이 무빙 풋이 된다. 하지만 CBM은 매우 예민한 댄스기술이므로 신속하게 상대방에게 전달하기는 좀 무리가 아닌가 싶다.

리드는 온몸으로 한다. 모던댄스는 몸의 접촉이 되어야 하므로 손과 팔, 몸 전체에 모두 약간의 힘 |텐션|이 유지되어 있어야 한다. 라틴댄스는 주로 손과 팔로 상대방을 밀고 당기지만 손과 팔에 전달되는 힘은 몸의 체중이동에서 오는 것이므로 라틴댄스도 온몸으로 리드한다는 표현이 적합하다.

아무튼 위의 여러 가지 방법을 적시적소에 이용해 플로어에서의 돌발상황에 대처해나가도록 노력하자.

4) 댄스 학습에 있어서 루틴 |routine|은 필요 없는 것일까?

루틴의 필요성

리드가 정확하다면 루틴 없이도 능숙하게 춤을 출 수 있다. 그러나 댄스스포츠는 커플댄스이므로 상대의 춤 실력은 천차만별이다. 춤 실력이 어느 단계에 오르기까지는 루틴이 필요할 수도 있지만 파티장에서는 불특정 다수의 상대와 춤을 추기 때문에 자기가 배운 루틴대로 춤을 출 수는 없다. 그러므로 댄스 학습에 있어서는 루틴을 정해놓고도 해야 되고 루틴 없이도 해야 한다.

루틴 없이 춤추는 요령

· 텐션 감각을 익힌다.
· 리드 방법을 터득한다.

· 홀드 및 몸의 프레임 |frame|이 무너지지 않도록 노력한다.
· 한 피겨의 선·후행 피겨, 특히 후행 피겨를 순간적으로 생각해내는 능
  력을 기른다. 처음에는 외워두는 것이 좋다.
· 한 피겨의 선·후행 피겨를 연결한 간단한 피겨 조합을 수십 번 연습한다.
· 단체반 레슨에서 많이 사용된 기존 루틴을 가지고 연습해본다.
· 스스로 초·중·상급 수준에 맞는 루틴을 직접 만들어본다.

춤을 배우는 데 있어서 루틴은 필요 없는 것이 아니다. 초급시절에는 루틴을 정해놓고 연습하면 훨씬 효과적일 수 있다. 그러나 너무 루틴을 강조하다 보면 파티장에서 루틴이 생각나지 않는 경우에 춤을 출 수 없는 상황이 발생하기 때문에 루틴 없이도 춤을 출 수 있는 능력을 기르는 것이 중요하다는 것이다.

하지만 중급 정도일 때는 루틴 없이 춤을 추고 싶지만 상급 실력이 되면 오히려 루틴이 더욱 필요하다고 느끼게 된다. 왜냐하면 루틴 없이 춤을 추다 보면 자기가 좋아하는 피겨만 사용하기 때문에 다른 피겨를 잊어버릴 수 있다. 오히려 자기가 배운 피겨를 모두 포함한 루틴을 만들어 열심히 연습하는 것이 춤을 숙달시키는 지름길이다. 루틴을 만들 수 있다는 자체가 벌써 루틴에 상관없이 춤을 출 수 있는 실력이 되었다는 증거다.

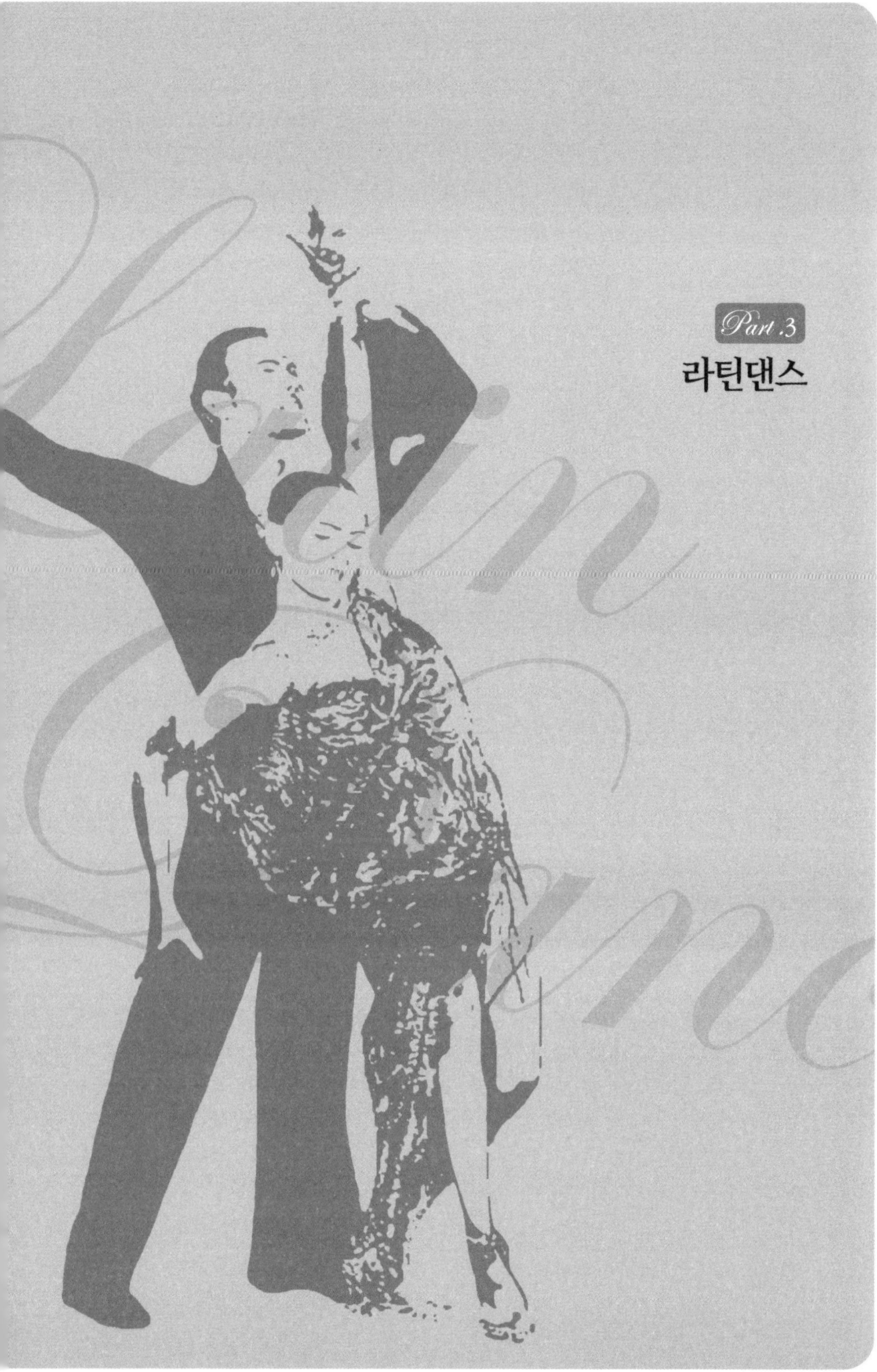

Part .3
라틴댄스

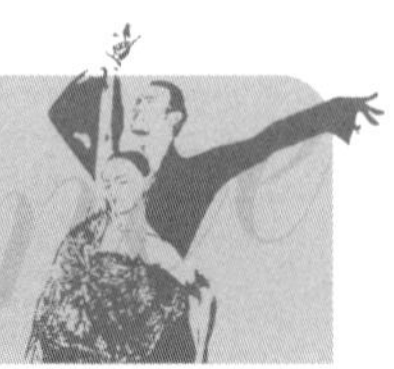

1. 라틴댄스의 개요

1) 라틴댄스의 범주

라틴댄스란 라틴아메리칸댄스 |Latin American Dance|를 말하는데 라틴어를 국어로 사용하는 멕시코 이남에 위치한 칠레, 브라질, 베네수엘라, 쿠바, 파라과이, 도미니카, 멕시코 등의 나라에서 추고 있는 민속무용을 통칭한 것이다. 국제적으로 무도강사자격시험이나 무도선수권대회 및 댄스스포츠대회에서 공인하여 채택된 것은 5가지 종목이다. 이 5가지 종목은 라틴아메리카지역에서 발생한 차차차, 룸바, 삼바와 스페인과 프랑스에서 발생한 파소도블레와 미국에서 발생한 자이브다.

2) 라틴 자세 만들기

세틀링 |settling|

춤을 추면서 자세가 흔들리지 않게 하기 위함이며 체중의 힘을 히프 아래로 유지해야 하며 앞으로 전진할 때는 배나 가슴을 내밀고 나가지 않고 등 |backbone|, 다시 말해 척추 |spine bone|와 그 뼈를 둘러싸고 있는 근육이 몸 전체를 뒤에서 떠밀고 있다는 느낌으로 나아가야 한다.

똑바로 선 자세에서 머리는 몸통 |body|의 중앙에 오도록 하고 어깨 날

개는 아래와 뒤로 젖혀져야 한다. 이것은 실제로 해보면 그리 쉬운 것이 아니다. 룸바의 경우는 조금만 신경을 안 써도 몸이 앞으로 약간 기우는 경향이 있다. 누가 옆에서 지적을 안 해주면 춤추는 본인 자신은 인식할 수가 없다.

발은 똑바로 앞을 가리키도록 하고 체중은 뒤꿈치와 앞꿈치에 균등하게 실리도록 한다. 몸을 가능한 길게 보이도록 위에서 머리끝을 잡아당기는 듯한 느낌으로 상체를 편다. 이를 위해서는 항상 허리를 꼿꼿이 세우고 앉는 습관을 들인다.

앞뒤로 움직일 때 배, 가슴, 어깨를 먼저 내밀고 그다음 몸이 따라가려 하는 것은 잘못된 것이다. 모든 동작은 등뼈 옆에 있는 근육의 힘을 기본 추진력으로 하여 움직이는 것이다. 또한 춤을 유연하게 추려면 골반 |pelvis|의 움직임이 자유로워야 한다.

이와 같이 라틴 자세 만들기는 매우 어렵다. 따라서 춤을 추는 동안만이라도 아랫배를 당겨 횡경막이 위로 올라가게 하고 항문의 괄약근이 오므라들 정도로 힘껏 당겨진 상태를 만들어야 한다.

홀드와 모양 |holding & shaping|

두 어깨나 팔에 힘을 빼고 홀드를 타이트 |tight|하지 않고 자연스럽게 한다. 눈은 밑으로 내리깔지 말고 앞을 똑바로 쳐다보며 몸의 중심이 배꼽에 있다 생각하고 가슴부터 배, 히프까지를 스트레치 다운 |stretch down|해야 한다.

손과 팔

특별한 경우를 제외하고 남자는 손바닥 |palm|이 위로, 여자는 손바닥

이 아래로 향하게 잡는다.

약간 텐션이 느껴진 배 중심 부분의 명령에 의해 마치 우리 몸이 파도치듯 연속적으로 손가락 끝까지 전달되는 동작이 표현되도록 노력한다. 홀딩을 하고 있지 않은 손과 팔은 절대로 허리 밑으로 내려가면 안 된다.

손이나 팔 동작은 어깨 → 상박|어깨로부터 팔꿈치까지의 부분| → 하박|팔꿈치에서 손목까지의 부분| → 손목 → 손가락 순으로 움직인다.

손 모양은 동전 크기의 원을 엄지와 중지로 쥐고 모든 손가락을 자연스럽게 편 상태이며 손목의 힘을 빼는 원칙 하에서 자연스럽고 자유롭게 움직인다. 팔의 움직임은 섬세하게 동작과 리듬이 조화를 이루도록 한다.

라틴 히프 액션|latin hip action|

라틴댄스는 히프의 춤이 아니라 보디의 춤이다. 먼저 몸이 움직이고 히프가 따라 움직여야 한다. 히프가 먼저 움직이면 허리가 빠져서 모양이 흐트러진다. 1박을 기준으로 할 때 1/2박에서 발 움직임이 이루어지고 히프 액션은 나머지 1/2박에서 일어난다.

|히프 스윙|

스윙|swing|을 넣기 위해 일부러 히프를 돌리는 사람이 있는데 자연스러운 방법이 아니다. 허리 밑으로는 힘을 완전히 빼야 한쪽 다리로 디딜 때|마룻바닥을 누를 때는 반드시 힐에 체중을 두고 힘껏 누른다| 히프가 사정없이 한쪽으로 돌아간다. 발을 디딜 때 발꿈치가 바닥에 닿지 않도록 버티면서 골반이 없는 것처럼 힘을 완전히 빼

면 발을 디딜 때마다 디디는 쪽으로 골반이 돌아가며 뒤따라가는 다른 발끝은 바닥을 긁으면서 쫓아간다. 스윙이 원운동으로 일어나야 좋은데, 이는 골반보행을 하면 많은 도움이 된다. 그리고 히프가 먼저 움직이면 허리가 빠져버려 모양이 흐트러지므로 한쪽 발에서 다른 쪽 발로 체중을 이동하여 먼저 몸이 움직인 다음에 히프가 움직여지도록 한다.

|히프 스윙의 구체적 방법|

양발을 어깨 넓이만큼 벌리고 선다. 체중을 왼발에서 오른발로 옮기면서 몸을 스트레칭함과 동시에 히프를 오른쪽 사선 방향으로 민다. 사선 방향으로 민 히프를 한 번 더 앞쪽으로 밀면서 히프를 오른쪽으로 원을 그리면서 뒤로 뺀다. 다시 히프를 왼쪽 사선 방향으로 민다. 이후의 방법은 오른쪽과 같다.

홀라후프로 허리 운동을 하는 방법과 똑같이 히프 스윙 연습을 한다. 평소에 홀라후프 운동을 열심히 하자. 한쪽으로만 하지 말고 왼쪽 오른쪽 모두 연습한다.

골반보행

모델들의 걸음을 유심히 관찰한다. 모델들은 다리를 최대한 길게 하여 걷지만 상체의 흔들림이 없고 히프의 스윙이 크다. 이는 골반보행을 하기 때문에 시원스럽고 우아하고 아름답게 보인다. 현대의 미인은 타고난 것이 아니라 만들어진다. 미스코리아 선발대회에 나가기 위해서는 워킹이 기본이다. 골반보행이란 전진하는 다리 쪽의 골반도 같은 방향으로 전진하되 상체가 흔들려서는 안 된다.

라틴 크로스 |latin cross|

　한쪽 발을 다른 쪽 발 앞 |또는 뒤|으로 가로질러 놓는 것을 라틴 크로스 또는 큐번 크로스 |cuban cross|라고 한다. 양쪽 무릎이 같이 구부러지고, 히프 높이는 수평, 체중은 중앙, 움직이는 발가락은 토 아웃 |toe out|하고 무릎은 다른 쪽 무릎에 맞추고, 발끝이 다른 쪽 뒤꿈치에서 15cm 떨어져 위치한다. 예컨대, 룸바의 내추럴·리버스 톱 |top|에서 두 발이 이루는 각도는 3/8 정도 되며 움직이는 발끝은 토 턴 아웃 |toe turn out|이다.

3) 라틴댄스의 악센트 |accent|

　춤의 악센트란 음악적 악센트와는 달리 춤출 때 몸을 강렬하게 표현하는 박자를 말한다. 통상의 음악적 악센트는 첫 박자에 있지만 라틴댄스에 있어서 몸을 강렬하게 표현하는 박자는 라틴댄스의 종류마다 조금씩 다르다. 이 악센트를 강조하면 춤을 한결 잘 추게 된다.

· **룸바** |Rumba| : 1 2 3 4의 4에 악센트가 있다. 예컨대 2 3 4.1의 4에 딜레이드 워크 |delayed walk : 세틀링을 길게 늘이는 것|를 한다. 아주 느끼하게 길게 늘인다.

· **차차차** |Cha Cha Cha| : 1 2 3 4의 1과 3에 악센트가 있다. 스타카토 액션 |staccato action|으로 1과 3에 아주 순간적으로 멈추었다가 아주 즐겁게 움직인다. 2 3 4 & 1을 '2 3 4 & stop'이라고 카운트하면서 연습한다.

· **삼바** |Samba| : a에 악센트가 있다. 1a2의 1박자에 다운, a박자에 업을 시키는 리듬 바운스 |rhythm bounce|를 살려서 정열적으로 몸을 움

직인다. 리듬 바운스는 발목, 무릎, 대퇴골을 사용한다. 히프의 움 직임은 강하고 매우 섹시하게 한다.

· 파소도블레 |Paso Doble| : 1 2의 1박자에 악센트가 있다. 몸을 위로 끌어올릴 |elevation| 때는 못을 박는 듯한 느낌으로 도도하고 당당하게 올린다. 히프의 움직임은 없다.

· 자이브 |Jive| : 1 2 3 4의 2와 4에 악센트가 있다. 스윙 액션, 뜨거운 난로 위에서 물방울이 튕기는 듯한 그런 느낌으로 즐겁고 신나게 춘다. 1 2 3a4 5a6의 스텝상으로는 2와 4와 6에 몸을 강하게 표현한다.

4) 홀드

라틴댄스는 모던댄스와 달리 떨어져서 |open facing position|, 가까이 붙어서 |closed position| 홀드할 수 있다. 오픈 페이싱 포지션의 홀드는 특별한 설명이 필요하지 않다. 남성은 왼손, 여성은 오른손을 서로 잡고 마주 보고 남성은 오른발을 뒤로 스트레치하면서 포인트하고 여성은 왼발을 앞으로 스트레치하면서 포인트한다.

클로즈드 포지션에서 홀드하는 요령은, 남녀는 등을 바르게 펴고 약 30cm 정도 떨어져서 마주 보고 선다. 남자는 왼손으로 여자의 오른손을 가볍게 쥐고 손목을 꼿꼿이 유지한 채로 손을 거의 머리 높이만큼 올린다. 오른손은 여자의 왼쪽 견갑골 아래쪽을 컵 모양으로 가볍게 받쳐준다. 모던댄스와 또 하나 다른 점은 남자의 왼팔, 여자의 오른팔의 팔꿈치가 거의 90도 가까이 위로 굽힌다는 것이다.

5) 풋 체인지

　일반적으로 남녀의 스텝은 서로 대칭이 많다|남성 오른발이 움직일 때 여성은 왼발이 움직인다|. 그러나 춤을 추다 보면 같은 쪽 발로 바꿀 때도 있고 같은 쪽 발을 원래대로 전환할 필요가 있다. 이 경우 반드시 풋 체인지를 해야 한다.

　예컨대 차차차의 오픈 베이식에서 man & lady side-by-side - ronde basic & hip twist basic - man & lady side-by-side forward & backward three cha cha - 로 연결할 때와 위 피겨에서 클로즈드 또는 오픈 포지션으로 마무리할 때 풋 체인지가 필요하다.

　춤은 각자 자기 스텝을 밟고 추기 때문에 남녀 어느 누구가 풋 체인지를 하고자 할 때는 상대방에게 의사를 전달해야 한다. 그러나 춤은 말로 추는 것이 아니라 몸으로 추는 것이기 때문에 말로 자기의 의도를 전달하는 것은 바람직하지 못하다. 그래서 일반적으로 풋 체인지는 남성이 하고 여성은 자기의 피겨대로 춤을 계속 추면 된다. 남성이 리더이기 때문이다.

|풋 체인지의 예|

· 차차차의 open basic - foot change - ronde basic, hip twist
basic & ronde basic - man & lady side-by-side forward &
backward three cha cha - hip twist basic - foot change -
open position -

|스텝 설명|

L : 왼발, R : 오른발, ( ) : 카운트

○ 오픈 베이식 |클로즈드 홀드에서 홀드 풀고|

	[남]	[여]
1(2)보	왼발 전진 체크 |check|	오른발 후진
2(3)보	오른발 제자리	왼발 제자리
3~5(4&1)보	LRL 후진 록 샤세	RLR 전진 록 샤세
6(2)보	오른발 후진	왼발 전진 체크
7(3)보	왼발 제자리	오른발 제자리
8~10(4&1)보	RLR 전진 록 샤세	LRL 후진 록 샤세

○ 풋 체인지

	[남]	[여]
1(2)보	왼발 전진 후 1/2 좌회전	오른발 후진
2(3)보	오른발을 왼발 옆에 포인트	왼발 제자리
3~5(4&1)보	RLR 오른쪽 샤세	RLR 오른쪽 샤세

남성 2보가 풋 체인지다. 1보에 여성 옆으로 이동.

○ 론데 샤세 |ronde chasse|

[남녀 같음]	
1(2)보	왼발 전진 체크
2(3)보	오른발 제자리
3(4)보	왼발을 오른발 뒤로 'ㄴ'자가 되게 딛음.
4(&)보	왼발 볼을 축으로 1/8 좌회전 후 오른발을 왼발에 모음.
5(1)보	왼발 옆으로.

○ 히프 트위스트 샤세 |hip twist chasse|

[남녀 같음]	
1(2)보	오른발 후진
2(3)보	왼발 제자리
3(4)보	오른발을 왼발 앞으로 'ㄱ'자 되도록 교차하여 딛고 히프만 1/4 좌회전.
4(&)보	오른발 볼을 축으로 히프만 1/4 우회전 후 왼발을 오른발에 모음.
5(1)보	오른발 옆으로.

○ 론데 샤세

위의 론데 샤세를 한 번 더 한다.

○ 맨 & 레이디 사이드 바이 사이드 포워드 & 백워드 스리 차차 |man & lady side-by-side forward & backward three cha cha|

[남녀 같음]	
1(2)보	오른발 후진
2(3)보	왼발 제자리
3~5(4&1)보	RLR 전진 록 샤세
6~8(2&3)보	LRL 전진 록 샤세
9~11(4&1)보	RLR 전진 록 샤세
12(2)보	왼발 전진 체크
13(3)보	오른발 제자리

14~16(4&1)보	LRL 후진 록 샤세
17~19(2&3)보	RLR 후진 록 샤세
20~21(4&1)보	LRL 후진 록 샤세

전·후진할 때는 반드시 사이드 리드를 한다.

○ 히프 트위스트 샤세

위의 히프 트위스트 샤세를 한 번 더 한다.

○ 풋 체인지

	[남]	[여]
1(2)보	왼발 전진 후 1/2 우회전	왼발 후진
2(3)보	오른발 왼발 옆에 포인트	오른발 제자리
4~5(4&1)보	RLR 오른쪽 샤세	LRL 왼쪽 샤세

남성 2보가 풋 체인지다. 1보에 여성 앞으로 이동.

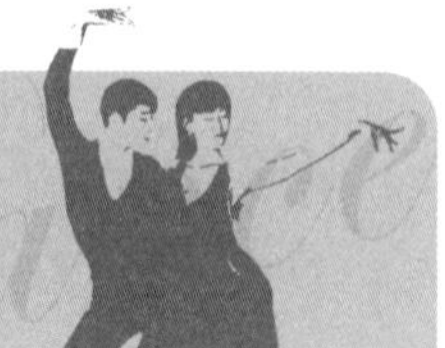

<h1 style="text-align:center">2. 룸바 |Rumba|</h1>

1) 룸바의 기원

룸바는 쿠바 토인들로부터 시작한 민속무용이며 15세기경 아프리카 흑인노예를 태운 배가 쿠바에 도착했을 때 노예들은 양 발목이 쇠사슬로 묶여 있었기 때문에 3보밖에 움직일 수 없어 3보가 기본 스텝이 되었다고 한다. 그리고 춤추는 동안 양 어깨 높이를 계속 똑같이 유지하는 것은 무거운 짐을 운반하는 노예들의 동작에서 비롯된 것이라고 한다.

룸바라는 명칭은 1807년 댄스 밴드를 위해 사용되었던 '룸보소 오케스트라|Rumboso orquestra|'라는 용어에서 파생되었다는 설이 가장 유력하다. 스페인어로 길을 뜻하는 'rumbo', 무더기를 뜻하는 'rumba', 회전목마를 뜻하는 말, 카리브해의 유명한 술인 'rhum'에서 유래했다는 설 등 여러 가지가 있다.

룸바의 형식에는 스퀘어 룸바|square or box rumba|와 큐번 룸바|cuban rumba| 두 가지가 있다. 1950년 이후 영국의 라틴아메리칸댄스 연구가인 피에르|Pierre|와 라벨르|Lavelle|가 쿠바를 방문하였을 때 이미 룸바가 변한 것을 깨닫고 이전의 룸바를 월드|world| 스타일인 스퀘어 룸바|Square rumba| 또는 아메리칸 룸바|American rumba|라 하였고, 변화된 새로운 룸바를 인터내셔널|International| 스타일인 큐번 룸바|Cuban rumba| 또는 큐번

뉴 시스템 |Cuban new system|이라 하였다.

2) 특징

룸바는 무겁고 고통스러운 춤이다. 룸바는 여성미를 발휘하며 남성에게 약만 올리고 도망가는, 남성이 유혹을 당했다가 차이는 남녀간의 사랑의 갈등을 나타내는 동작이 많다.

룸바 동작은 부드러운 허리와 히프의 액션 그리고 무릎의 움직임에 그 특징이 있다. 즉 무릎은 펴고 허리는 오른쪽에서 왼쪽으로, 왼쪽에서 오른쪽으로 계속해서 움직이는 동작들이 많다.

룸바 음악은 4/4박자로 Q Q Q Q=Q Q S로, 즉 1 2 3 4의 4/4박자에 스텝은 3보로 이루어져 있다. 2와 3은 각 Q박자의 스텝이고 4와 1은 묶어서 2박자를 S스텝으로 한다. 왜 4와 1을 묶는지는 나중에 자세히 설명하겠다.

룸바는 박자 하나에 보디 스트레이트 |body straight|와 히프 무브먼트 |hip movement|가 있다. 1박자를 나누어 1+&로 2는 2+&, 3은 3+&…… 이런 방법으로 박자를 쪼개어 1, 2, 3에서는 보디 스트레이트, &에서는 히프 무브먼트가 이루어진다.

실제로 룸바를 출 때는 박자를 2 3 4.1로 사용하므로 4.1도 박자를 나누면 4&1&로 된다. 초보자는 4에서 보디 스트레이트, 1에 히프 무브먼트가 이루어지지만 상급자는 4&1까지 보디 스트레이트, 마지막 &에 히프 무브먼트를 한다.

1분에 27~29소절의 음악이라도 타악기를 연주하는 사람이 첫 번째나 두 번째 또는 세 번째에 강한 타악기의 악센트를 주면 룸바의 맛을 잃어버린다. 우리가 블루스 음악에 룸바를 출 때 룸바의 맛을 못 느끼는 것과 같다.

룸바는 몸으로 추는 춤이다. 즉 스텝만 밟는다고 해서 춤이 되지 않는다. 체중이 한쪽 발에서 다른 발로 옮겨질 때 히프 액션이 일어나야 한다. 즉 1박자를 둘로 쪼개서 |1/2+1/2| 첫 반박자에 발이 움직이고 두 번째 반박자에 히프 액션이 일어나야 한다. 2박자 |4.1| 스텝에서는 초급자의 경우는 첫 박자 |4|에 발이 움직이고 두 번째 박자 |1|에 히프 액션이 일어나도록 연습하고 상급자의 경우는 4.1을 4&1&로 쪼개서 4&1에 발을 움직이고 최대한 보디를 스트레이트한 다음 &에 히프 액션이 일어나도록 춘다.

3) 자세

홀드 및 자세

룸바의 홀드는 클로즈드 포지션과 오픈 포지션이 있다. 클로즈드 포지션은 모던댄스의 홀드와 비슷하나 손을 잡은 쪽 팔을 약간 더 높이 든다. 오픈 포지션은 남녀가 마주 보고 한 손으로 홀드하는 것으로, 이 포지션에서의 시작은 포인트하는 발의 위치에 따라 몇 가지 방법이 있다.

가장 일반적인 방법은 포워드 |forward| 워크 도중 남성의 왼발이 전진 상태에서 음악이 끝났다고 생각하고 새롭게 시작하는 음악에 맞춰 춤추기 시작한다고 보면 남성의 오른발은 뒤로 포인트, 여성의 왼발은 앞으로 포인트하게 된다.

이때 주의할 점은, 발은 똑바로 뒤 |또는 앞|에 둔다. 앞·뒤에서 비치는 빛을 허벅지를 붙여 차단한다고 생각한다. 앞이나 뒤에서 보았을 때 허

벅지 사이가 벌어져서는 안 된다. 포인트한 발은 남녀 모두 가능한 길게 보여야 한다. 4개의 관절 |고관절, 무릎, 발목, 발가락|을 최대한 쫙 편다.

횡경막은 올린다. 갈비뼈 속으로 위장을 넣는다고 생각한다. 또 후두부 |쌍가마 있는 부분|를 들어 천장에 매단다고 생각하자. 상체를 수직으로 유지하라는 뜻이다. 전두부 |이마 부분|를 천장에 붙이려고 하면 턱을 드는 형태가 되어 자세가 나쁘다. 특히 룸바의 전진 스텝의 자세를 만들 때 뒤로 스트레치한 발을 포인트하고 히프를 뒤로 빼기 때문에 자칫 잘못하면 몸이 앞으로 기울 수 있다.

남녀의 서로 잡은 손은 몸의 밖에 두고 겨드랑이를 몸에 꼭 붙여서는 안 된다. 겨드랑이 밑에 골프공을 끼운 후 강하게 조이면 아프고 너무 넓히면 공이 떨어지므로 아프지 않고 공이 떨어지지 않을 정도로 겨드랑이를 붙인다.

모던이든 라틴이든 체중은 주로 볼에 둔다는 느낌, 즉 볼 밸런스를 잡는 느낌으로 춤을 추면 아름다운 자세가 나오고 체중이동이 유연하게 된다. 그러나 히프 스윙을 하기 위해 체중 있는 발을 누를 때는 반드시 힐로 바닥을 누른다.

시작 순서

룸바의 시작으로 가장 많이 사용하는 방법은 남성이 오른발을 뒤로 포인트한 자세다. 남성 왼발은 앞, 오른발은 뒤로 포인트한 자세이므로 고관절과 무릎의 왼쪽 옆이 앞으로 나와 있다.

남성이 갑자기 스텝을 시작하면 여성은 당황한다. 그러기 때문에 확실한 신호를 보낸 후 시작하는데 신호를 보낼 때는 왼쪽 허리에 힘을 빼면 오른 다리가 자연히 굽혀지면서 |knee bend| 오른쪽 허리의 옆이 앞

으로 나온다. 이것이 '좌우 바꿈'인데 이것이 여성에게 춤을 시작한다는 신호를 보내는 것이다.

좌우의 변환을 능숙하게 하려면 서포팅 풋인 왼 다리의 무릎을 뒤로 집어넣는다 |knee back|. 실제로 뒤로 집어넣을 수는 없더라도 그러한 생각을 가지고 스텝을 하라는 뜻이다. 선수들이 세틀링할 때 자세히 보면 서포팅 풋의 무릎이 아주 약간 뒤로 휘어져 있는 것을 볼 수 있다.

|룸바 음악과 시작 타이밍|

· 1박자 : 음악을 잘 듣고 음악이 시작하는 1박자를 찾아 마음의 준비를 한다.
· 2박자 : 서포팅 풋인 왼 다리를 누른다.
· 3박자 : 좌우 바꿈
· 4박자 : 강한 타악기 소리를 듣고 예비 다리 |오른 다리|로 전진한다.
· 1박자 : 제자리에서 히프 액션
· 2박자 : 왼발을 전진하면서 춤을 시작한다.

춤의 시작

|남성|

서포팅 풋|왼발|에 완전히 체중을 싣고 |대부분의 체중은 볼에 둔다| 무
빙 풋|오른발|은 뒤로 뻗치며 1/16 가량 토 턴 아웃 |toe turn out| 시
킨다. 통상 '오른발 뒤로 포인트한다'고 한다. 이때 양 어깨는 똑
같이 전면을 향하도록 한다. 포인트한 다리는 체중이 없기 때문에
서포팅 풋을 눌러서 움직인다. 포인트한 발은 체중이 없다고 표현
했는데 라틴댄스에 있어서 포인트한 다리에는 10~20% 정도의 체
중을 남겨두는 편이 몸의 균형을 잡는 데 도움이 된다. 3에 히프
의 좌우 바꿈을 하고 4에 오른발을 전진한다.

|여성|

여성은 왼발을 앞으로 포인트하고 3박자에 남성이 히프의 좌우
바꿈을 하면 시작 신호로 알고 4박자에 남성의 리드를 받아 후진
한다.

초급자는 남성 기준 |여성은 남성과 대칭|으로 오른발에 체중을 두고 왼발
옆으로 포인트하는 자세를 사용하며 왼발을 오른발 앞으로 전진 체크
하면서 춤을 시작한다.

예비보

(1)초급자 : 클로즈드 포지션

남녀가 클로즈드 포지션으로 홀드한 후 통상 남성의 왼발이 오른발 앞으로 스텝하면서 시작한다. 이것을 클로즈드 베이식 무브먼트|closed basic movement|라고 한다. 우선 남녀 모두 어깨 넓이만큼 발을 벌리고 체중을 오른발에 두고 스트레칭한다.

- **예비 동작** |1박재| : 1박자에 히프 무브먼트를 한다.
- **1보** |2박재| : 오른발로 계속 마룻바닥을 누르면서 제자리에서 오른발로 바닥을 민다는 느낌으로 왼발을 오른발 앞으로 보내면서 전진 체크를 한다.

(2)중·상급자 : 오픈 포지션

중·상급자는 '남성의 오른발 뒤로 포인트한 자세'를 많이 사용한다.

- **제1방법** : 1박자에 오른발 예비보 앞으로 전진함과 동시에 2박자부터 시작
- **제2방법** : 3박자에 오른쪽 골반을 앞으로 당기고 4박자에 오른발 예비보 앞으로 전진 스텝하고 1박자에 히프 무브먼트 후 2박자부터 시작 |통상의 시작 방법|

제1방법은 남성의 시작 신호를 여성이 전혀 감지할 수 없다. 물론 매일 만나 연습하는 파트너와는 사전 약속을 하여 시작할 수 있지만 파티

장에서의 불특정 상대와는 좀 곤란하다. 예비 동작 없이 바로 춤을 시작하면 상대방이 당황하게 된다. 남성이 1박자에 시작하자고 약속을 하거나 1박자에 맞춰 시작이라고 말하고 리드를 해야 한다. 음악이 나오면 1 2 3 4박자를 one[1] two[2] three[3.시] four[4.작]와 같이 '원 투 시 작'이라고 말한 다음 1박자에 남성의 오른발 예비보를 전진하는 방법으로 춤을 시작한다.

　제2방법은 통상 룸바 전진 워킹을 할 때처럼 3박자에 오른쪽 골반이 앞으로 당겨짐과 동시에 오른 다리가 무릎을 굽혀서 들어오기 때문에 여성은 남성이 아무 말을 하지 않아도 전진 스텝을 감지, 즉 춤을 시작하려는 것을 안 수 있다. 즉 3박자에 벌써 남성의 움직임을 감지하기 때문에 전혀 당황하지 않고 리드를 받을 준비가 되어 있다. 4박자에 오른발을 전진하고 1박자에 히프 무브먼트한 후 2박자부터 스텝을 시작하면 된다.

(3) 선수 : 자유롭게 떨어져서 시작

　선수들은 굳이 손을 잡고 시작하지 않고 멀리 떨어져서 홀을 넓게 쓰면서 춤을 시작한다. 우선 남녀는 홀드하지 않고 약간 떨어져 선다. 여성은 양발을 모으고 남성은 어깨넓이만큼 벌린다. 음악이 나오면 남성은 1[왼발 체중], 2[오른발 체중], 3[왼발 체중], 4[오른발 체중]와 같이 교대로 체중을 이동한 후 오른발에 체중이 있는 상태에서 1에 히프 무브먼트를 하고 2에 왼발부터 스텝을 밟기 시작한다. 여성은 남성의 움직임을 보고 제자리에서 교대로 체중이동을 한다. 음악에 맞춰 움직이면서 적당히 거리를 유지하면서 홀드한다.

룸바 음악은 4/4박자로 음악적 강세는 각 소절의 첫 번째 박자에 있지만 몸으로 가장 강렬하게 표현해야 할 타악기의 강세 |predominant percussive accent|는 각 소절의 마지막, 즉 4번째 박자에 있다.

각 소절의 박자와 리듬은 1 2 3 4=Q Q Q Q인데, 즉 4번째 Q리듬으로는 몸동작을 강렬하게 표현할 수 없으니 1번째 Q와 묶어서 4.1=Q.Q=S가 된 것으로 생각된다. Q스텝으로 몸동작을 강렬하게 표현하기에는 시간적으로 너무 짧아 Q을 하나 더 붙이려니 다음 소절에 오는 첫 번째 Q과 묶을 수밖에 없다. 이러한 결과 룸바는 2에서 스텝을 시작한다.

4) 워크

춤은 걷는 것이 기본이다. 어떻게 아름답게 걸을 수 있을까? 스텝할 때 바닥을 강하게 누르면 그만큼 반작용의 힘이 커져 그 힘으로 춤을 아름답게 표현할 수 있다. 전·후진과 사이드 스텝을 힘껏 바닥을 눌러 이동하는 연습을 수백 번 연습한다. 발바닥과 마룻바닥과의 강한 접촉감, 종아리와 대퇴부의 근육이 강하게 작용하고 있는 감촉과 완전한 체중이동을 느끼면서 연습을 반복한다. 몸을 곧게 세우고 |poise| 무릎은 힘을 빼고 구부러지지 않도록 한다. 힐이 바닥에서 떨어지지 않도록 하고 볼에 체중을 둔다.

남성 전진 워크 요령

두 발을 가지런히 하고 똑바로 선다. 어깨를 펴고 시선은 멀리 앞을 본다. 횡경막을 들어올리고 배에 힘을 주어 배를 늑골 속으로 집어넣고 척추를 뻗고 어깨를 내린다.

왼발에 체중을 얹고 오른발은 체중 없이 뒤로 뻗어 포인트한다. 이때 왼발과 오른발은 일직선상에 놓이게 된다. 앞뒤에서 볼 때 허벅지 사이가 벌어져서는 안 된다. 이때 상체는 곧게 똑바로 세운다. 신경을 안 쓰면 앞으로 기울어지기 쉽다. 통상 오른발을 체중 없이 뒤로 뻗으라고 설명하지만 체중을 10~20% 정도 두는 것이 몸의 균형을 잡는 데 도움이 된다.

서포팅 풋인 왼발에 체중을 완전히 싣고 체중이 없는 오른발은 뒤로 뻗으며, 발끝을 1/16가량 토 턴 아웃^{toe turn out}시킨다. 서포팅 풋^{왼발}의 발목, 무릎을 힘껏 누르면서 왼쪽 골반을 최대한 헐겁게 하면, 즉 힘을 빼면 왼쪽 골반이 뒤로 빠지면서 무빙 풋^{오른발}의 토는 바닥을 끌면서 저절로 왼발 옆으로 따라온다.

서포팅 풋^{왼발}에 체중을 둔 채 무빙 풋^{오른발}은 토 아웃 사이드 에지^{toe outside edge}로 마룻바닥을 스치면서 자연스럽게 앞으로 뻗어 토로 스텝할 위치를 정한다. 직선상의 걸음걸이는 체중이 있는 발을 스쳐 똑바로 딛는다. 전진할 때 라틴댄스는 토를, 모던댄스는 힐을 사용한다.

스텝할 위치에 토를 고정시키고 서포팅 풋^{왼발}을 계속 밀면 어느 순간 센터 밸런스^{체중이 양발 사이, 즉 중간에 온 상태. 'ㅅ'자 모양이 됨}가 되면서 무빙 풋^{오른발}은 토 - 볼 - 힐이 되고, 서포팅 풋^{왼발}은 힐 - 볼 - 토가 된다. 오른발이 힐 상태가 된 후 체중을 완전히 옮기고 뒤에 남은 왼발은 뒤로 스트레칭한다. 체중을 옮길 때 상체를 먼저 움직이고 발에 체중을 이동한다.

전진 워크의 구분 동작

· 4카운트 : 횡경막을 들어올리고 척추를 뻗어 상체의 움직임은 곧게 유지하고 어깨는 내린다. 오른발 앞으로, 체중 완전히 이동^{settling}, 체중이 없는 왼발은 뒤로 뻗으며 1/16 토 턴 아웃.

· **1카운트** : 왼발을 전진하기 위하여 먼저 상체의 명치, 복부 근육에서 보디 액션이 일어나고 동시에 오른발을 축으로 하여 체중을 허리 부분에서 부드럽게 완충시킨다. 마룻바닥을 힘껏 밟아 골반이 뒤로 보내지면 반대쪽 다리가 저절로 따라오게 되며 실질적 스텝은 없다.

· **2카운트** : 오른발을 축으로 더욱 힘껏 마룻바닥을 밟아주면서 왼발을 앞으로 보내며 체중을 이동시킨다. 왼발을 앞으로 내디딜 때 무릎을 약간 구부리고 오른발을 스칠 때 발목은 거의 수직으로 세우는 것이 좋다. 왼발을 마룻바닥에 디딜 때는 처음에는 발가락, 나중에는 볼로 착지한다. 그리고 발을 내딛는 마지막 순간에 뒤꿈치를 놓고 동시에 발을 곧게 펴고 오른발 뒤꿈치를 들어올리고 토 턴 아웃을 시키고 로테이션 히프 무브먼트|rotation hip movement|로 마무리한다.

· **3카운트** : 2카운트와 똑같은 방법으로 오른발 워킹한다.

여성 후진 워크 요령

기본적인 방법은 남성의 전진 요령과 같다. 다만 시작할 때의 발의 위치가 남성과는 정반대이다. 여성은 오른발이 서포팅 풋이 되고 왼발이 무빙 풋이 된다. 따라서 왼발을 앞으로 토 아웃사이드 에지로 포인트한다.

여성이 후진할 때는 무빙 풋의 토 아웃 사이드 에지를 후진하면서 토 인사이드 에지|toe inside edge|로 바꾸고 서포팅 풋을 스치면서 후진하는 무빙 풋의 무릎이 서포팅 풋의 무릎과 맞닿을 때 후진을 멈추고 체중이동을 한다. '코키와 셸리'의 교습용 동영상을 보면 '아주 조금 적게 후

진'하라고 강조한다. 보폭을 너무 넓게 하면 균형 잡기가 힘들 뿐만 아니라 뒷발에 체중을 옮기고 세틀링을 하면 앞에 있는 발이 뒤로 끌려오므로 여성과의 거리가 너무 벌어지게 된다.

후진은 보트의 노젓기처럼 후진한다는 의식을 버리고 앞발에 체중을 두고 체중을 둔 발로 마룻바닥을 밀고 그 미는 힘으로 상체를 뒤쪽으로 옮긴다. 상체로 후진하려 하지 말고 상체는 오히려 앞으로 나아가는 느낌으로 후진한다.

룸바의 전·후진 워크 요령

전진 ←

체중을 오른발로 완전히 옮기면 처음 시작과 같은 모양이 된다.

계속해서 몸을 앞으로, 체중은 점점 오른발로 이동한다.

계속해서 앞으로 이동하면서 오른발을 앞으로 뻗는다.

왼쪽 발의 볼로 몸을 앞으로 보내면서 오른발 앞으로.

오른발 끝을 세워 왼발을 스치면서 지나간다.

왼발에 체중을 확실하게 싣는다.

6 ← 5 ← 4 ← 3 ← 2 ← 1

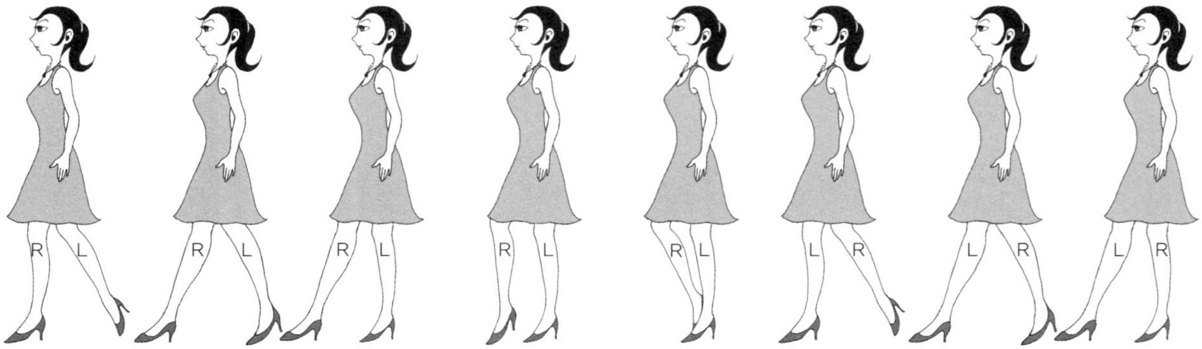

후진 →

1 → 왼발에 체중을 확실하게 싣는다.

2 → 오른발을 후진 한다.

3 → 오른 발목을 세워 왼발을 스치면서 지나간다.

4 → 오른발을 뒤로 뺀다.

5 → 천천히 체중을 오른발로 이동 한다

6 체중을 오른발로 완전히 옮기면 처음 시작과 같은 모양이 된다.

남성 후진, 여성 전진 워크

남성 후진은 여성 후진과 같고, 여성 전진은 남성 전진과 같다.

▦ 딜레이드 워크 |delayed walk|

룸바에서 리듬감을 높이기 위해 발을 먼저 체중 없이 원하는 위치에 포인트하고 몸과 발에 체중을 천천히 옮기는 것. 예를 들어 여성의 클로즈드 히프 트위스트 |closed hip twist : 2 3 4.1|의 3카운트의 끝, 즉 3 &의 &타임에 1/2 좌회전하여 오른발을 남성 오른쪽 옆으로 포인트한 후, 4에 체중만 이동을 한다.

▦ 체크드 포워드 워크 |checked forward walk|

전진하는 행위를 저지하는 것을 말하며 전진하는 발이 몸보다 앞에 있고 체중의 일정 부분이 앞발에 있으며 뒷무릎은 앞무릎을 향하여 구부러지고 1/16 정도 토 턴 아웃. 이 경우에 상체가 앞으로 기울어지지 않도록 주의한다.

5) 쿠카라차 |cucarachas|

2& 3& 4& 1& 카운트 분습법

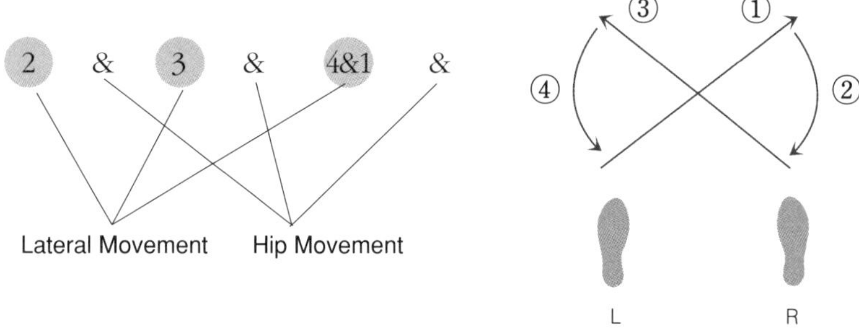

발을 이동하면서 동시에 보디를 스트레이트한 후 &타임에 히프 무브
먼트를 한다.

연습 요령

등 근육을 이용해야 한다. 단순히 히프만 돌리면 히프 무브먼트에 힘
이 안 생기고 몸이 헛돌아간다. 보디가 스트레칭이 안 된 상태에서 히
프만 돌아가므로 온몸이 흐느적거리게 된다. 우선 어깨 넓이만큼 양다
리를 벌리고 양팔을 수평이 되게 옆으로 쭉 벌린다. 그리고 오른손바닥
은 하늘로, 왼손바닥은 땅을 향하도록 한다.

왼발에 체중을 두고 시작한다. 오른발로 체중을 옮기면서 히프와 가
슴을 오른쪽 사선 방향 앞으로 향하여 움직임과 동시에 하늘을 향한 오
른손바닥이 땅을 향하도록 비틀면서 오른 어깨를 뒤로 이동시킨다는
느낌으로 계속 오른팔을 비튼다. 계속 비틀면 팔이 꼬인 채로 손바닥이
위로 왼손은 하늘을 향하도록 비튼다.

사선 방향 앞으로 이동한 히프를 뒤로 보낸다. 이때 중요한 것은 사선 방향으로 이동한 골반을 한 번 더 사선 방향으로 민다는 느낌으로 골반을 앞으로 더 밀었다가 뒤로 움직인다. 이번에는 왼발로 체중을 옮기면서 위와 같은 요령으로 히프와 가슴을 왼쪽 사선 방향 앞으로 보냈다가 히프를 뒤로 보낸다. 이 동작을 반복하면 '∞' 형태가 된다. 이 동작은 룸바의 워킹에도 똑같이 적용된다. '∞' 형태를 한다고 너무 의도적으로 히프를 옆으로 돌리면서 뒤로 보내는 것은 아니다. 자연스럽게 힘을 빼면 히프가 뒤로 돌아간다.

6) 스폿 턴 |spot turn| 요령

스폿 턴에는 2가지 방법이 있다. 하나는 남녀가 마주 본 상태에서 스폿 턴을 하는 방법이고 다른 하나는 워크 터닝 |walk turning| 이다.

스폿 턴의 선행 피겨는 베이식 무브먼트, 뉴욕, 핸드 투 핸드, 숄더 투 숄더 등이다.

|예|

- basic movement – spot turn to left |2 3 4.1|

· **제1방법** : 베이식 무브먼트 |2 3 4.1 : 남성 왼발 전진 체크| 다음에 남녀가 마주 본 상태에서 2카운트에 남성은 오른발 |여성 : 왼발|을 왼발 |여성 : 오른발| 앞으로 교차하여 스텝한 후 턴을 하는데 이때 남녀가 가능한 한 오래 같이 보고 있다가 몸이 돌아간 후 머리를 한 번에 신속히

돌린다. 스폿 턴 투 라이트|spot turn to right|도 같은 방법이다.

· **제2방법** : 베이식 무브먼트|2 3 4.1|의 1에 1/4 좌회전|상급자 : 1 &타임의 &에 1/4 좌회전|을 한다. 2카운트에 전진, 체중 완전 이동 후 2 &의 & 타임에 1/2 좌회전한다. 이때 가능하면 시선은 전방을 오래 주시한 후 몸을 먼저 회전시키고 머리는 나중에 신속히 한 번에 돌린다. 3 카운트에 왼발 거의 제자리에서 체중이동, 3 &의 &타임에 1/4 좌 회전한다. 4.1카운트에 오른발 옆으로 옮긴 후 체중이동. 스폿 턴 투 라이트도 방법은 같다.

위 두 가지 방법은 어느 것이 맞고 틀린 것이 아니라 방법이 다를 뿐 이다. 이때 몸과 머리|또는 얼굴|가 같이 회전해도 틀린 것은 아니지만 어 느 것이 더 아름답게 보이는가를 생각하면서 예쁘게 보이는 춤을 춘다. 위 두 가지 방법 중 회전할 때 최대한 전방을 주시하고 있다가 몸이 돌 아간 후 머리를 한 번에 휙 돌리는 것이 훨씬 역동적이고 보기 좋다.

그러나 라틴댄스의 턴은 무빙 풋으로 전진하면서 마룻바닥에 착지 후 체중이동한 후에 턴하는 워크 터닝이 원칙이다. 따라서 룸바의 스폿 턴을 할 때는 되도록 제2방법을 사용하는 것이 바람직하다.

7) 댄스파티에서 루틴 없이 룸바 추는 방법

댄스 몸매 만들기에 너무 신경 쓰지 않는다

'댄스 몸매 만들기'는 하루아침에 되는 것이 아니고 부단한 노력이 필요하고 전문 지도자의 가르침이 필요한 사항이다. 그러나 요즘은 인 터넷 동영상도 많이 볼 수 있고 비디오나 CD 자료도 많이 나와 있어 개 인레슨을 받지 않더라도 본인의 노력 여하에 따라 댄스기술을 많이 익

힐 수 있다.

전문 지도자나 선수가 아닌, 건강을 위한 단순 취미생활을 하는 사람들은 '댄스 몸매 만들기'에 너무 스트레스를 받을 필요가 없다.

링크 역할을 하는 피겨를 알아둔다

자이브에는 링크 역할을 하는 피겨가 있지만 룸바에는 링크 역할을 하는 피겨가 따로 없다. 그러나 춤은 피겨와 피겨의 연결동작이므로 피겨와 피겨를 연결해주는 피겨를 알아둘 필요가 있다.

룸바에서는 오픈 히프 트위스트 open hip twist, 팬 fan, 언더암 턴 투 레프트 & 라이트 underarm turn to left & right, 스폿 턴 투 레프트 & 라이트, 하키 스틱 hockey stick, 알레마나 alemana 등의 피겨를 정확히 알아누고 춤추는 도중에 후행 피겨가 생각이 안 나면 위 피겨를 사용하면서 속행 피겨를 생각해낸다. 특히 하키 스틱과 알레마나 다음에 여러 가지 피겨를 연결할 수 있으므로 이 두 피겨를 정확히 알아두고 링크 역할을 할 수 있도록 충분히 연습한다.

수준에 맞는 루틴으로 연습

문화센터나 학원의 단체반 레슨에서는 편의상 대부분 춤의 순서 |routine| 를 정해놓고 가르친다. 우리나라에서의 단체반 레슨에서 많이 사용되고 있는 루틴은 다음과 같다.

|bronze|

open hip twist - fan - hockey stick - natural top - natural opening out movement - reverse top - opening out from reverse top - fan - alemana - closed hip twist - fan - over turned hockey stick - new york - spot turn to left - side step - cucarachas - progressive walks to backward - right underarm turn - hand to hand - spot turn to left & right underarm turn -

|silver|

natural top with underarm turn - advanced hip twist & reverse top spiral ending - curl - fallaway |aida| - cuban rock - switch, left cucarachas - fencing line - spot turn to right & fan -

|gold|

alemana & rope spinning - opening out to right & left - spot turn to left & kiki walks - three alemana - continuous hip twist - circular hip twist - advanced sliding doors - overturned alemana & advanced hip twist to shadow check - thee three -

초급자는 위와 같은 순서를 외우기도 힘들 뿐만 아니라 순서에 따라서는 처음부터 상급자가 출 수 있는 피겨가 나오기 때문에 매우 어렵다. 따라서 춤을 처음 배우는 사람에게 가르칠 때는 춤 실력에 맞게 외우기도 편하고 배우기도 쉬운 피겨를 가르치는 것이 중요하다.

open hip twist - fan - overturned hockey stick - new york [3회] - underarm turn to left - open hip twist - fan - alemana - hand to hand [3회] - underarm turn to left - shoulder to shoulder [3회] - spot turn to left - side step [3회] - cucarachas [2회] - progressive walks to backward [3회] & forward [3회] - spot turn - 총 34소절

위에서는 남성이 open hip twist에서 fan으로 리드하고 fan에서 overturned hokey stick과 alemana만 정확히 리드할 수 있다면 new york, hand to hand, shoulder to shoulder를 마음대로 리드할 수 있다. 중간 중간 링크를 하기 위해 underarm turn to left, spot turn을 적절히 사용하면 초급자도 음악 한 곡이 끝날 때까지 재미있게 춤출 수 있다.

룸바 음악은 통상 1분에 27~29소절이고 춤 한 곡은 평균 1분 50초에서 2분 30초 사이가 가장 많다. 따라서 위에 예로 든 루틴은 총 34소절로 반복해서 춤을 춘다면 음악 한 곡이 끝날 때까지 충분히 춤을 출 수 있다. 이와 같이 춤을 처음 배우는 사람은 배우기 쉽고 암기하기 쉬운 피겨로 루틴을 만들어 연습하면 춤을 재미있게 배울 수 있다.

피겨의 리드 방법 및 후행 피겨

(1) 베이식 무브먼트 |basic movement|

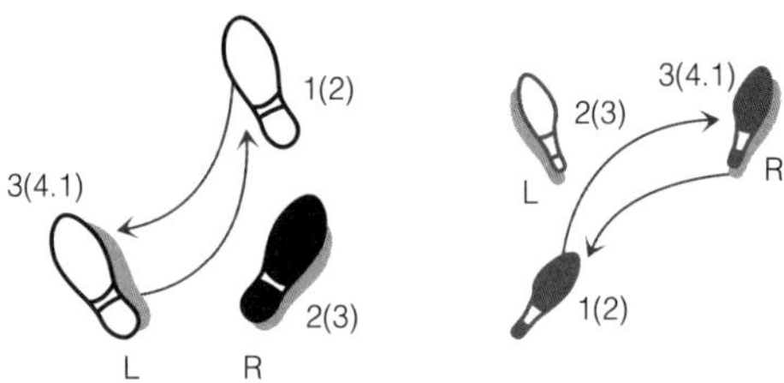

스텝(카운트)	[남]	[여]
1(2)보	왼발 앞으로	오른발 뒤로
2(3)보	오른발 제자리	왼발 제자리
3(4.1)보	왼발 옆으로	오른발 옆으로
4(2)보	오른발 뒤로	왼발 앞으로
5(3)보	왼발 제자리	오른발 제자리
6(4.1)보	오른발 옆으로	왼발 옆으로

클로즈드 홀드 포지션을 하고 텐션을 적당히 하면서 체중이동한다.

· 연습

◇ basic movement 1~3 - basic movement 4~6 - new york to right side position - new york to left side position - new york to right side position - spot turn to left & right - lady, underarm turn to right & left - shoulder to shoulder -

(2) 베이식 무브먼트 1~3 후 팬 |fan|

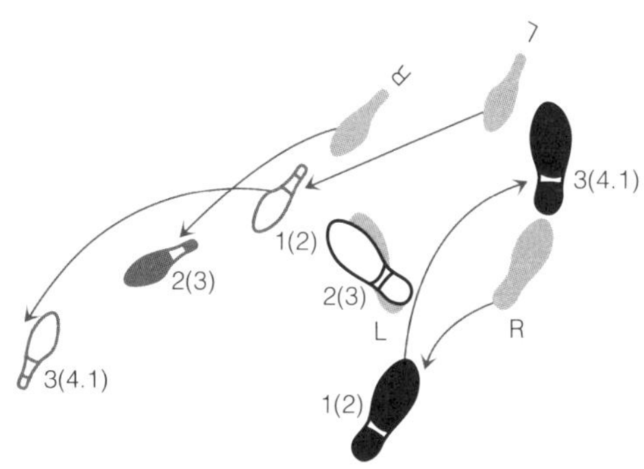

스텝(카운트)	[남]	[여]
1(2)보	오른발 뒤로	왼발 앞으로 한 후 1/8 우회전
2(3&)보	왼발 제자리, &에 1/8 좌회전	오른발 앞으로, &에 1/8 우회전
3(4.1)보	오른발 옆으로	왼발 뒤로

클로즈드 홀드 포지션에서 왼손을 허리만큼 내리면서 여성을 왼쪽으로 보낸다.

· 연습

◇basic movement 1~3 - fan - hockey stick |or alemana| -

(3)팬 → 오버턴드 하키 스틱 |overturned hockey stick|

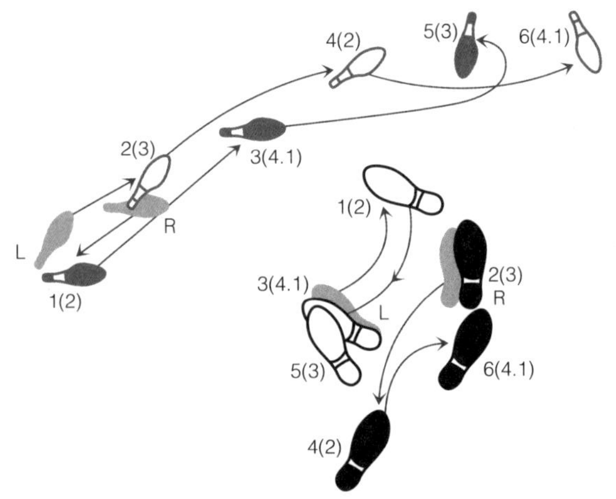

스텝(카운트)	[남]	[여]
1(2)보	왼발 전진 체크	오른발을 왼발에 모음
2(3)보	오른발 제자리	왼발 앞으로
3(4.1)보	왼발을 오른발에 모음	오른발 앞으로
4(2)보	오른발 뒤로	왼발 앞으로
5(3)보	왼발 제자리 또는 약간 오른쪽으로	오른발 전진 후 6/8 좌회전
6(4.1)보	오른발 옆으로	왼발 옆으로

스텝 하나하나 또는 카운트를 셀 때마다 체중이동에 의한 손과 팔의 텐션이 확실히 느껴져야 한다. 리드는 남성이 하므로 남성 위주로 설명한다.

1보에서 밀고 2, 3, 4, 5보까지는 여성이 전진하도록 하고 5보 후반에 좌로 언더암 턴을 시킨다.

여성은 남성 앞에서 6/8 좌회전하여 진행한다. 이 경우에는 뉴욕으

로 후행한다. 오버턴 |overturn|의 경우는 남성이 첫 번째 2 3 4.1 후, 두 번째 2 3 4.1의 3카운트에 남성은 약간 보디를 오른쪽 |왼발을 약간 오른쪽으로|으로 이동하면서 스텝한다. 잡은 손을 약간 진행방향으로 이끌어주는 것도 한 방법이다. 이때 주의할 점은 여성의 전진을 방해해서는 안 된다는 것이다.

· 연습

◇ basic movement 1~3 - fan - over turned hockey stick - new york -

· 진행방향에 따른 3가지 방법

1. overturned hockey stick : 여성의 진행방향 ⟶ |위에서 설명하였음|

2. under turned hockey stick : 여성의 진행방향　↑

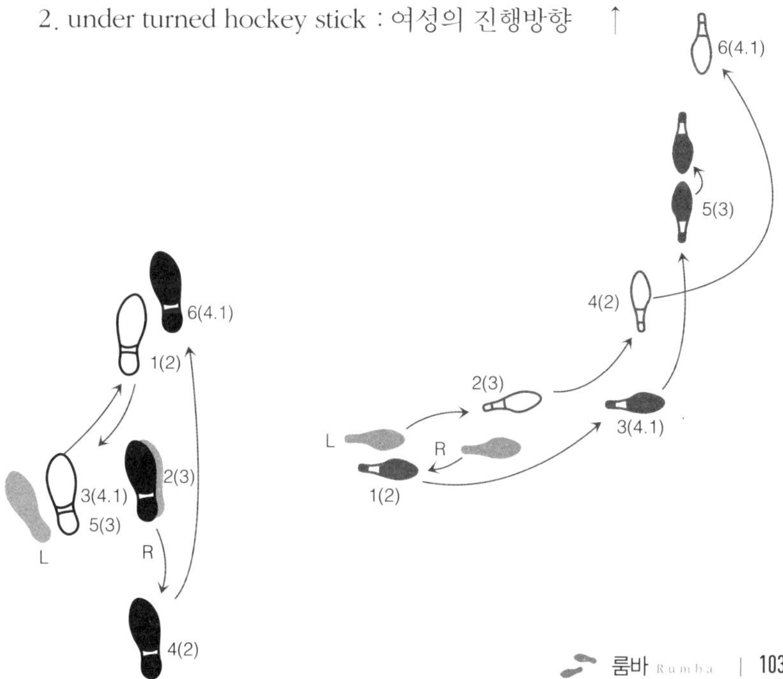

스텝(카운트)	[남]	[여]
1(2)보	왼발 전진 체크	오른발을 왼발에 모음
2(3)보	오른발 제자리	왼발 전진
3(4.1)보	왼발을 오른발에 모음	오른발 전진
4(2)보	오른발 뒤로	1/4 좌회전 후 왼발 전진
5(3)보	왼발 제자리	오른발 전진, 1/2 좌회전
6(4.1)보	오른발 전진	왼발 후진

여성이 남성 앞에서 1/4 좌회전, 언더 턴드 하키 스틱의 경우에는 다시 오픈 히프 트위스트 - 팬으로 진행할 수 있고 또는 위에서 설명한 대로 알레마나, 컬 |curl| 등으로 속행할 수 있다. 남성이 제자리에서 리드하면 대체적으로 여성은 언더 턴드 하키 스틱으로 나아가게 된다. 이때 잡은 손으로 여성이 더 이상 전진 못 하도록 텐션을 준다. 전진 못 하면 여성은 1/4 좌회전을 할 수밖에 없다.

팬에서 하키 스틱으로 리드할 때 특히 주의해야 할 점은 남성 하키 스틱 4보의 요령이다. 여성은 첫 번째 2 3 4.1은 팬에서 남성 앞으로, 두 번째 2 3 4.1의 4보에 남성은 오른발을 똑바로 후진하면서 여성이 남성 앞에서 1/4 좌회전하도록 리드한다.

언더 턴드 하키 스틱에서도 내추럴 톱으로 속행할 수 있으니 언더 턴 또는 노멀 턴 |normal turn|의 구별은 그리 중요한 것은 아니다.

under turn, normal turn이란 용어는 언더 턴은 남성 앞에서 1/4 좌회전(90°♩)하며 노멀 턴은 하키 스틱(135°♩) 모양을 만든다. 따라서 진행하는 방향의 각도에 따라 구별하기 위해 편의상 붙인 것이다.

· open hip twist - fan - under turned hockey stick - alemana - hand to hand -

· open hip twist - fan - under turned hockey stick - curl - aida - cuban rock -

· open hip twist - fan - under turned hockey stick - natural top -

3. normal turned hockey stick : 여성의 진행방향 ___↗

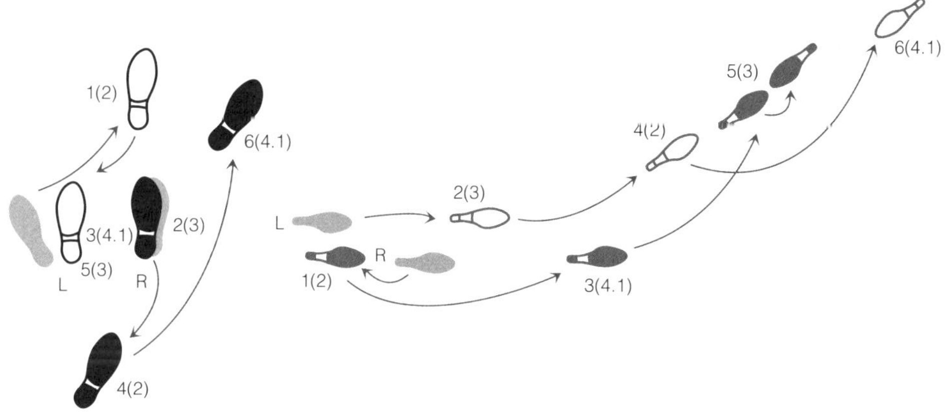

스텝(카운트)	[남]	[여]
1(2)보	왼발 전진 체크	오른발을 왼발에 모음
2(3)보	오른발 제자리	왼발 전진
3(4.1)보	왼발을 오른발에 모음	오른발 전진
4(2)보	1/8 우회전 후 오른발 뒤로	1/8 좌회전 후 왼발 전진
5(3)보	왼발 제자리	오른발 전진 후 1/2 좌회전
6(4.1)보	오른발 전진	왼발 후진

※여성 5보의 회전량은 1/2로 표시했으나 실제 춤출 때는 3/8턴을 하고 나머지 1/8턴은 6보에서 한다. |오픈 히프 트위스트 →팬 참조|

여성이 남성 앞에서 1/8 좌회전, 여성은 첫 번째 2 3 4.1에서 남성 앞으로, 두 번째 2 3 4.1의 4보에서 남성은 1/8 우회전하여 오른발 후진하고 여성은 1/8 좌회전하여 전진한다.

두 번째 2 3 4.1의 3카운트, 3 &의 &에서 남성이 여성을 회전시켜주는 것이 힘들고 불편하다. 그 이유는 2카운트에서 남성 후진, 여성 전진이고 다음 3카운트도 남성은 왼발 거의 제자리인데 여성은 전진하니까 남녀의 거리가 멀어진다. 그래서 통상 보폭을 필요 이상으로 크게 하여 여성을 따라가면서 회전하도록 리드하는 남성이 많은데 여성을 따라가지 말고 잡은 손에 약간의 텐션을 주면 여성은 오른손을 최대한 뒤로 젖혀서 남성에게 준다. 3카운트에 남성이 언더암 턴 신호를 하면 여성이 적극적으로 잡은 손을 신속히 머리 위로 넘긴다.

이 경우에는 통상 내추럴 톱이 후행한다. 내추럴 톱은 남성이 여성과 마주 보면서 클로즈드 포지션으로 홀드한다.

· open hip twist - fan - normal turned hockeystick - natural top - natural opening out movement - reverse top - opening out from reverse top - fan -

■ 팬 → 하키 스틱과 알레마나 리드 방법의 차이

하키 스틱은 기본적으로 여성의 전진 방향을 방해해서는 안 된다. 여성이 전진하도록 잡은 손을 남성의 머리 앞으로 적당히 가져온다.
알레마나는 4카운트 |3부에 남성이 왼손을 약간 왼쪽 위로, 즉 남성의 왼쪽 옆얼굴 쪽으로 가지고 가 여성의 전진을 방해한다.

(4) 뉴욕 |new york|

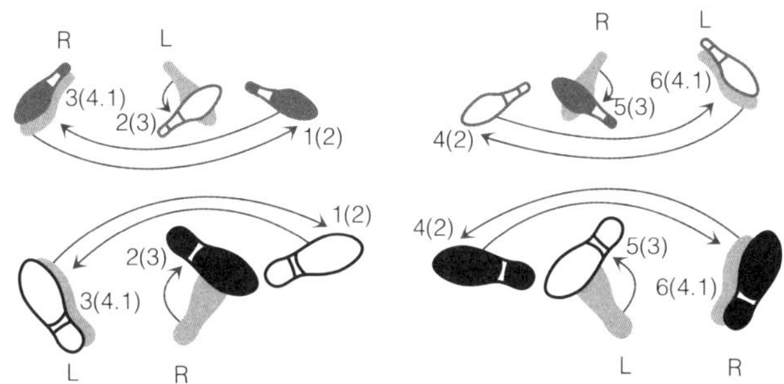

스텝(카운트)	[남]	[여]
1(2)보	오른발 볼 축으로 1/4 우회전하면서 왼발 전진	왼발 볼 축으로 1/4 좌회전하면서 오른발 전진
2(3)보	오른발 제자리	왼발 제자리
3(4.1)보	오른발 볼 축으로 1/4 좌회전하면서 왼발 옆으로	왼발 볼 축으로 1/4 우회전하면서 오른발 옆으로
4(2)보	왼발 볼 축으로 1/4 좌회전하면서 오른발 전진	오른발 볼 축으로 1/4 우회전하면서 왼발 전진
5(3)보	왼발 제자리	오른발 제자리
6(4.1)보	왼발 볼 축으로, 1/4 우회전하면서 오른발 옆으로	오른발 볼 축으로 1/4 좌회전하면서 왼발 옆으로

상대를 잡은 손은 앞·아래로 뻗고 잡지 않은 손은 좌우로 뻗는다. 뉴욕은 단순한 피겨이지만 멋있게 추려면 상당한 연습이 필요하다. 1, 4보는 전진 체크를 해야 하고 미리 회전하면서 스텝을 밟아서는 안 되고 각 스텝을 정확히 밟되 마지막 &타임에 회전하도록 한다.

· 연습

◇ fan - overturned hockey stick - new york |3회| - underarm turn |or spot turn| -

(5)언더암 턴 투 레프트 & 라이트 |underarm turn to left & right|

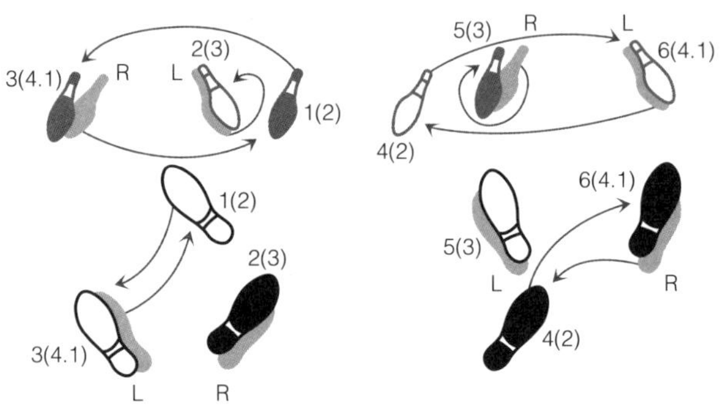

underarm turn to Left   underarm turn to Right

스텝(카운트)	[남]	[여]
1(2)보	왼발 앞으로	오른발을 왼발 앞으로 교차
2(3)보	오른발 제자리	왼발 볼로 계속 우회전
3(4.1)보	왼발 옆으로	오른발 옆으로
4(2)보	오른발 뒤로	왼발을 오른발 앞으로 교차
5(3)보	왼발 제자리	오른발 볼로 계속 우회전
6(4.1)보	오른발 옆으로	왼발 옆으로

잡은 손을 위로 올려 좌회전 |또는 우회전|시킨다. 피겨에 따라서는 언더
암 턴과 스폿 턴 모두 속행할 수 있다. 이러한 경우에 무엇을 할 것인지
는 전적으로 남성의 마음이지만 되도록 여성의 손을 잡은 채로 리드하
는 것이 좋다. 손을 잡고 있으면 리드하기 편하다. 따라서 사이드 스텝
과 쿠카라차 |side step & cucarachas|를 하기 위하여 스폿 턴을 하는 경우를
제외하고는 언더암 턴을 하는 것이 좋다.

사이드 스텝과 쿠카라차의 선행 피겨로 스폿 턴을 하는 경우에는 손을 맞대고 턴을 유도해도 되지만 남성은 팔을 넓게 벌려 상대방 파트너가 사이드 스텝과 쿠카라차를 예측할 수 있도록 쉐이핑 리드를 하는 것이 좋다.

· 연습

◇ underarm turn to left & right - hand to hand -

(6) 숄더 투 숄더 |shoulder to shoulder|

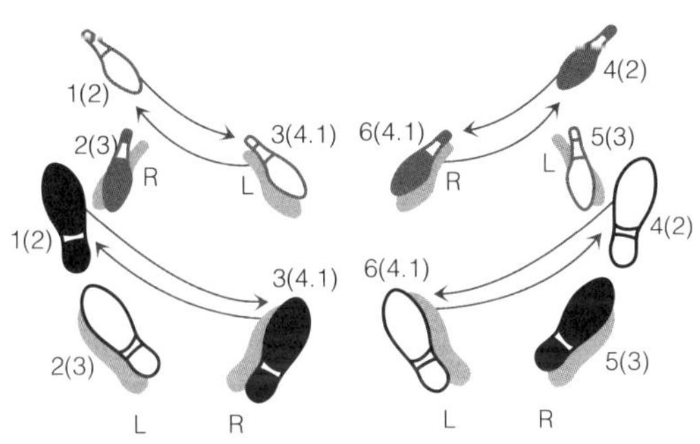

스텝(카운트)	[남]	[여]
1(2)보	1/8 좌회전 후, 오른발 전진	1/8 좌회전 후, 왼발 후진
2(3)보	왼발 제자리	오른발 제자리
3(4.1)보	1/8 우회전 후, 오른발 옆으로	1/8 우회전 후, 왼발 옆으로
4(2)보	1/8 우회전 후, 왼발 전진	1/8 우회전 후, 오른발 후진
5(3)보	오른발 제자리	왼발 제자리
6(4.1)보	1/8 좌회전 후, 왼발 옆으로	1/8 좌회전 후, 오른발 옆으로

솔더 투 솔더는 남녀가 마주 보고 있는 상태에서 시작하여 마주 보고 끝나므로 계속 연속동작을 하려면 1/8턴이 필요하다. 1, 4보는 OP [outside partner]이다. 통상 양손을 잡고 리드하지만 손을 놓고 쉐이핑 리드를 할 수 있다.

· 연습

◇ shoulder to shoulder - spot turn -

(7) 핸드 투 핸드 [hand to hand]

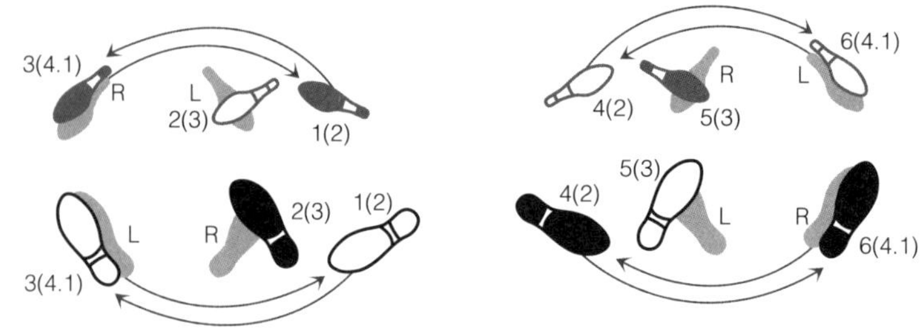

스텝(카운트)	[남]	[여]
1(2)보	오른발 볼 축으로 1/4 좌회전하여 왼발 후진	왼발 볼 축으로 1/4 우회전하여 오른발 후진
2(3)보	오른발 제자리	왼발 제자리
3(4.1)보	오른발 볼 축으로 1/4 우회전하여 왼발 옆으로	왼발 볼 축으로 1/4 좌회전하여 오른발 옆으로
4(2)보	왼발 볼 축으로 1/4 우회전하여 오른발 후진	오른발 볼 축으로 1/4 좌회전하여 왼발 후진
5(3)보	오른발 제자리	왼발 제자리
6(4.1)보	왼발 볼 축으로 1/4 좌회전하여 오른발 옆으로	오른발 볼 축으로 1/4 우회전하여 왼발 옆으로

남녀의 잡고 있는 양손에 장력을 부드럽게 느끼면서 남성의 리드를 받아야 한다. 결코 여성이 스스로 알아서 움직여서는 안 된다.

· 연습

◇ hand to hand - spot turn |or underarm turn| _

(8)스폿 턴 투 라이트 & 레프트 |spot turn to right & left|

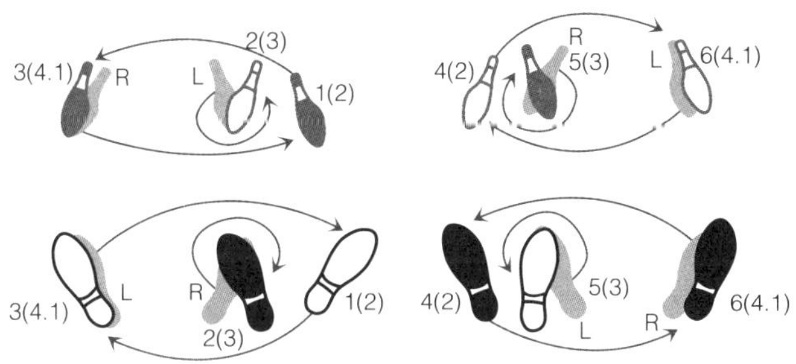

스텝(카운트)	[남]	[여]
1(2)보	왼발 교차하여 오른쪽으로 딛고	오른발 교차하여 왼쪽으로 딛고
2(3)보	양발 볼 축으로, 1 우회전	양발 볼 축으로, 1 좌회전
3(4.1)보	왼발 옆으로	오른발 옆으로
4(2)보	오른발 교차하여 왼쪽으로 딛고	왼발 교차하여 오른쪽으로 딛고
5(3)보	양발 볼 축으로, 1 좌회전	양발 볼 축으로, 1 우회전
6(4.1)보	오른발 옆으로	왼발 옆으로

통상은 회전하는 방향의 손을 맞대고 탄력으로 회전하지만 양팔을 아름답게 옆으로 벌려 쉐이핑 리드를 할 수 있다.

· 연습

◇ spot turn to right & left - underarm turn -

(9) 사이드 스텝 |side step|

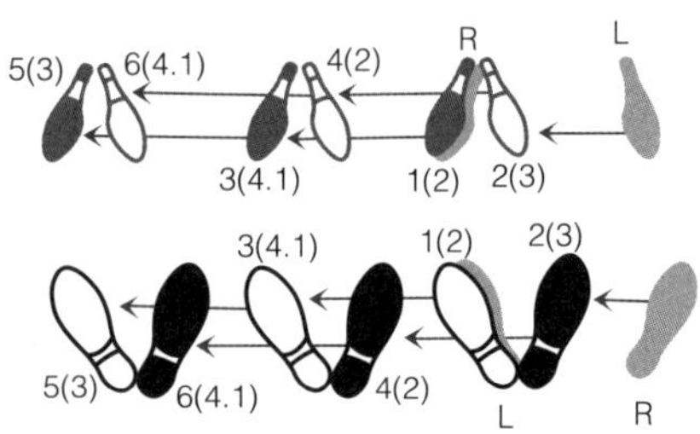

스텝(카운트)	[남]	[여]
1(2)보	왼발 제자리	오른발 제자리
2(3)보	오른발을 왼발에 모음	왼발을 오른발에 모음
3(4.1)보	왼발 옆으로	오른발 옆으로
4(2)보	오른발을 왼발에 모음	왼발을 오른발에 모음
5(3)보	왼발 옆으로	오른발 옆으로
6(4.1)보	오른발을 왼발에 모음	왼발을 오른발에 모음

양팔을 아름답게 움직이며 쉐이핑 리드를 한다.

· 연습

◇ spot turn to left - side step & cucarachas -

　룸바 음악은 4/4박자, 즉 쿵 짝 쿵 짝=1 2 3 4인데, 실제로 춤은 2에서 스텝을 시작하고 4.1은 묶어서 사용한다. 쉽게 설명하자면 2 3 4.1=Q Q S 리듬이다. 4박자에 3보 춤이다. 그래서 특히 사이드 스텝 & 쿠카라차의 경우, 초보자는 2 3 4.1의 숫자로 스텝을 연습할 때 상당한 어려움을 겪는다. 2, 3에는 각 박자에 한 발짝씩 움직이고 4.1에는 2박자를 묶어서 한 발짝 움직이는데 숫자로 연습하면 4에도 한 발짝, 1에도 한 발짝의 혼란을 가져올 수 있다. 이 경우 Q Q S 리듬을 사용하면 스텝의 혼란을 상당히 줄일 수 있다.

(10) 쿠카라차 |cucarachas|

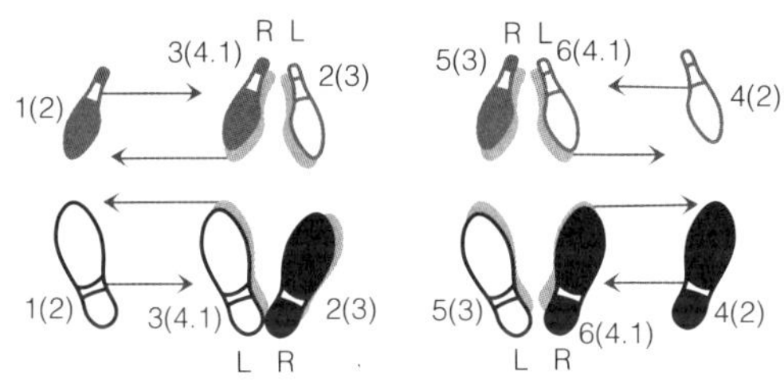

스텝(카운트)	[남]	[여]
1(2)보	왼발 옆으로	오른발 옆으로
2(3)보	오른발 제자리	왼발 제자리
3(4.1)보	왼발을 오른발에 모음	오른발을 왼발에 모음
4(2)보	오른발 옆으로	왼발 옆으로
5(3)보	왼발 제자리	오른발 제자리
6(4.1)보	오른발을 왼발에 모음	왼발을 오른발에 모음

　쉐이핑 리드를 하고 마지막에 L to R |남 왼손과 여 오른손을 잡는다| 이다.

· 연습

◇ side step & cucarachas - progressive walks to backward & forward -

(11) 프로그레시브 웍스 투 백워드 & 포워드 |progressive walks to backward & forward|

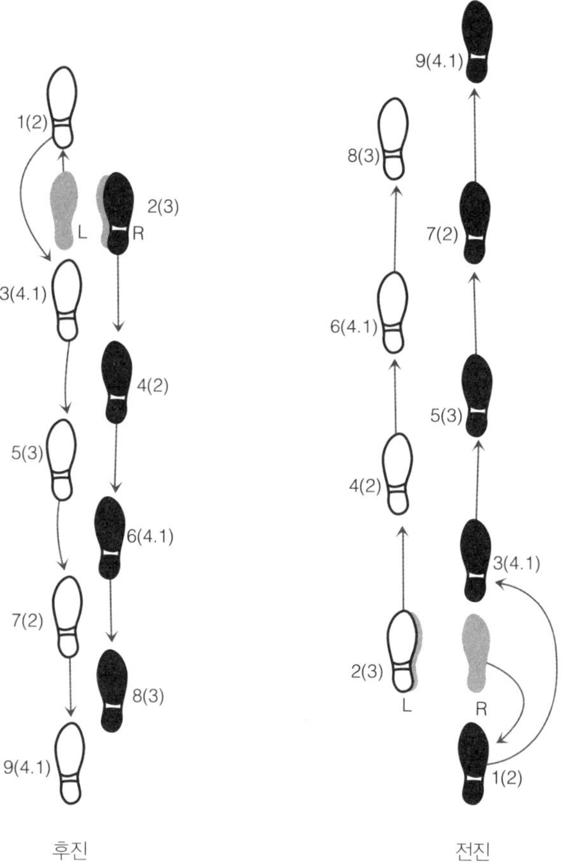

＊여성은 남성의 대칭

· 프로그레시브 웍스 투 백워드

스텝(카운트)	[남]	[여]
1(2)보	왼발 전진	오른발 후진
2(3)보	오른발 제자리	왼발 제자리
3(4.1)보	왼발 후진	오른발 전진
4(2)보	오른발 후진	왼발 전진
5(3)보	왼발 후진	오른발 전진
6(4.1)보	오른발 후진	왼발 전진
7(2)보	왼발 후진	오른발 전진
8(3)보	오른발 후진	왼발 전진
9(4.1)보	왼발 후진	오른발 전진

· 프로그레시브 웍스 투 포워드

스텝(카운트)	[남]	[여]
1(2)보	오른발 후진	왼발 전진
2(3)보	왼발 제자리	오른발 제자리
3(4.1)보	오른발 전진	왼발 후진
4(2)보	왼발 전진	오른발 후진
5(3)보	오른발 전진	왼발 후진
6(4.1)보	왼발 전진	오른발 후진
7(2)보	오른발 전진	왼발 후진
8(3)보	왼발 전진	오른발 후진
9(4.1)보	오른발 전진	왼발 후진

L to R을 눈높이만큼 올려 서로 밀면서 텐션을 느끼면서 전·후진한다.

· 연습

side step & cucarachas - progressive walks to backward & forward - open hip twist - fan -

(12) 오픈 포지션 |open position|에서 오픈 히프 트위스트 → 팬

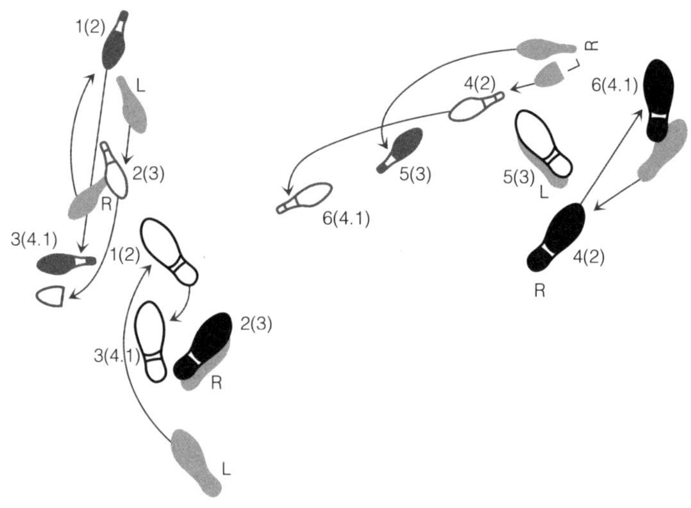

스텝(카운트)	[남]	[여]
1(2)보	왼발 전진	오른발 후진
2(3)보	오른발 제자리	왼발 전진(거의 제자리)
3(4.1)보	왼발을 오른발에 모음	오른발 전진, 1/4 우회전
4(2)보	오른발 후진	왼발 전진
5(3)보	왼발 제자리, &에 왼발 볼 축으로 1/8 좌회전	오른발 전진, 1/2 좌회전
6(4.1)보	오른발 옆으로	왼발 후진

'open position - open hip twist[2 3 4.1] - fan'은 룸바를 처음 배울 때 가장 많이 사용하는 피겨 조합이므로 스텝과 리드 방법을 정확히 알아둔다.

남녀의 손과 팔은 허리 부근에서 'ㄴ'자 모양으로 적당한 거리와 텐션을 유지하고 남성은 4카운트에 예비보인 오른발을 전진하고 1카운트에 히프 무브먼트 후 2카운트에 왼발을 전진하면서 시작한다.

룸바에서는 사이드 스텝과 쿠카라차와 같은 특별한 경우 외에는 여성은 항상 전·후진 스텝밖에 없다. 다만 남성의 밀고 당기는 힘에 의해 방향을 전환하거나 회전을 한다. 남성은 잡은 손을 허리 높이 위치에서 3보에 약간 힘을 주어 여성이 더 이상 밀고 들어오지 못하게 하고 남성 앞에서 우회전하도록 리드한다. 여성 3보의 요령은 4카운트에 오른발 전진, 1카운트에 오른발 볼로 1/4 우회전하고 왼발을 오른발 옆에 포인트한다.

여성은 1/4 우회전한 후 2카운트에 전진하고 3카운트를 3+&로 나누어 3에 전진, &에 여성이 더 이상 전진하지 못 하도록 남성이 잡고 있는 손에 적당한 텐션을 걸면 여성은 더 이상 전진을 하지 못하고 턴을 한 후 4카운트에 남성이 밀어주면 후진하게 된다. 이러한 모든 것이 남성의 손과 팔에서, 더 정확히는 몸 전체로 리드하는 텐션에 의해 여성이 스텝을 밟게 된다.

여성은 스텝할 때 항상 남성보다 0.1초 늦게 움직여야 한다. 오픈 포지션에서 2카운트[1보]는 남성의 미는 힘에 의해 후진하고 3카운트[2보]는 남성의 당기는 힘에 의하여 끌려오는 느낌이 있어야 한다. 항상 남성의 힘을 느낀 후 전·후진을 한다. 실제로 많은 여성과 오픈 포지션을 해보면 남성이 밀고 당긴 다음은 여성이 자기 스스로 오픈 히프 트위스트

- 팬으로 진행한다. 남성이 리드할 필요도 없이 여성이 알아서 스스로 춤을 춘다. 이것은 진정한 의미의 커플댄스가 아니다. 팬 동작도 항상 남성의 리드를 받아 움직여야 한다. 오픈 히프 트위스트 다음 팬 동작으로 이어질 때도 3+&의 &타임에 남성이 여성을 회전시키지 않으면 여성은 계속 전진을 해야 한다. 앞에서 설명한 텐션의 개념을 다시 읽어보고 수십 번, 아니 수백 번 연습하여 스스로 터득하길 바란다.

　· 연습

◇ open hip twist - fan - overturned hockey stick - new york -

◇ open hip twist - fan - alemana - hand to hand |or shoulder to shoulder| -

◇ open hip twist - fan - alemana - closed hip twist - fan -

그러나 오픈 히프 트위스트 - 팬을 하나의 공식처럼 외울 필요는 없다. 여성이 오픈 히프 트위스트 - 팬으로 진행할 때 남성은 팬 포지션|오른발을 오른쪽 사선 앞으로|을 만들지 않고 1/4 좌회전하여 여성을 마주 보면서 오른발 전진하며 오픈 포지션을 다시 만들 수 있다. 춤의 형식에 대해서는 고정관념을 가질 필요가 없다.

| '오픈 히프 트위스트 – 팬' 으로 진행할 때 여성의 왼발을 옆으로 벌리냐, 뒤로 후진하느냐?|

선생님 중에도 '옆으로 벌리라'고 가르치는 분과 '뒤로 후진하라' 고 가르치는 분이 있다. 어느 것이 맞고 틀리느냐의 문제가 아니

고 어느 것이 룸바의 기본원칙에 부합하는가의 관점에서 검토해 보자.

룸바의 워킹은 사이드 스텝이나 쿠카라차와 같은 특별한 피겨를 제외하고는 전진과 후진 두 가지뿐이다. 따라서 회전이 수반되는 경우에도 회전 후에는 원칙적으로 전진 또는 후진을 한다.

오픈 히프 트위스트[2 3 4.1]에서 팬[2 3 4.1]으로 진행할 때 팬의 2보[3+&]는 전진[3] 후에 회전[&]이 일어난다. 결코 회전하면서 전진하는 것이 아니다. 이와 같이 전진 후 회전하는 것을 포워드 워크 터닝[forward walk turning]이라고 한다.

회전을 하는 경우에도 여성이 스스로 턴을 하는 것이 아니고 남성이 전진을 못 하게 하고 턴을 하도록 리드하는 것이다. 3 &의 &에서의 턴의 회전량은 1/2이어야 하는데 &에서 1/2을 다 돌아버리면 관성의 법칙에 의해서 몸이 더 돌아가 1/2을 유지할 수가 없다. 그래서 &에서 3/8턴, 4보에 나머지 1/8턴을 한다. 회전 각도는 3/8, 1/8과 같이 고정되어 있는 것이 아니라 상황에 따라 3/8, 1/4로도 할 수 있다. 4보는 남성이 여성을 밀기 때문에 여성이 후진하게 된다.

팬에서 여성의 배꼽을 남성 쪽으로 향하도록 하반신을 남성 쪽으로 비틀면 상당히 예쁜 팬 동작을 표현할 수 있다. 왼발을 옆으로 벌리면 하반신이 앞으로 벌어져서 보기 싫다.

(13) 알레마나 |alemana|

· 오버턴드 알레마나 |overturned alemana|

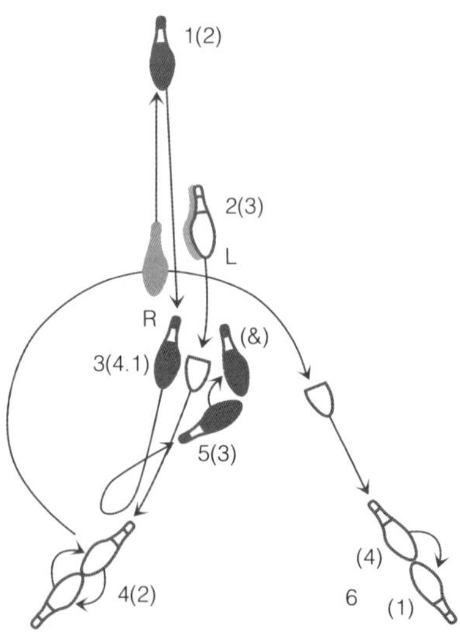

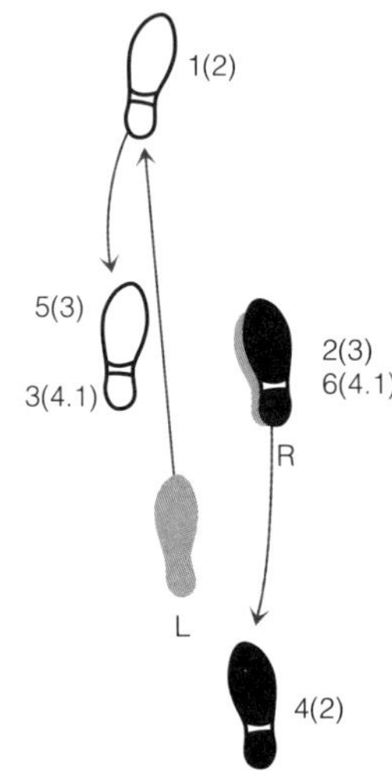

스텝(카운트)	[남]	[여]
1(2)보	왼발 전진	오른발 후진
2(3)보	오른발 제자리	왼발 전진, 거의 제자리
3(4.1)보	왼발을 오른발에 모음	1/8 우회전 후 오른발 전진
4(2)보	오른발 후진	왼발 전진
5(3)보	왼발 거의 제자리	왼발 볼 축으로 1/2 우회전 후 오른 발을 브라쉬 한 후오른발 전진, &에 1/4 우회전, 왼발을 오른발 옆에 포인트
6(4.1)보	오른발을 왼발에 모음	4 : 왼발 전진 1 : 몸만 1/2 우회전

알레마나는 독일어로 '팔 아래에서의 회전'이라는 의미이며 '조금 전진, 멀어짐, 다시 남성에게 돌아옴'을 의미한다.

오버턴드 알레마나는 오픈 포지션[L to R]에서 2카운트에 여성을 밀고 3카운트에 당기면서 손을 여성의 오른쪽 머리 위로 올리면서 4카운트에 더 이상 전진하지 못하도록 텐션을 주고, 다음 2카운트에 여성을 오른쪽으로 회전시킨다. 회전량은 1/8[45도], 1/2[180도], 3/8[135도]으로 총 360도 1회전이다.

알레마나 다음의 후행 피겨로는 hand to hand, shoulder to shoulder, closed hip twist, three alemana, rope spinning, sliding doors[or advanced sliding doors] 등 여러 가지가 올 수 있다.

· 연습

◇ open position - overturned alemana - closed hip twist - fan -

◇ open position - overturned alemana - advanced sliding doors -

· 팬 → 알레마나

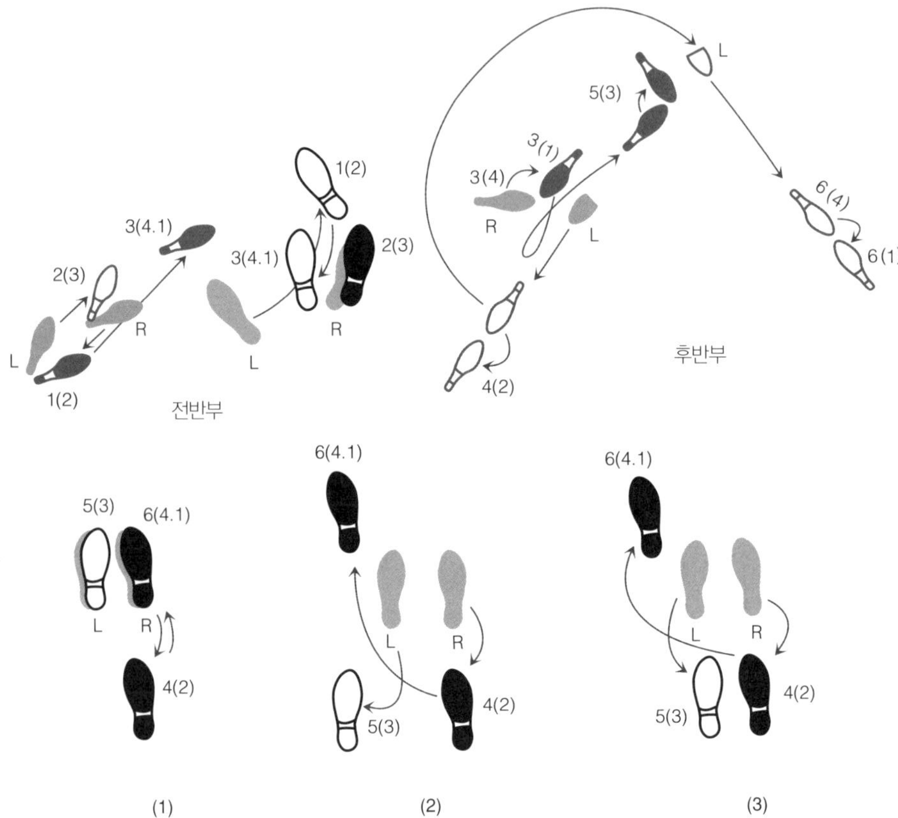

〈후반부 남성 스텝 방법〉

알레마나 후반부 4 5 6보 또는 스리 알레마나 10 11 12보의 남성 스텝은 여러가지
가 있으나 초급자는 (1)을 사용하는 것이 무난하다.

(2) : 1~4보까지는 (1)과 같으나 5보 왼발을 오른발 옆에 놓고 6보 오른발을 왼발
앞으로 전진한다.

(3) : 1~4보까지는 (1)과 같으나 5보 왼발을 오른발에 모으고 6보 오른발을 왼발 앞
으로 전진한다.

스텝(카운트)	[남]	[여]
1(2)보	왼발 전진	오른발 후진, 왼발에 모음
2(3)보	오른발 제자리	왼발 전진
3(4.1)보	왼발을 오른발에 모음	오른발 전진, 3/8 우회전
4(2)보	오른발 후진	왼발 전진, 볼로 1/2 우회전, 오른발 브라쉬
5(3)보	왼발 제자리	오른발 전진, 1/4 우회전
6(4.1)보	오른발을 왼발에 모음	4 : 왼발 전진, 1 : 몸만 1/2 우회전

· 연습

◇ fan - three alemana -

◇ fan - alemana - rope spinning - closed hip twist - fan -

◇ fan - alemana - rope spinning - opening out to right & left - spiral - aida - cuban rocks -

◇ fan - alemana - closed hip twist -

◇ fan - alemana - hand to hand -

◇ fan - alemana - shoulder to shoulder -

◇ fan - alemana - sliding ^{or advanced sliding} door -

◇ fan - alemana - closed hip twist - continuous hip twist - fan -

◇ fan - alemana - closed hip twist - continuous hip twist - circular hip twist - fan -

⒁ 오픈 포지션 – 컬 |curl| – 아이다 |aida| – 큐번 록스 |cuban rocks|

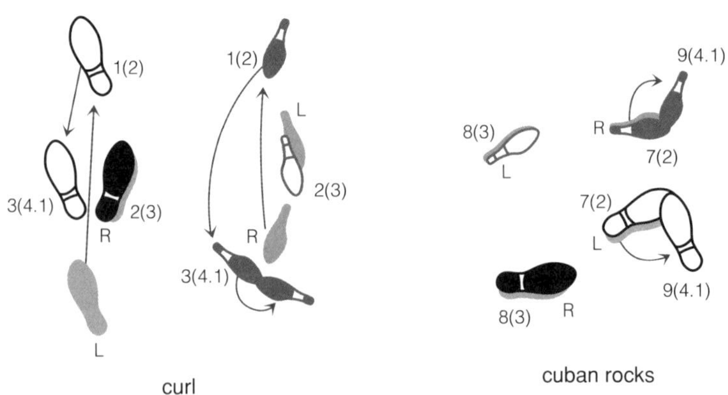

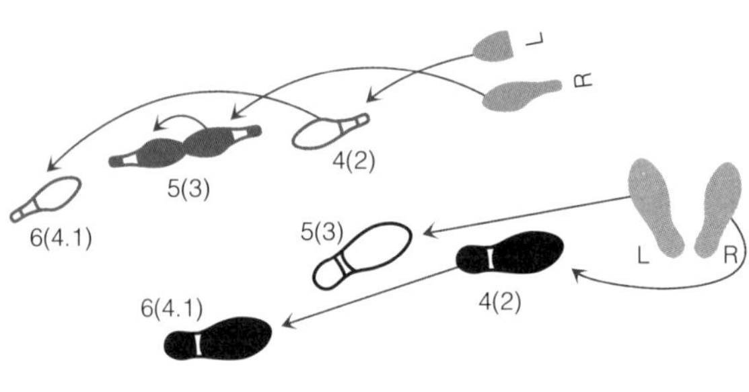

스텝(카운트)	[남]	[여]
1(2)보	왼발 전진	오른발 후진
2(3)보	오른발 제자리	왼발 전진
3(4.1)보	왼발을 오른발에 모음	오른발 전진 후 3/4 우회전
4(2)보	1/4 우회전 후 오른발 후진	왼발 전진
5(3)보	왼발 후진	오른발 전진 후 양발 볼로 1/2 우회전
6(4.1)보	오른발 후진	왼발 후진
7(2)보	왼발 제자리	오른발 제자리
8(3)보	오른발 제자리	왼발 제자리
9(4.1)보	왼발 볼로 1/4 좌회전	오른발 볼로 1/4 우회전

오픈 포지션에서 오버턴드 알레마나 외 컬도 가능하다.

· 컬 |1~3보|

남성의 리드는 2카운트에 여성을 밀고 3카운트에 여성을 잡아당기고 4카운트에 잡은 손을 여성의 머리 왼쪽 위로 올린다. 즉 오픈 히프 트위스트의 트위스트 하기 전 4.1카운트에 남성은 여성의 잡은 손을 여성의 왼쪽 머리 위로 올려 여성을 좌회전시킨 후 팬으로 나아가도록 리드한다. 손을 올리지 않고 허리춤에 있으면 당연히 오픈 히프 트위스트의 리드가 되고, 여성의 얼굴 오른쪽 앞면으로 손을 올리면 오버턴드 알레마나, 여성의 왼쪽 머리 쪽으로 손을 올리면 컬의 리드 신호가 된다.

· 아이다 |4~6보|

여성이 후진 걸음을 걷도록 리드한다. 그러나 상급자나 선수들은 아이다를 할 때 2& 3& 4.1의 카운트를 사용해 2&에 좌로 1회전, 3&에 좌로 1/2회전을 하고 4.1에 왼발 후진하는 베리에이션 |variation|을 즐겨 사용한다.

· 큐번 록스 |7~9보|

큐번 록스의 3보 때 남녀 모두 클로즈한 발에는 체중을 두지 않는다.

|컬과 스파이럴 |spiral|의 차이점|

① 컬은 4.1에 골반을 눌러주어 히프 액션이 일어나도록 해야 되고, 스파이럴은 컬과 유사하나 골반을 누르지 않고 팽이가 팽그르르 돌듯이 상체를 상승시키며 회전한다.

② 회전 각도를 가지고 구별한다. 컬은 3/4, 즉 270도 회전이고 스파이럴은 360도 회전한다. 그래서 오픈 포지션에서 4.1에 여성을 3/4 좌회전시켜 팬으로 진행시킬 때, 3/4턴을 컬이라고 한다.

③ 컬은 스텝 |또는 피겨|을 가리키고 스파이럴은 동작을 지칭한다. 3/4회전시키는 스텝을 컬이라고 하고 회전하는 동작 그 자체를 스파이럴 동작이라고 한다.

위와 같이 세 가지 견해가 있으나 ISTD의 룸바나 차차차 루틴에 스파이럴 턴 |spiral turns : spiral, curl and rope spinning|라는 피겨가 있고 차차차에 히프 트위스트 스파이럴 |hip twist spiral|이라는 피겨가 있는 것으로 보아서 컬과 스파이럴을 모두 독립 피겨로 보아도 좋을 것 같다. 그러나 스파이럴은 독립적으로 있다기보다는 다른 피겨와 혼합되어 구성된 경우가 많다.

(15) 오픈 포지션 – 스리 스리 |three three|

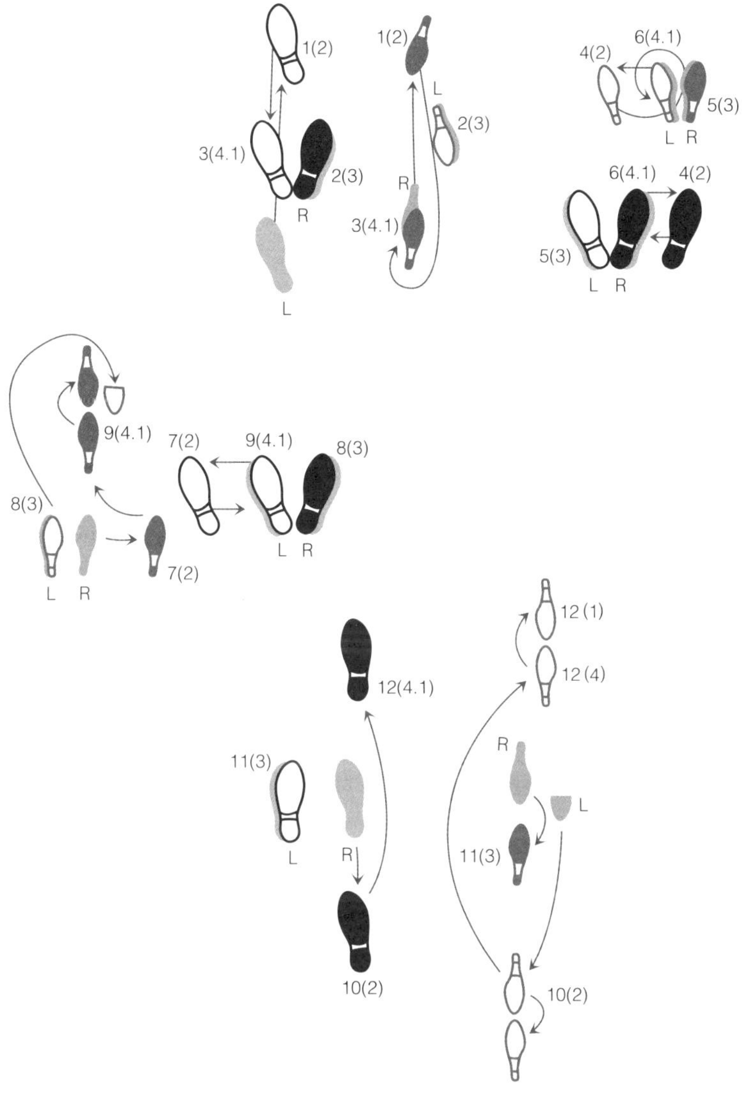

스텝(카운트)	[남]	[여]
1(2)보	왼발 전진	오른발 후진
2(3)보	오른발 제자리	왼발 제자리
3(4.1)보	왼발을 오른발에 모음	오른발 전진 후 1/2 우회전
4(2)보	오른발 옆으로	왼발 옆으로
5(3)보	왼발 제자리	오른발 제자리
6(4.1)보	오른발을 왼발에 모음	왼발을 오른발에 모으고 좌로 1회전
7(2)보	왼발 옆으로	오른발 옆으로
8(3)보	오른발 제자리	왼발 제자리
9(4.1)보	왼발을 오른발에 모음	오른발 전진 후 1/2 우회전
10(2)보	오른발 후진	왼발 전진 후 1/2 우회전
11(3)보	왼발 제자리	오른발 전진
12(4.1)보	오른발 전진	왼발 전진, 1에 몸만 1/2 우회전

※ 여성 4보는 왼발 옆으로 벌리지 않고 제자리에서 체중만 이동하면서 히프 무브먼트만을 할 수 있다. 여성 7보는 오른발 우측 사선 뒤로 후진할 수 있다.

오픈 히프 트위스트의 2 3 4.1의 4.1에서 트위스트 하기 전, 3보에 잡은 손을 놓으면 여성은 더 이상 전·후진을 할 수 없고 2보에 전진한 힘의 반동으로 제자리에서 회전할 수밖에 없다. 이것이 스리 스리의 리드 방법이다. 1/2회전할 무렵 남성은 여성의 양 어깨를 부드럽게 잡아준다. 잡아주지 않으면 1/2을 더 돌아갈 수 있고, 몸의 균형을 잃을 수 있다.

두 번째 2 3 4.1의 6보 |4카운트|에 남성은 왼손으로 여성의 왼쪽 어깨를 약간 잡아당기고 오른손으로 오른쪽 어깨를 약간 밀어주면서 여성이 360도 회전하는 것을 도와준다. 회전 완료 후에 남성은 양손 |또는 한 손|으로 여성의 어깨를 약간 지탱해주는 것이 몸의 균형을 잡는 데 도움이 된다.

여성 12보는 4카운트에 왼발 전진하면서 오른손을 뒤로 |손바닥이 위로 향하게| 남성에게 내주면 남성은 1카운트에 여성의 손을 뒤집어 여성이

몸만 1/2 우회전하도록 리드한다.

대부분의 사람들은 오픈 포지션에서 '오픈 히프 트위스트 - 팬' 동작을 가장 많이 사용하므로 여성들도 당연히 남성이 그렇게 리드할 것으로 예상한다. 댄스파티에서는 그러한 예측을 벗어나지 않기 위해서 처음부터 알레마나, 컬, 스리 스리 등으로 시작하여 여성을 혼란스럽게 하지 않는 것도 예절이다.

· 연습

◇ open position - three three - open hip twist - fan -

(16) 내추럴 톱 |natural top|

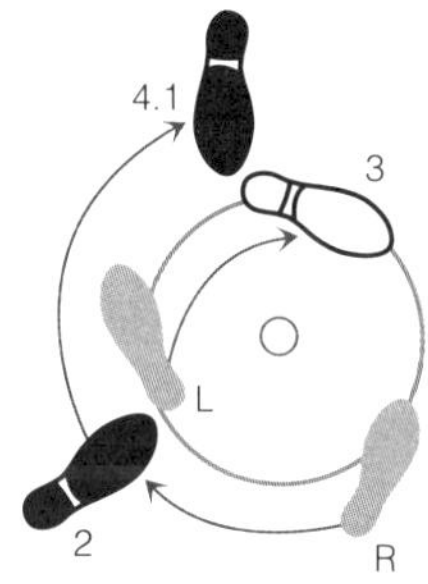
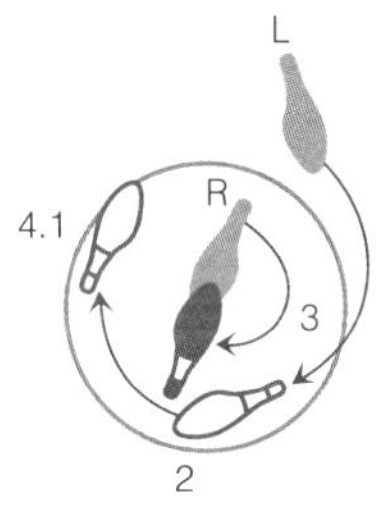

여성의 오른발 끝을 중심으로 원을 그리면서 스텝한다. 남성의 오른발은 오른발 끝이 왼발 뒤꿈치에 'ㄱ'자가 되도록 딛고 |마지막 9스텝은 발을 모음| 왼발은 바깥 원을 따라서 딛는다.

여성의 왼발은 오른발 끝을 중심으로 한 원의 바깥 선을 따라서 딛고 오른발은 발끝을 중심으로 발을 돌려 왼발의 앞꿈치와 오른발의 뒤꿈치가 'ㄴ'자를 만든다.

스텝(카운트)	[남]	[여]
1(2)보	오른발을 왼발 뒤로(큐번 크로스)	왼발 옆으로
2(3)보	왼발 옆으로	오른발을 왼발 앞으로 교차
3(4.1)보	오른발을 왼발 뒤로(큐번 크로스)	왼발 옆으로
4(2)보	왼발 옆으로	오른발을 왼발 앞으로 교차
5(3)보	오른발을 왼발 뒤로(큐번 크로스)	왼발 옆으로
6(4.1)보	왼발 옆으로	오른발을 왼발 앞으로 교차
7(2)보	오른발을 왼발 뒤로(큐번 크로스)	왼발 옆으로
8(3)보	왼발 옆으로	오른발을 왼발 앞으로 교차
9(4.1)보	오른발을 왼발에 모음	왼발 옆으로

※ 시선은 서로 상대방의 눈을 본다.

· 연습

◇ fan - normal turn hockey stick - natural top - natural opening out movement - reverse top - opening out from reverse top -

(17) 내추럴 오프닝 아웃 무브먼트 natural opening out movement

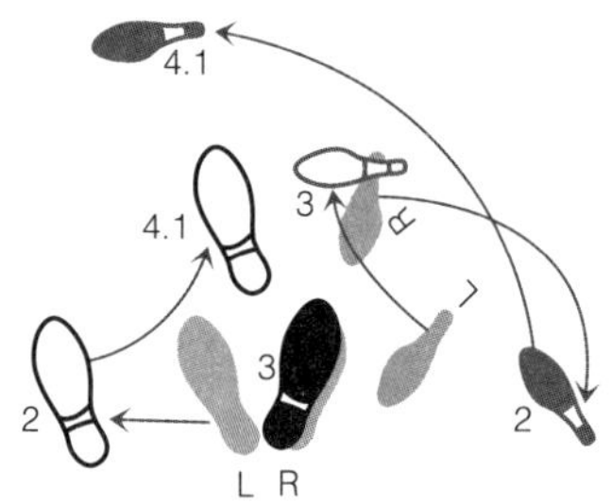

스텝(카운트)	[남]	[여]
1(2)보	왼발 옆으로	왼발 볼로 1/2 우회전하여 오른발 딛음
2(3)보	오른발 제자리	왼발 전진
3(4.1)보	왼발 앞으로	오른발 전진

2보에 여성을 밀어 오른쪽으로 아웃사이드로 보내고 4.1에 클로즈드
홀드를 한다.

· 연습

내추럴 톱과 리버스 톱은 초·중급자에게는 어려운 피겨이므로 아래
피겨 조합을 한 묶음으로 외워두는 편이 좋다.

◇ open hip twist - fan - normal turn hockey stick - basic
movement |왼발 전진 check| - natural top - natural opening out
movement - reverse top - opening out from reverse top -

(18) 리버스 톱 |reverse top|

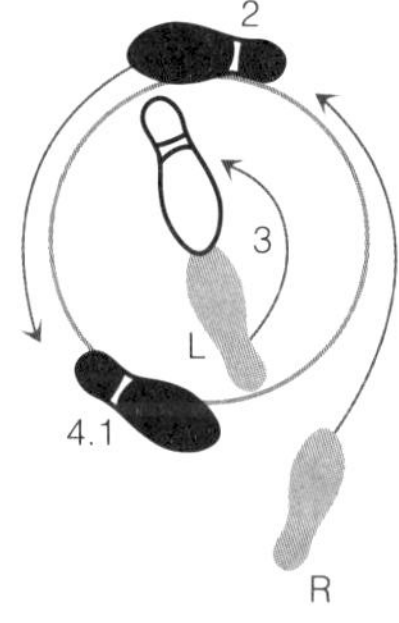
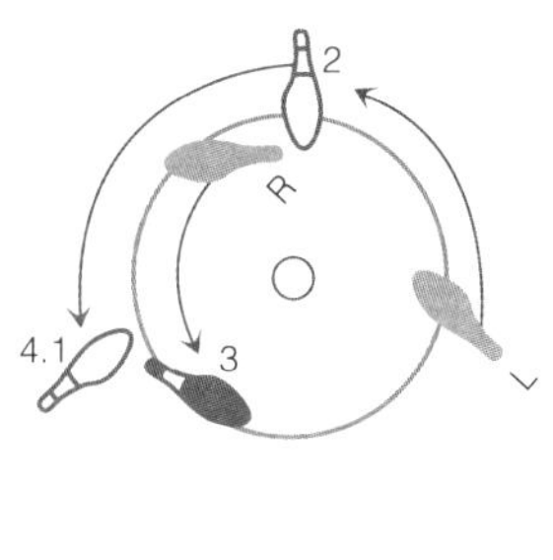

스텝(카운트)	[남]	[여]
1(2)보	오른발 옆으로	왼발을 오른발 뒤로 교차
2(3)보	왼발을 오른발 앞으로 교차	오른발 옆으로
3(4.1)보	오른발 옆으로	왼발을 오른발 뒤로 교차
4(2)보	왼발을 오른발 앞으로 교차	오른발 옆으로
5(3)보	오른발 옆으로	왼발을 오른발 뒤로 교차
6(4.1)보	왼발을 오른발 앞으로 교차	오른발 옆으로

※ 시선은 서로 상대방의 눈을 본다.

남성의 왼발 끝을 중심으로 한 원을 기준으로 오른발은 원을 따라 딛고 왼발은 볼을 축으로 좌회전하여 왼발 뒤꿈치가 오른발 앞꿈치와 '⌐'모양이 되도록 딛는다. 여성은 왼발 끝을 오른발 뒤꿈치에 '⌐'모양이 되도록 딛는다. 내추럴 톱과 리버스 톱은 가상의 원 중심을 기준으로 회전하되 틀이 무너져서는 안 된다.

내추럴 톱과 리버스 톱을 할 때 남녀 모두 주의해야 할 점은 라틴 크로스|latin cross, cuban cross|를 할 때 발만 턴하는 것이 아니라 보디 전체를 턴해주어야 한다. 라틴 크로스를 할 때에 가장 중요한 것은 축이 되는 발의 뒤로 가져간 발은 처음에는 토 턴 아웃|toe turn out|이지만 나중에 힐이 플로어에 닿게 해야 한다.

⒆ 오프닝 아웃 프롬 리버스 톱|opening out from reverse top|

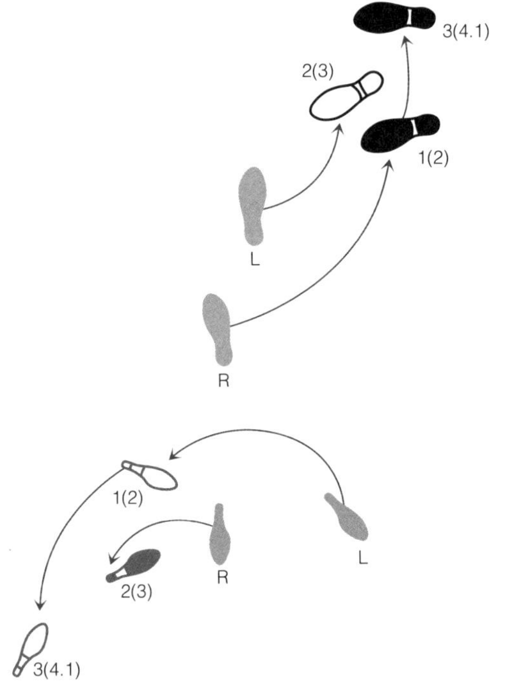

스텝(카운트)	[남]	[여]
1(2)보	오른발 옆으로 전진	왼발을 오른발 뒤로 교차
2(3)보	왼발을 오른발 앞으로 교차	오른발 옆으로
3(4.1)보	오른발 옆으로	왼발 후진

통상 리버스 톱을 2회 한 후 남성이 회전량을 적당히 조절하여 리버스 톱을 끝내도록 한다. 오프닝 아웃 프롬 리버스 턴은 팬 동작으로 끝나므로 팬에서 여러 가지 피겨로 속행할 수 있다.

(20) 오프닝 아웃 투 라이트 & 레프트 |opening out to right & left|

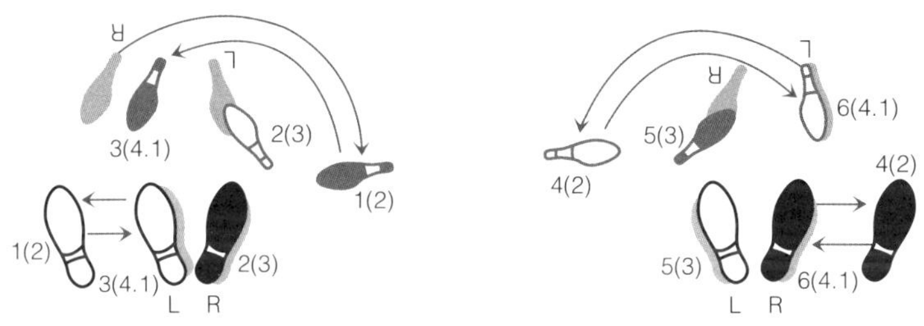

스텝(카운트)	[남]	[여]
1(2)보	왼발 옆으로	오른발 후진
2(3)보	오른발 제자리	왼발 제자리
3(4.1)보	왼발을 오른발에 모음	오른발 옆으로
4(2)보	오른발 옆으로	왼발 뒤로
5(3)보	왼발 제자리	오른발 제자리
6(4.1)보	오른발을 왼발에 모음	왼발 옆으로

남성은 1보에 왼손을 놓으며 왼쪽 위로 뻗고 오른손은 여성의 등 뒤를 받쳐주고 4보에 오른손을 놓고 오른쪽 위로 뻗고 왼손은 여성의 등을 받쳐준다. 여성은 1보에 왼손을 남성의 어깨에 얹고 4보에 오른손을 남성의 어깨에 얹는다.

· 연습

◇ fan - alemana & rope spinning - opening out to right & left - spot turn to left -

(21) 클로즈드 히프 트위스트 |closed hip twist| ⟶ 팬

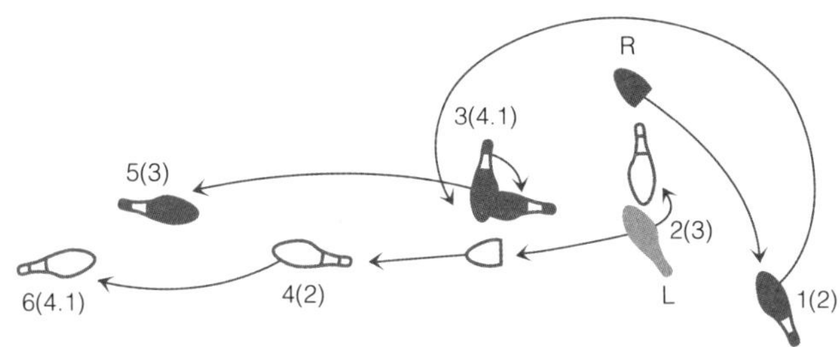

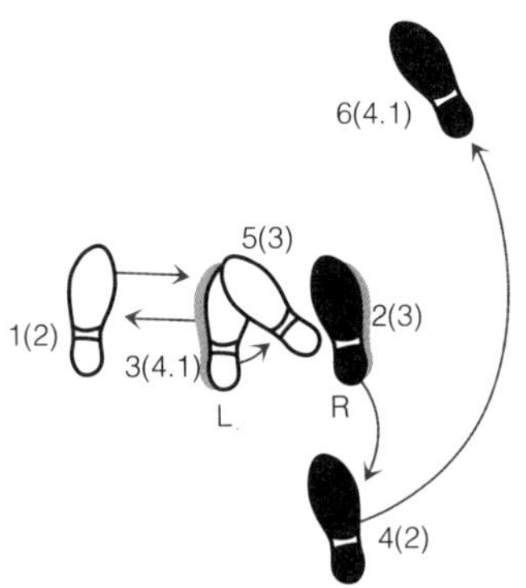

스텝(카운트)	[남]	[여]
1(2)보	왼발 옆으로	오른발 후진
2(3)보	오른발 제자리	왼발 제자리, &타임에 3/8 좌회전
3(4.1)보	왼발을 오른발에 모음	4에 오른발 전진, 1에 1/4 우회전
4(2)보	오른발 후진	왼발 앞으로
5(3)보	왼발 제자리, &에 1/8 좌회전	오른발 전진 후 1/2 좌회전
6(4.1)보	오른발 옆으로	왼발 후진

여성 3보는 남성의 아웃사이드로 스텝한다. 팔과 손에 체중을 실어 밀고 당기는 것이 중요하다. 선행 피겨는 알레마나나 내추럴 톱과 같이 클로즈드 홀드로 끝난 것은 모두 가능하다.

클로즈드 히프 트위스트와 어드밴스트 히프 트위스트의 차이점은 남성 1보에서 왼발을 옆으로 벌리느냐|closed hip twist| 앞으로 체크하느냐|advanced hip twist|이다.

어드밴스트 히프 트위스트 |advanced hip twist|

여성은 closed hip twist와 스텝이 같다.

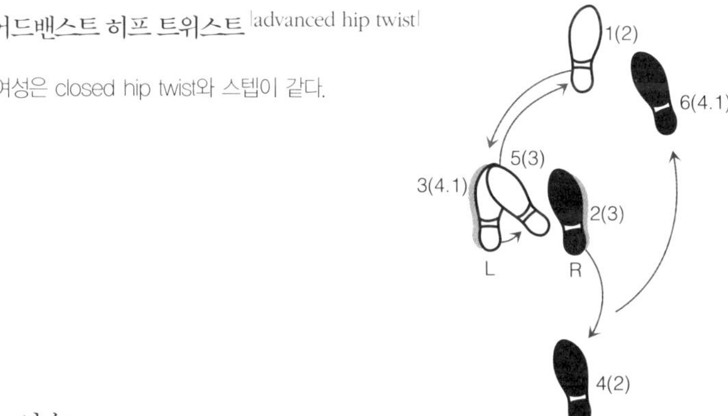

· 연습

◇ fan - the alemana - closed hip twist - fan - overturned hockey
  stick - new york -

(22) 로프 스피닝 |rope spinning|

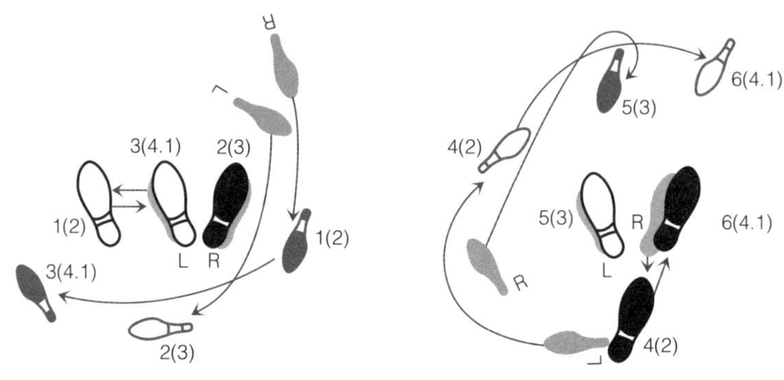

스텝(카운트)	[남]	[여]
1(2)보	왼발 옆으로	오른발 전진
2(3)보	오른발 제자리	왼발 전진
3(4.1)보	왼발을 오른발에 모음	오른발 전진
4(2)보	오른발 후진	왼발 전진
5(3)보	왼발 제자리	오른발 전진, 3/8 우회전
6(4.1)보	오른발을 왼발에 모음	왼발 옆으로

　남성은 여성을 알레마나로 리드한 후 L to R의 왼손을 더 높게 머리 위로 들고 오른팔을 차렷자세로 내리면 여성은 알레마나의 마지막 스텝에서 스파이럴 동작 후 로프 스피닝을 한다. 여성을 스파이럴 시킬 때 남성의 손이 여성의 머리 바로 위에 오도록 해야 여성이 회전을 쉽게 할 수 있다. 알레마나의 마지막 스텝에서 스파이럴 동작 후 1보를 시작한다. 여성 1~5보까지는 전진으로 표시되어 있지만 남성의 등 뒤로 돌아서 6보에 남성과 마주 보도록 한다.

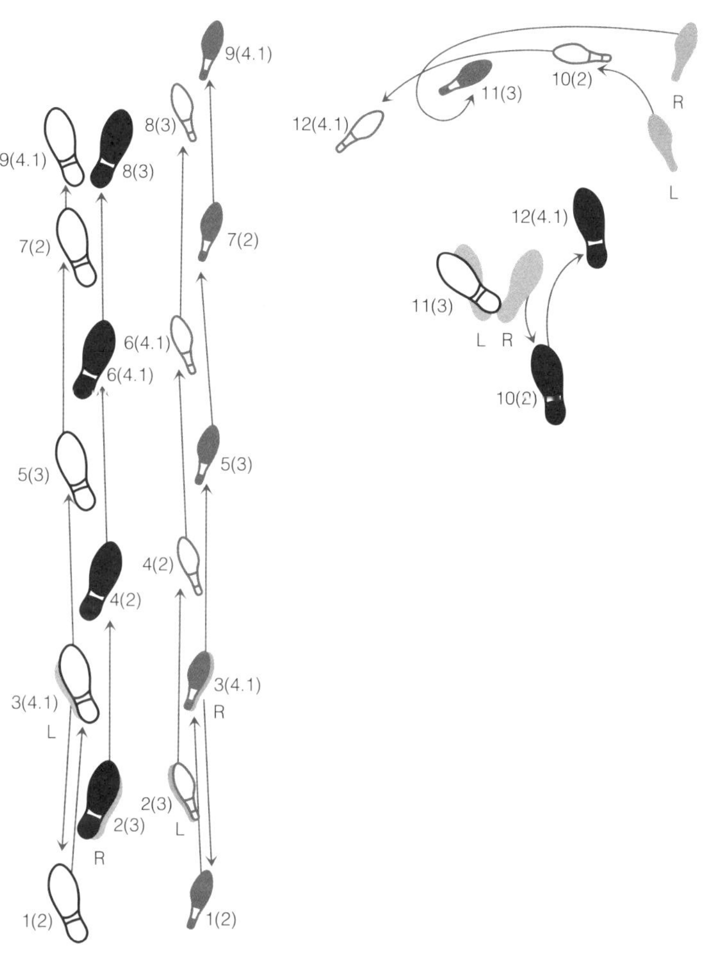

9(4.1)
8(3)
9(4.1)
8(3)
7(2)
7(2)
6(4.1)
6(4.1)
5(3)
5(3)
4(2)
4(2)
3(4.1)
L
3(4.1)
R
2(3)
R
2(3)
L
1(2)
1(2)
12(4.1)
11(3)
10(2)
R
L
12(4.1)
11(3)
L R
10(2)

스텝(카운트)	[남]	[여]
1(2)보	왼발 후진	오른발 후진
2(3)보	오른발 제자리	왼발 제자리
3(4.1)보	왼발 전진	오른발 전진
4(2)보	오른발 전진	왼발 전진
5(3)보	왼발 전진	오른발 전진
6(4.1)보	오른발 전진	왼발 전진
7(2)보	왼발 전진	오른발 전진
8(3)보	오른발 전진	왼발 전진
9(4.1)보	왼발을 오른발에 모음	오른발 전진
10(2)보	오른발 후진	1/4 좌회전 후 왼발 전진
11(3)보	왼발 제자리	오른발 전진 후 1/2 좌회전
12(4.1)보	오른발 옆으로	왼발 후진

남성은 9보에서 여성이 더 이상 전진하지 못하도록 저지하고 10보에서 1/8 좌회전하며 여성을 왼쪽으로 가도록 리드해 팬 포지션을 만든다.

㉔ 스리 알레마나 |three alemana|

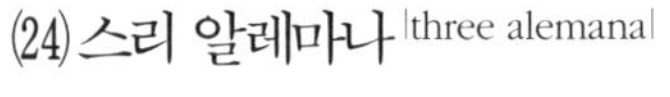

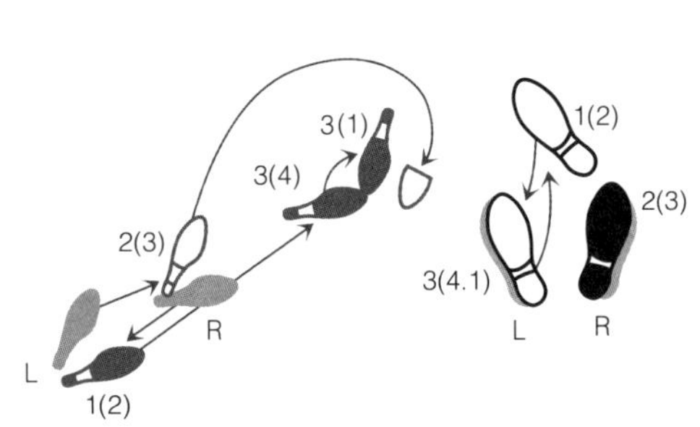

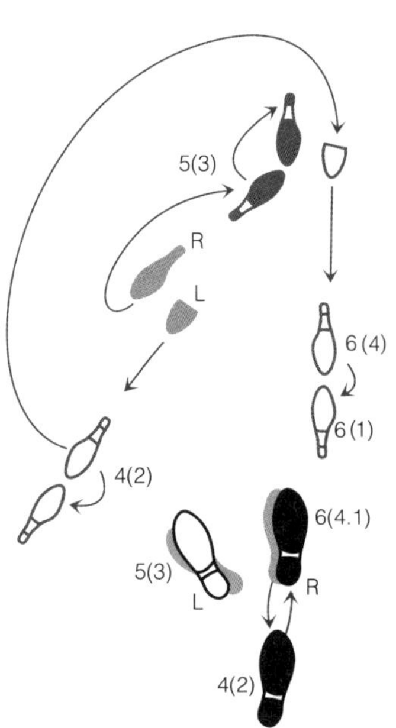

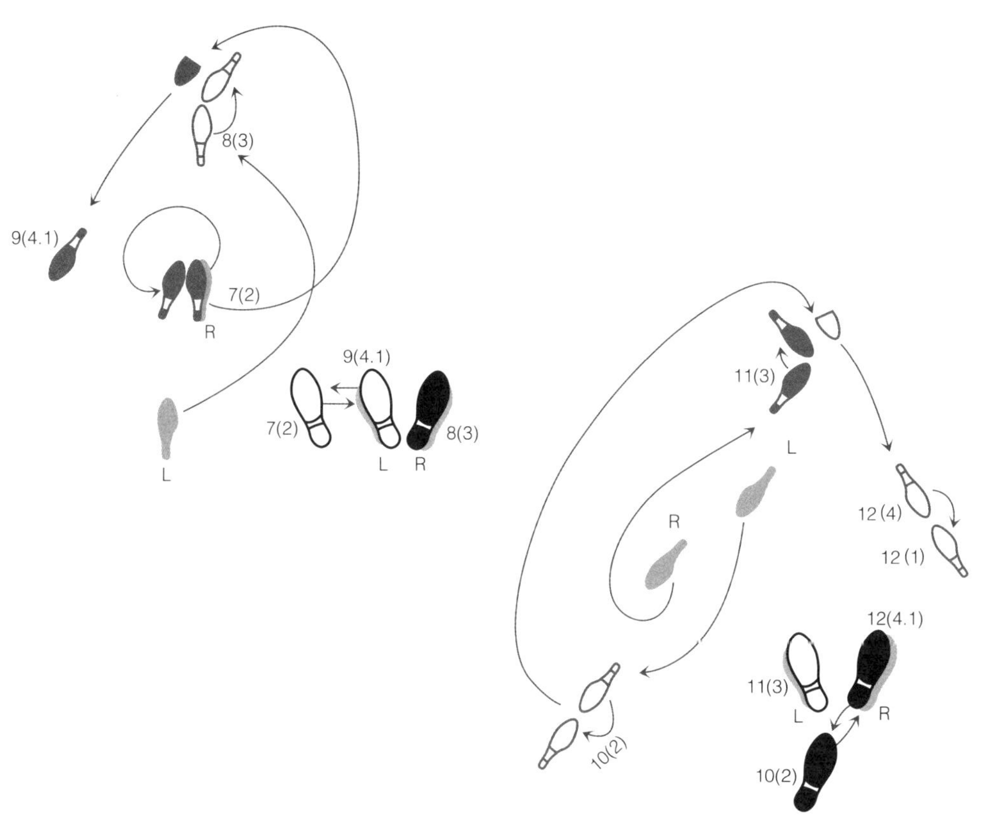

스텝(카운트)	[남]	[여]
1(2)보	왼발 전진	오른발 후진, 왼발에 모음
2(3)보	오른발 제자리	왼발 전진
3(4.1)보	왼발을 오른발에 모음	오른발 전진 후 3/8 우회전
4(2)보	오른발 후진	왼발 전진, 볼로 1/2 우회전
5(3)보	왼발 제자리	오른발 전진 후 7/8 우회전
6(4.1)보	오른발을 왼발에 모음	4 : 왼발 전진, 1 : 몸만 1/2 우회전
7(2)보	왼발 옆으로	오른발로 체중이동, 스파이럴하면서 좌로 1회전
8(3)보	오른발 제자리	왼발 전진 후 3/8 좌회전
9(4.1)보	왼발을 오른발에 모음	오른발 전진
10(2)보	오른발 후진	왼발 전진 후 1/2 우회전
11(3)보	왼발 제자리	오른발 전진 후 1/4 우회전
12(4.1)보	오른발을 왼발에 모음	4 : 왼발 전진 1 : 몸만 1/2 우회전

※ 남성 10 11 12보는 다른 방법도 있음. |알레마나 참조|

오픈 포지션 또는 팬 어느 위치에서나 할 수 있다.

3보에서 왼손을 여성의 오른쪽 머리 옆까지 올려 알레마나로 들어갈 준비를 한다. 4보에서 더 이상 전진하지 못하고 우회전을 하도록 손과 팔에 텐션을 준다. 6보의 4카운트에 알레마나를 하되 4에서 잡은 손을 허리까지 내리고, 1에 잡은 손을 밀어서 여성이 1/2턴을 하도록 한다. 7보에 잡은 손을 위로 올리면서 여성이 스파이럴 하는 것을 도와준다. 여성의 손을 살짝 위로 잡아당기면 여성은 체중을 오른발로 옮기면서 스파이럴을 한다. 8보에 계속하여 위로 잡아당기면 여성은 왼발을 앞으로 딛으면서 7/8회전을 하고 9보에 오른발 전진한다. 마지막 네 번째 2 3 4.1은 통상 알레마나와 같이 리드한다.

· 연습

◇ fan - three alemana - closed hip twist - fan -

◇ open position - overturned alemana & three alemana - advanced hip twist - fan -

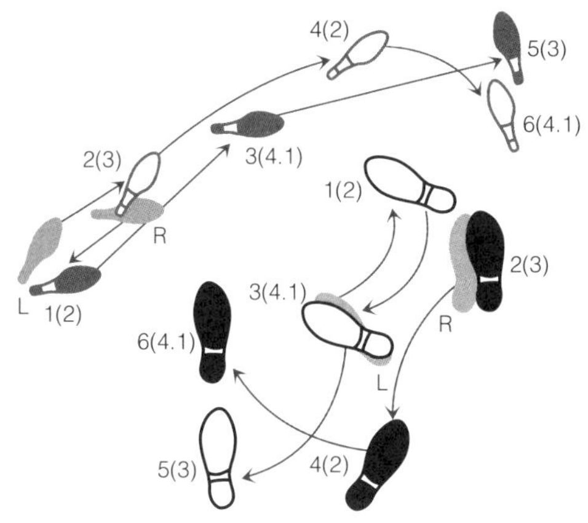

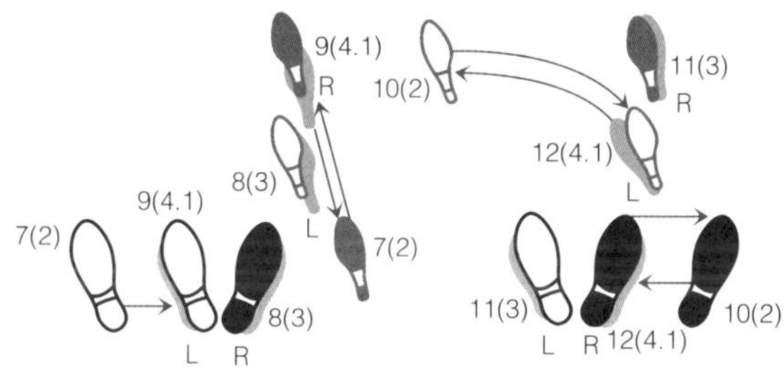

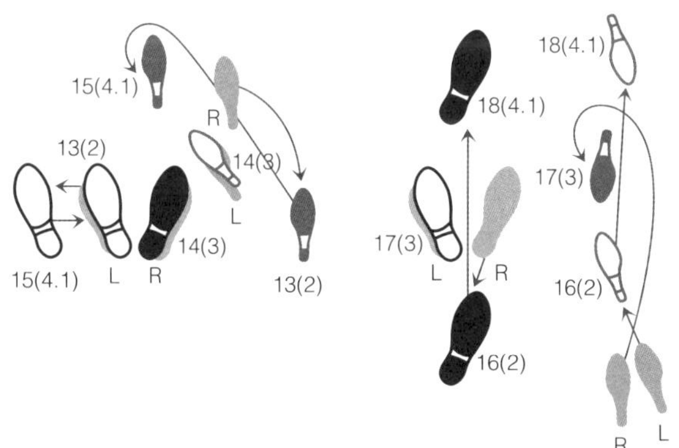

스텝(카운트)	[남]	[여]
1(2)보	왼발 전진 체크	오른발을 왼발에 모음
2(3)보	오른발 제자리	왼발 전진
3(4.1)보	왼발을 오른발에 모음	오른발 전진
4(2)보	오른발 후진	왼발 전진
5(3)보	왼발 옆으로	1/8 좌회전하며 오른발 옆으로
6(4.1)보	오른발을 왼발 앞으로	왼발 후진
7(2)보	왼발 옆으로	오른발 후진
8(3)보	오른발 제자리	왼발 제자리
9(4.1)보	왼발을 오른발에 모음	오른발 앞으로
10(2)보	오른발 옆으로	왼발 옆으로 길게 딛음
11(3)보	왼발 제자리	오른발 제자리
12(4.1)보	오른발을 왼발에 모음	왼발 후진
13(2)보	왼발 옆으로	오른발 후진
14(3)보	오른발 제자리	왼발 제자리
15(4.1)보	왼발을 오른발에 모음	오른발을 왼발 앞으로 딛음과 동시에 스파이럴(1/2 좌회전)
16(2)보	오른발 후진	왼발 전진
17(3)보	왼발 제자리	오른발 전진 후 1/2 좌회전
18(4.1)보	오른발 전진	왼발 후진

※ 단체반 레슨에는 7~12보를 다시 한 번 더 반복한 후 13보 이하와 같이 마무리한다.

남성은 4보에서 여성을 오른쪽으로 당겨 5보에서 여성을 남성의 오른쪽에 위치하도록 리드한다. 6보에 여성의 손을 놓는다. 위에 설명한 스텝이 고정적인 것은 아니다. 선생님에 따라 약간씩 다를 수도 있고 시대에 따라 변할 수도 있다. 여성은 6보에 남성의 오른쪽에 나란히 선다.

알레마나|스리 알레마나, 오버턴드 알레마나| 4보에 오른발 뒤로, 5보에 왼발 옆으로, 6보에 오른발을 왼발 앞으로 딛으면서 동시에 여성|오른손|을 잡은 왼손을 더 강하게 밀어 여성의 회전을 도운 후 손을 놓으면서 슬

라이딩 도어로 리드할 수도 있다.

· 연습

◇ fan - sliding doors - open position -

(26) 팬 → 펜싱 라인 |fencing line|

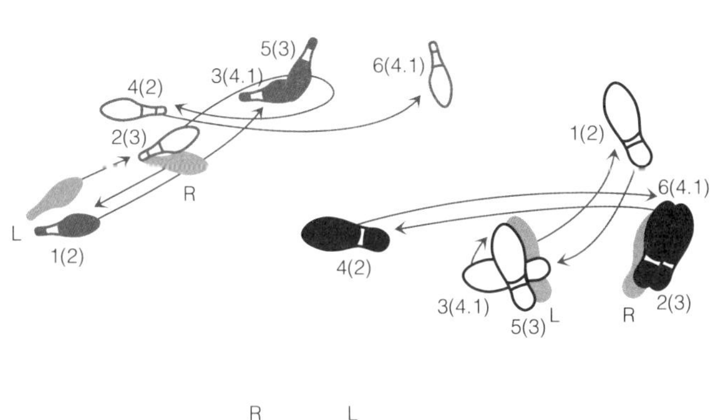

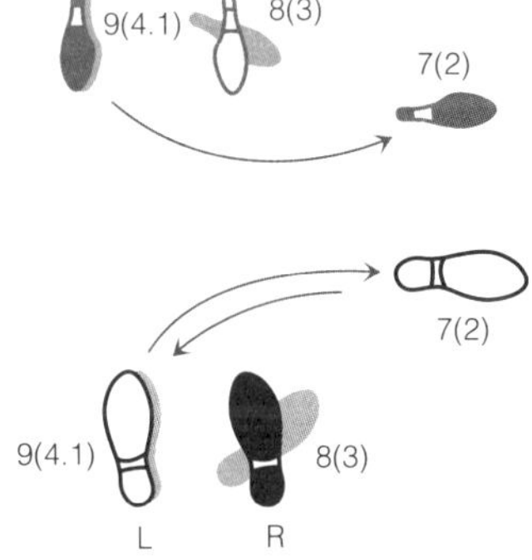

스텝(카운트)	[남]	[여]
1(2)보	왼발 전진 체크	오른발을 왼발에 모음
2(3)보	오른발 제자리	왼발 전진
3(4.1)보	왼발 옆으로	오른발 전진, 1에 오른발 볼로 1/4 우회전
4(2)보	1/4 좌회전하며 오른발을 왼발 앞으로 길게 전진	1/4 우회전하며 왼발을 오른발 앞으로 길게 전진
5(3)보	1/4 우회전하며 왼발 제자리	1/4 좌회전하며 오른발 제자리
6(4.1)보	오른발 옆으로	왼발 옆으로
7(2)보	1/4 우회전하며 왼발을 오른발 앞으로 길게 전진	1/4 좌회전하며 오른발을 왼발 앞으로 길게 전진
8(3)보	1/4 좌회전하며 왼발 제자리	1/4 우회전하며 오른발 제자리
9(4.1)보	왼발 옆으로	오른발 옆으로

남성은 3보에 여성의 양손을 잡는다. 4보에 펜싱의 찌르기 전진 자세를 취하면서 맞잡은 왼손은 앞으로 쭉 뻗고 오른손은 위로 뻗는다. 펜싱 라인은 한 번 하거나 2~3번 반복하여 할 수도 있다. 여성은 4보에 펜싱의 찌르기 전진 자세를 취하면서 오른손은 앞으로 뻗고 왼손은 위로 뻗는다.

펜싱 라인은 한 손으로 잡고 리드할 수 있다. 여성이 팬에서 남성 앞으로 올 때, 즉 3보[4.1]의 1카운트에서 남성은 오른발을 옆으로 포인트할 때 1에서 여성이 전진 못 하도록 남성은 잡은 손을 왼쪽으로 과감하게 낚아채듯 리드한다.

여성은 3보의 1카운트에서 남성을 마주 보고 왼발을 옆으로 포인트, 펜싱 라인을 마무리하는 방법은 여성을 언더암 턴을 시키거나 남녀가 같이 스폿 턴을 하면 된다.

· 연습

◇ fan - fencing line - spot turn -

⑵⑺ 컨티뉴어스 히프 트위스트 |continuous hip twist|

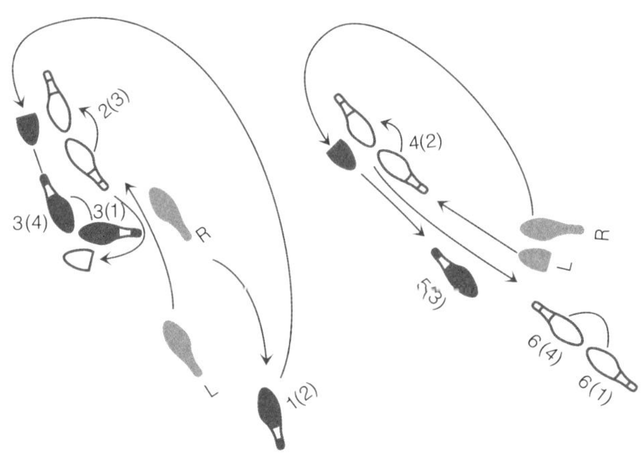

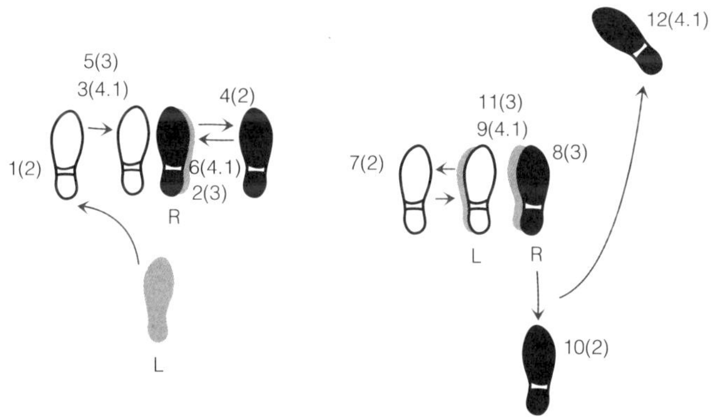

스텝(카운트)	[남]	[여]
1(2)보	왼발 옆으로	오른발 후진
2(3)보	오른발 제자리	왼발 앞으로 디디며 3/8 좌회전, 오른발은 포인트 클로즈
3(4.1)보	왼발을 오른발에 모음	오른발 앞으로 디디며 3/8 우회전, 왼발은 포인트 클로즈
4(2)보	오른발 옆으로	왼발 앞으로 디디며 1/2 좌회전, 오른발은 포인트 클로즈
5(3)보	왼발 제자리	오른발 앞으로
6(4.1)보	오른발을 왼발에 모음	왼발 전진, 1에 1/2 우회전
7(2)보	왼발 옆으로	1보와 같음
8(3)보	오른발 제자리	2보와 같음
9(4.1)보	왼발을 오른발에 모음	3보와 같음
10(2)보	오른발 후진	왼발 전진
11(3)보	왼발 제자리, &에 1/8 좌회전	오른발 전진, &에 1/2 좌회전
12(4.1)보	오른발 옆으로	왼발 후진

※여성 10 11 12보 족형도 생략 |클로즈드 히프 트위스트→팬| 참조

남성은 1보에 왼손을 강하게 밀어 여성을 우회전시킨다. 2~3보와 4~6보를 반복한다. 남성은 쿠카라차 스텝을 밟으면서 여성에게 히프 트위스트를 시켜도 된다. 여성의 포인트 클로즈|point close|는 발을 모으되 체중을 두지 않는 것이다.

시작은 알레마나 마지막 6보|남성은 알레마나 후반부 (2)(3)자세| 자세에서 시작한다. 남성 7 8 9보에 여성은 다시 한 번 1 2 3보를 반복하고 남성 10 11 12보에 여성은 팬으로 진행한다. 컨티뉴어스|continous|가 '연속적인, 끊임없는'의 뜻이므로 똑같은 동작은 몇 번 더 계속할 수 있다. 여기서는 남성이 쿠카라차 스텝을 밟으면서 컨티뉴어스 히프 트위스트로 리드하는 족형도를 그렸지만 무빙 풋은 서포팅 풋의 앞뒤로 놓아도 상관없다.

· 연습

◇ three alemana - continuous hip twist - circular hip twist - advanced sliding doors -

(28) 컨티뉴어스 서큘러 히프 트위스트 |continuous circular hip twist|

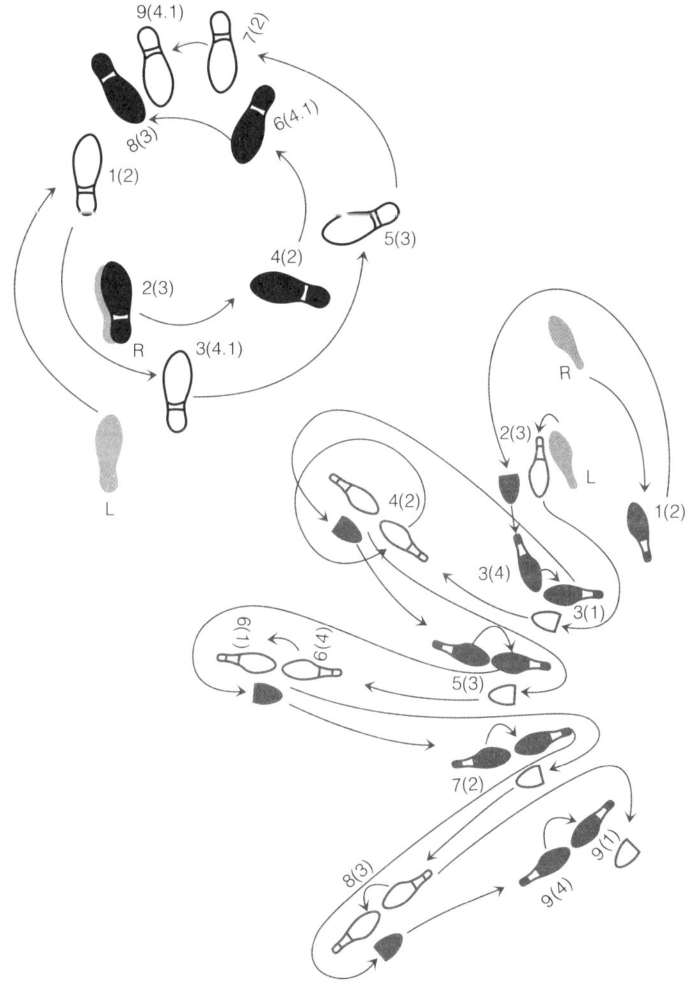

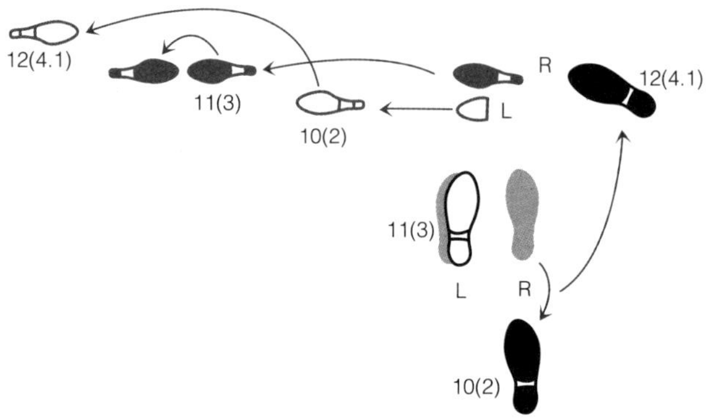

스텝(카운트)	[남]	[여]
1(2)보	1/8 우회전, 왼발 전진	왼발 볼로 3/8 우회전하며 오른발 후진, 왼발은 포인트 클로즈
2(3)보	1/8 좌회전하며 오른발 제자리	왼발 옆으로 디디며 3/8 좌회전, 오른발은 포인트 클로즈
3(4.1)보	왼발을 오른발에 모음	오른발 옆으로 디디며 3/8 우회전, 왼발은 포인트 클로즈
4(2)보	1/8 좌회전하며 오른발 옆으로	왼발 옆으로 디디며 3/8 좌회전, 오른발은 포인트 클로즈
5(3)보	1/8~1/4 좌회전하며 왼발을 오른발 뒤로 크로스	오른발 전진, 1/8 우회전, 왼발은 포인트 클로즈
6(4.1)보	1/8~1/4 좌회전하며 오른발 옆으로	왼발 옆으로 디디며 1/8 좌회전, 오른발은 포인트 클로즈
7(2)보	1/8~1/4 좌회전하며 왼발을 오른발 뒤로 크로스	오른발 전진, 1/8 우회전, 왼발은 포인트 클로즈
8(3)보	오른발 옆으로	왼발 옆으로 디디며 3/8 좌회전, 오른발은 포인트 클로즈
9(4.1)보	왼발 전진, 클로즈드 홀드	오른발 전진, 1/8 우회전

※10~12보는 클로즈드 히프 트위스트 → 팬과 같음.

컨티뉴어스 서큘러 히프 트위스트는 컨티뉴어스 히프 트위스트를 원을 그리면서 연속하여 진행하는 것이다. 알레마나 여성 6보[남성은 알레마나 후반부 (2)(3)방법의 6보]의 위치에서 처음 컨티뉴어스 히프 트위스트를 시작으로 계속 오른쪽으로 원을 그리면서 진행한다.

(29) 어드밴스트 히프 트위스트 & 섀도 체크 advanced hip twist & shadow check

(1) overturned alemana

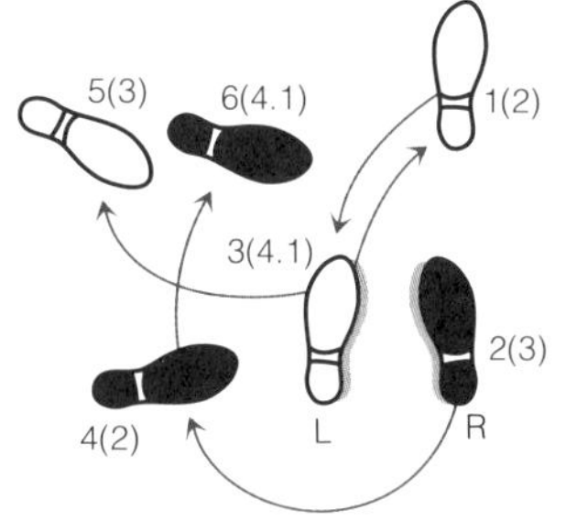

(2) advanced hip twist

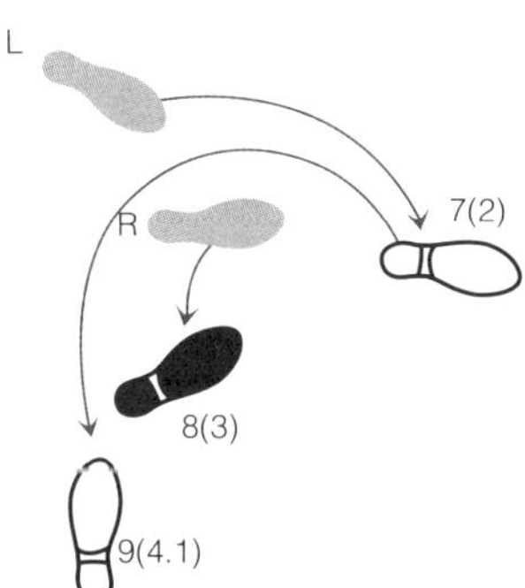

(3) fan

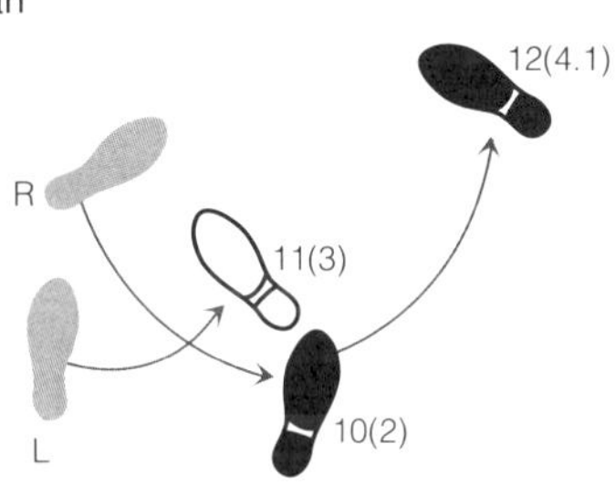

(4) shadow check

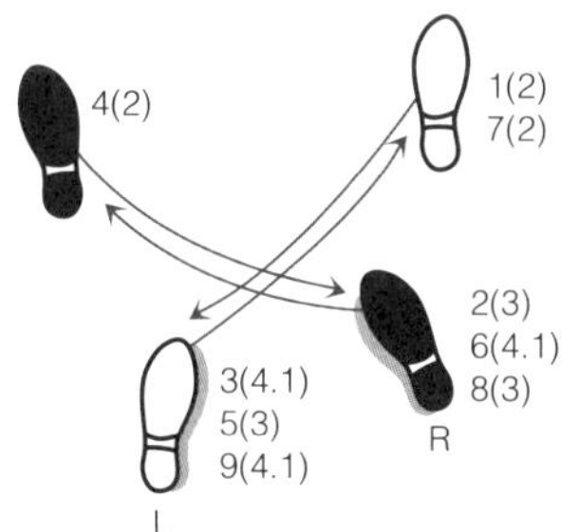

(5) spot turn

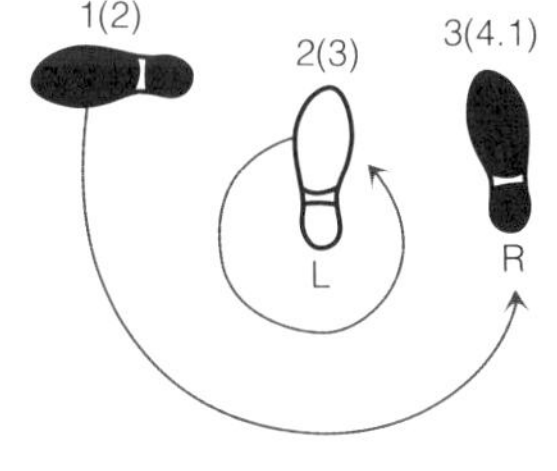

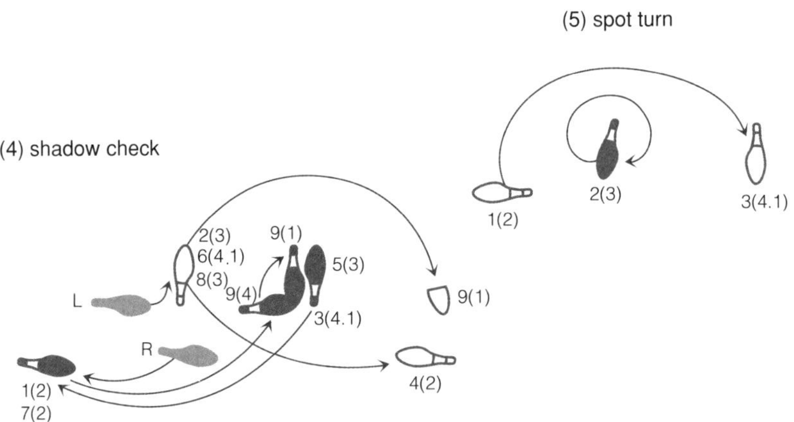
(1) overturned alemana 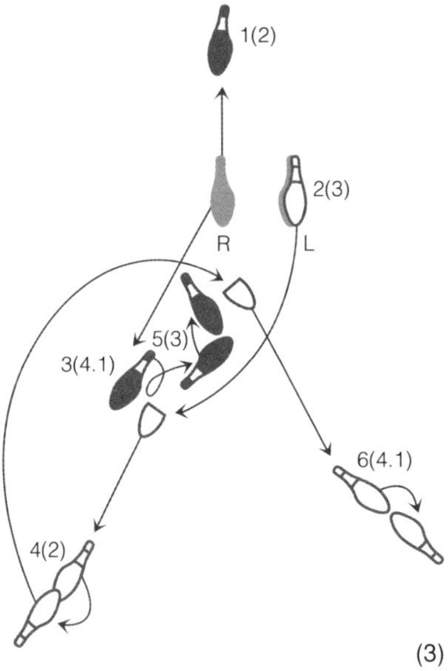
1(2)
2(3)
R
L
5(3)
3(4.1)
6(4.1)
4(2)
(2) advanced hip twist 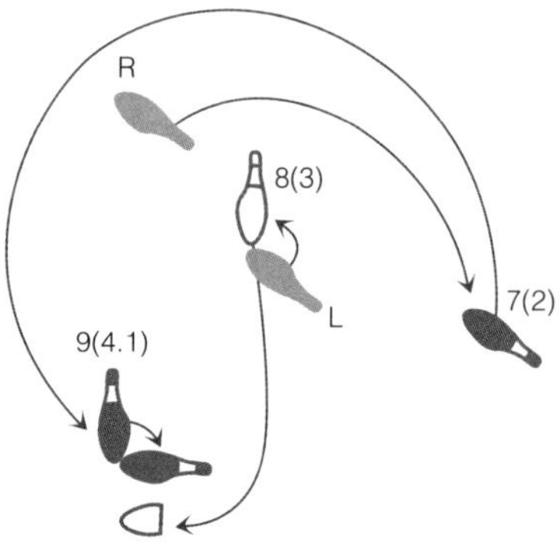
R
8(3)
L
7(2)
9(4.1)
(3) fan 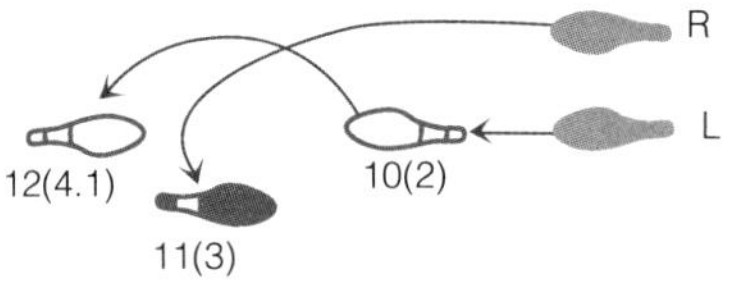
R
L
12(4.1)
10(2)
11(3)
(5) spot turn
1(2)
2(3)
3(4.1)
(4) shadow check
2(3)
6(4.1)
8(3)
9(1)
5(3)
L
9(4)
3(4.1)
9(1)
R
1(2)
7(2)
4(2)

· 섀도 체크

스텝(카운트)	[남]
1, 7보	왼발을 오른발 앞으로
2, 6, 8보	2, 8 : 오른발 제자리, 6 : 오른발을 왼발 옆으로
4보	오른발을 왼발 앞으로
3, 5, 9보	3, 9 : 왼발을 오른발 옆으로, 5 : 왼발 제자리

스텝(카운트)	[여]
1, 7보	1 : 오른발 뒤로, 7 : 1/4 우회전 후 오른발 뒤로
2, 6, 8보	2 : 왼발 거의 제자리, 1/4 좌회전, 6 : 왼발 옆으로, 8 : 오른발 전진
3, 5보	3 : 오른발 옆으로, 5 : 오른발 제자리에서 1/4 우회전
4보	4 : 1/4 좌회전 후 왼발 뒤로
9보	4카운트에 오른발 전진, 1카운트에 오른발 볼을 축으로 1/4 우회전하여 왼발 옆으로 포인트한다.

이 피겨는 여러 가지 피겨로 복합 구성되어 있다.

① 오버턴드 알레마나 [overturned alemanal] : 1보 [2] 2보 [3] 3보 [4.1] 4보 [2] 5보 [3] 6보 [4.1] L to R을 3보에서 R to R로 바꿔 잡고 오버턴드 알레마나를 한다. 4보에서 방향을 바꾸기 위해 오른발을 왼발 뒤로 크로스한다.

② 어드밴스트 히프 트위스트 [advanced hip twist] : 7보 [2] 8보 [3] 9보 [4.1]

③ 팬 [fan] : 10보 [2] 11보 [3] 12보 [4.1]

④ 섀도 체크 [shadow check] : 1보 [2] 2보 [3] 3보 [4.1] 4보 [2] 5보 [3] 6보 [4.1] 7보 [2] 8보 [3] 9보 [4.1]

⑤ 스폿 턴 [spot turn] : 1보 [2] 2보 [3] 3보 [4.1] 여성은 스폿 턴을 수월하게 하기 위하여 9보 [4.1]의 4카운트에 직진하고 1카운트에 미리 1/4 우회전을 한다.

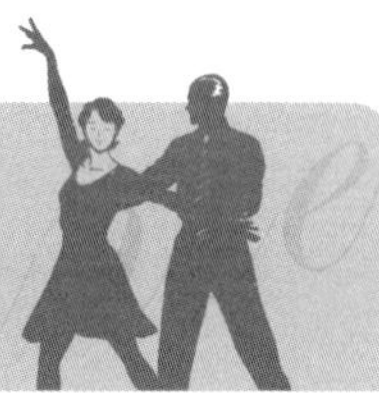

3. 차차차 |Cha cha cha|

1) 차차차의 기원

차차차는 룸바와 마찬가지로 쿠바에서 발생하였다. 봉고드럼이나 열매로 만든 마라카스라는 악기를 두드리는 소리가 차차차로 들린다고 해서 차차차라 하고 서인도제도 카리브 해역에서 자생하는 '차차 |Tcha Tcha|' 또는 '콰콰 |Kwa Kwa|'라는 열매 나무로 만든 악기 이름에서 따온 것이라는 설도 있다. 또한 샤세의 반박자 분절음 |syncopation|이 마치 차차차로 들린다고도 하고, 스페인어로 보모를 뜻하는 'Chacha' 또는 코카잎을 씹는다는 뜻의 'Chachar' 또는 차 |茶|라는 말인 'char'에서 유래했다는 여러 가지 설이 있다.

룸바는 쿠바혁명 전 식민지 시대의 어둠과 슬픈 분위기를 나타내는 춤인데 반해 차차차는 노예해방 이후에 생겨난 빠르고 경쾌한 춤이다. 따라서 룸바는 무겁고 고통스러운 춤, 남녀간 사랑의 갈등을 나타내며 여성이 남성에게 약만 올리고 도망가는 어둡고 슬픈 사랑이야기를 표현하는 반면 차차차는 노예에서 해방되어 자유의 몸이 된 기쁨을 온몸으로 표현하며 명랑함이 가득 찬 행복하고 즐거운 분위기로 춤을 추어야 한다.

2) 차차차 음악의 특징

퍼큐시브 악센트 |percussive accent|

차차차 음악에 있어서 몸으로 강렬하게 표현해야 하는 음은 각 소절의 첫 박자이다. 즉 음악적 악센트와 타악기의 강세 |percussive accent|는 각 소절의 첫 번째 박자에 있다.

그런데 차차차 춤은 두 번째 박자에서 시작한다. 차차차는 4/4박자 춤이다. 차차차 음악에 귀를 잘 기울여보면 마지막 네 번째 박자가 반 박자씩 나뉘어 차차로 들린다. 그래서 차차차 춤이라고 이름을 지었다는 설도 있다. 1 2 3 4=Q Q Q Q인데 4번째 Q(4+&)를 1/2로 나누어서 1/2 1/2로 사용한다.

$$1\ 2\ 3\ 4 = 강\ 약\ 중강\ 약 = 1\ 2\ 3\ 4\ \& = 1\ 2\ 3\ 차\ 차$$
$$= 1\ 1\ 1\ 1/2\ 1/2$$

첫 번째 박자가 가장 강하므로 차차차도 첫 번째 박자에 몸을 가장 강하게 표현해야 한다. 그런데 모든 운동이 그렇듯 처음 시작할 때 제자리에서 몸을 힘차게 움직이는 것은 매우 어렵다. 쉬운 예로 우리가 넓이뛰기를 할 때 제자리에 서서 뛰는 것보다 뒤로 몇 발짝 물러섰다가 힘차게 앞으로 전진하면서 넓이뛰기를 하면 훨씬 멀리 나가게 된다. 그것과 마찬가지로 피겨의 처음 스텝을 강하게 표현하기보다는 마지막 스텝을 강하게 표현하는 것이 운동법칙상 힘이 크게 작용할 수 있어 춤이 크고 역동적으로 보일 수 있다.

2 3 4 & 1 = 1 1 1/2 1/2 1 = 약 중강 약 약 강

1박자에 몸을 강하게 표현하는 방법

마지막 4와 &에서 몸동작을 약하게 하고 다리의 힘을 뺀다. 그리고 1에서 순간적으로 삼각형을 만들도록 노력한다.

체중이 실리지 않은 쪽 다리를 힘껏 똑바로 펴고 전진할 때 뒷다리 무릎이 바로 굽어져 따라오지 않도록 하면서 양다리가 만드는 삼각형의 면적을 최대한 크게 한다.

비트 밸류에 주의하고 스톱 액션 |stop action|을 한다

4 & 1 = 1/2 1/2 1의 비트 밸류를 확실히 의식하고 춤을 춘다. 3보를 3등분하면 춤이 두루뭉실해진다. 샤세의 마지막 걸음에서 멈추어 흐르지 않도록 한다. 즉 2 3 4 & stop.

음악이 빠르므로 스텝하면 히프는 곧바로 실려 가도록 하고 보폭은 짧게 무릎은 거의 편 상태에서 허리를 움직인다. 체중을 앞쪽에 두지만 상체는 똑바로 곧게 유지한다. 샤세 시 바운스 액션이나 신체 높이의 변화는 없다.

3) 차차차의 시작 방법

기본적으로 룸바와 동일하다. 초보자는 클로즈드 상태에서 시작하고, 중·상급자는 오픈 포지션에서 시작한다. 그러나 선수들은 손을 잡지 않고 멀리 떨어져서 다이나믹 |dynamic|하게 시작한다.

오픈 포지션으로 출발하는 방법

(1) 제1방법 : 남성 오른발 뒤로 포인트, 여성 왼발 앞으로 포인트한 자세에서 차차차 음악이 나오면 3에서 남성이 서포팅 풋 |왼발|으로 마룻바닥을 누르면서 왼쪽 골반을 헐겁게 하면 오른쪽 골반이 앞으로 돌아온다. 이러한 몸의 움직임이 시작 신호이다. 여성은 이러한 남성의 몸 움직임을 보고 느끼면서 시작 신호를 알아야 한다. 즉 3카운트에서 춤 시작의 사인을 준 후 남성은 4&1의 전진, 여성은 4&1의 후진 샤세를 한다.

(2) 제2방법 : 차차차 시작 자세에서 1카운트에 예비보 오른발 전진하고 바로 2카운트에 왼발 전진 체크한 후 슬립 샤세를 한다. 이런 경우는 룸바에서 설명한 바와 같이 남녀가 미리 서로 약속을 해놓지 않으면 남성의 갑작스런 출발에 여성이 당황하는 경우가 많다.

(3) 제3방법 : 남녀가 1~2m 떨어져서 서로 마주 보고 선다. 음악이 나오면 남성은 박자를 세면서 제자리 스텝을 밟는다. 1 |왼발|, 2 |오른발|, 3 |왼발|, 4 |오른발|, 1 |왼발|, 2 |오른발|, 3에 왼발 앞으로 딛고, 4&1 전진 샤세하면서 시작한다. 여성은 제자리에서 히프 무브먼트를 섹시하게 하면서 박자를 센 다음 남성이 두 번째 소절의 3에 왼발 전진하면 여성은 오른발 후진한 후 남성과 반대로 후진 샤세를 한다.

4) 록 |lock| 스텝 요령

포워드 록 |forward lock| 스텝

남녀 모두 오른발 또는 왼발로 시작할 수 있다. 여기서는 오른발 부터 시작하는 것을 예로 든다.

· 포워드 록(forward lock) 스텝 : 오른발(4)-왼발(&)-오른발(1)

포워드 록 스텝을 할 때 주의 해야할 점은,

첫째, 1보(4)에서 오른발 전진 준비가 되자마자 바디는 오른쪽 쇼울더(사이드)리드를 해야한다. 즉 4&1에서 오른쪽 쇼울더 리딩의 셰이핑(shaping)이 되는 것이다.

둘째, 2보(&)의 록 스텝은 라틴 크로스를 만드는 것이고 양 무릎을 조금 굽히지만 이때 머리가 낮아지지 않도록 하고 다리 사이가 벌어지지 않도록 양 무릎을 붙인다. 발목으로 록을 하면 무릎 사이가 벌어져 보기가 좋지 않다.

셋째, 3보(1)는 적극적으로 스텝을 하는 것이 아니라 2보에서 튕겨나가는 탄력을 받은 후 그대로 발을 착지하면 된다. 이 때 다음 왼발 전진의 방해를 주지 않기 위해 오른발을 약간 오른쪽 사선 쪽으로 진행하여 몸의 벨런스와 스텝의 타이밍을 잃지 않도록 한다.

왼발(4)-오른발(&)-왼발(1)의 포워드 록 스텝도 요령은 똑같다.

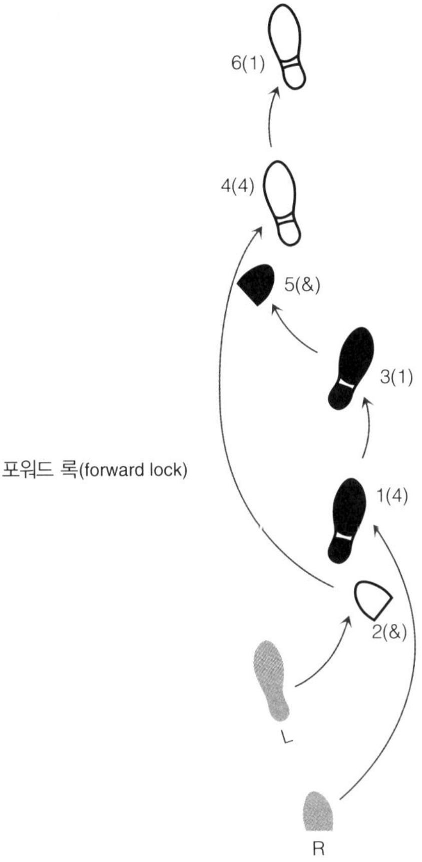

· 1(4/볼 플랫)보 : 오른발 전진, 무릎을 확실히 편다.

· 2(&/토)보 : 왼발을 오른발 뒤로 라틴 크로스하여 체중이 동, 양 무릎을 모두 조금 굽힌다.

· 3(1/볼 플랫)보 : 오른발 앞으로 이동시 2보의 왼발에서 팅기듯 탄력을 주어 3보의 동작이 이루어진다. 이때 다시 무릎을 확실히 편다.

백워드 록 |backward lock| 스텝

남녀 모두 오른발 또는 왼발로 시작할 수 있다. 여기서는 왼발 부터 시작하는 것을 예로 든다.

· 백워드 록(backward lock) 스텝:왼발(4)-오른발(&)-왼발(1)

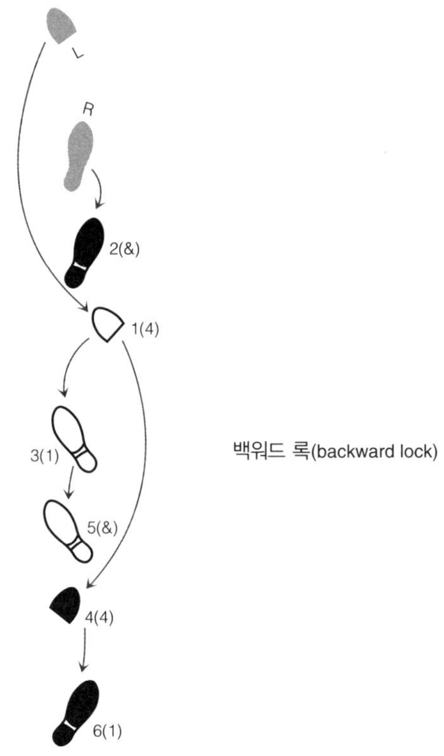

· 1(4/토)보 : 왼발 뒤로 후진

· 2(&/볼 플랫)보 : 오른발 왼발 앞으로 라틴 크로스를 만든다.

· 3(1/볼 플랫)보 : 왼발 뒤로 후진

백워드 록 스텝을 할 때 주의해야 할 점은,

첫째, 1보(4)에서 왼발 후진 준비가 되자마자 바디는 왼쪽 쇼울더 리드를 해야한다. 즉 4&1에서 왼쪽 쇼울더 리딩의 세이핑이 되는 것이다.

둘째, 1보(4)는 분명 왼발 후진인데 왼발을 오른발 뒤로 라틴 크로스처럼 하는 사람이 많다. 오른발을 뒤로 꼬면 무릎이 굽어지는 경향이 있다.

셋째, 3보(1)은 2보(&)에서 밀어서 탄력을 받아 후진하되 다음 발 후진이 방해받지 않도록 약간 왼쪽 사선쪽으로 후진한다.

오른발(4)-왼발(&)-오른발(1)의 백워드 록 스텝도 요령은 같다.

5) 샤세의 종류

샤세 투 레프트 & 라이트 |chasse to left & right|

좌·우로 3보를 '벌리고 붙이고 벌리고'를 반복하는 샤세. 왼쪽 샤세 |4&1|의 경우, 오른발에 체중을 두고 오른발로 마룻바닥을 누르면서 밀어 왼발을 옆으로 벌린다. 음악이 느린 경우는 모든 발의 풋워크는 볼 → 플랫이고 음악이 빠른 경우의 &타임의 풋워크는 볼이고 나머지는 볼 → 플랫이다. 볼 → 플랫의 경우에도 음악이 빠르므로 신속히 플랫을 만들어야 한다. 오른쪽 샤세의 요령도 같다.

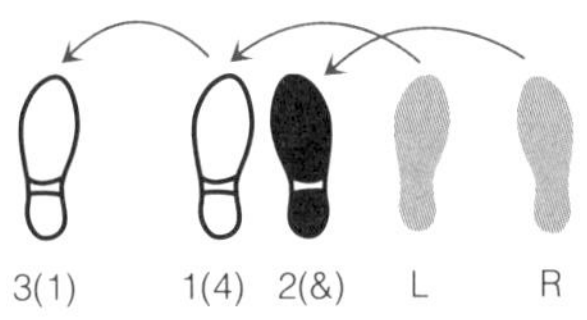

chasse to left

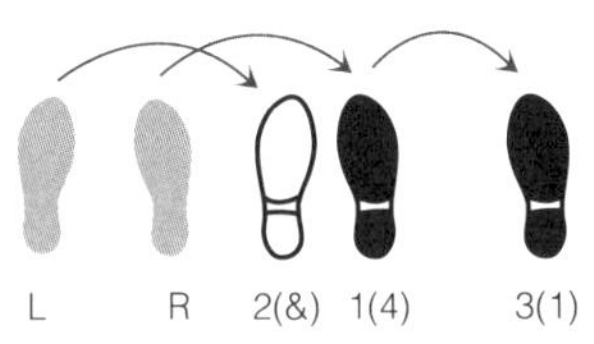

chasse to right

콤팩트 샤세 |compact chasse|

샤세 동작이 거의 제자리에서 이루어진다. 따라서 체중이동의 신속
함이 필요하다. 남성 초급자의 알레마나, 하키 스틱의 3~5보 때 많이
사용한다.

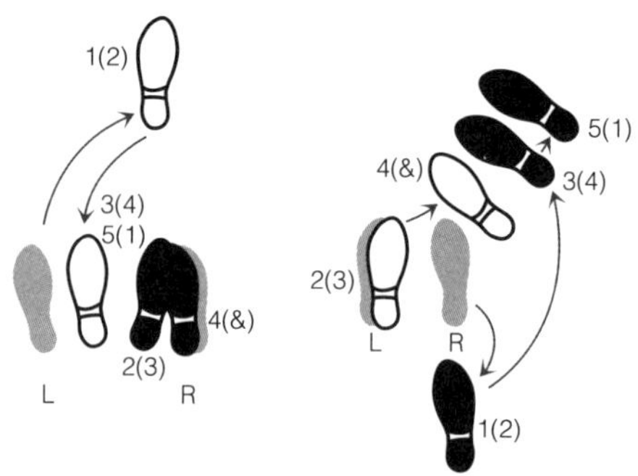

론데 샤세 |ronde chasse|

오른발 앞에 있는 왼발을 옆으로 원을 그리면서 오른발 뒤로 크로스
해놓고 오른발을 왼발에 모은 후 왼발을 왼쪽 옆으로 놓는 샤세. 빠른 발
놀림과 신속한 체중이동이 필요하다. 4카운트에 왼발 토를 오른발 뒤로
크로스, &카운트에 오른발을 왼발에 모으고 1카운트에 왼발을 옆으로
벌린다. 상급자의 경우 남성 알레마나, 하키 스틱의 3~5보에 사용한다.

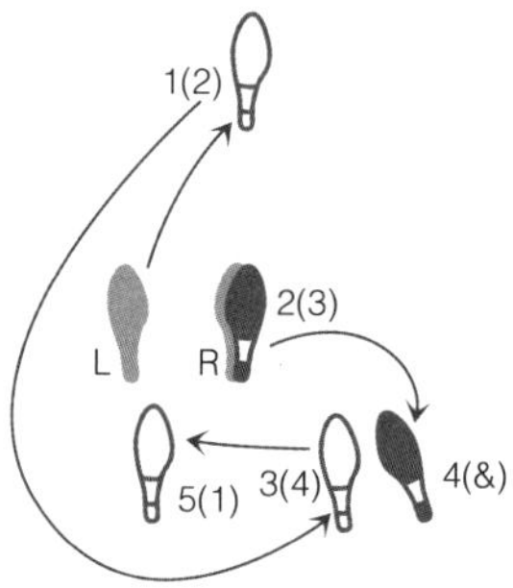

히프 트위스트 샤세 |hip twist chasse|

론데 샤세와는 반대로 왼발 뒤에 있는 오른발을 옆으로 원을 그리면서 왼발 앞으로 크로스해놓고 왼발을 오른발에 모은 후 오른발을 옆으로 놓는 샤세. 하체가 상체보다 회전량이 많다.

3 &의 &타임에 히프가 돌아가고 오른발을 4카운트에 스텝할 위치에 체중 없이 미리 갖다놓는다 |오른발 포인트|. 이를 '딜레이드 워크 |delayed walk|'라 한다. 이때 왼발도 같이 스위블한다. 상체는 되도록 전방을 향하도록 한다. 4카운트에 오른발을 딛고 &카운트에 왼발을 오른발 옆에 모으고 1카운트에 오른발을 옆으로 벌린다.

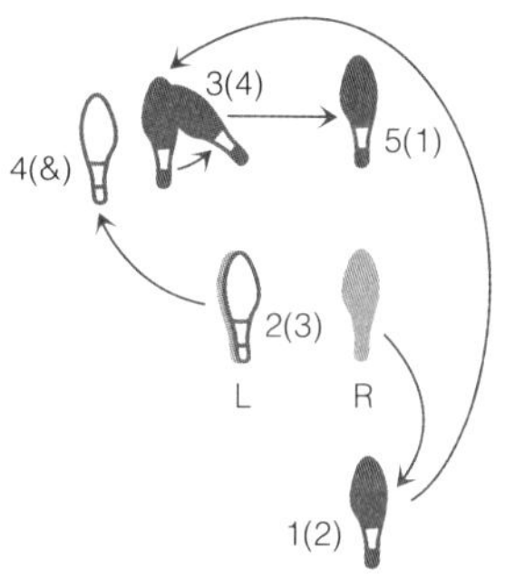

러닝 샤세 |running chasse|

전·후진 록 샤세와 구별해야 한다. 양발을 록하지 않고 앞뒤로 좀 빠르게 걷되 &에 볼로 먼저 전·후진 한 발에 모으는 샤세. 스위트하트 |sweetheart|의 전·후진 걷는 스텝.

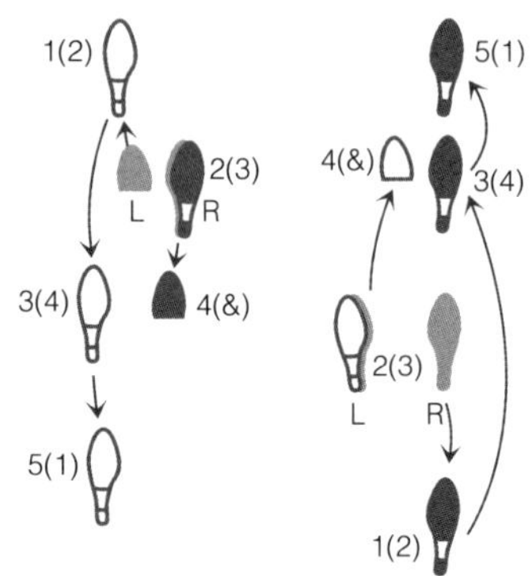

슬립 샤세 |slip chasse|

미끄러지듯 행하는 샤세로 오픈 포지션에서 여성을 오픈 히프 트위스트시킬 때, 왼발 뒤로 후진하는 힘에 의해 오른발이 약간 뒤로 끌려간 후 왼발을 오른발에 모으는 샤세. 남성 중급자의 경우 알레마나, 하키 스틱, 클로즈드 히프 트위스트의 3~5보에 사용한다.

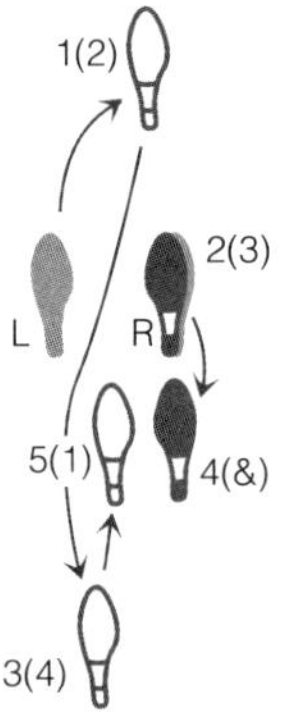

런 어웨이 샤세 |run away chasse|

여성의 회전을 수반하는 샤세, 즉 스파이럴과 같이 회전을 수반하는 샤세. 여성의 오픈 히프 트위스트 또는 클로즈드 히프 트위스트 다음에 팬으로 나아갈 때 2보에 스파이럴을 하고 3 4 5보(4&1)를 스리 스텝 턴을 하는 경우를 런 어웨이 샤세라고 한다.

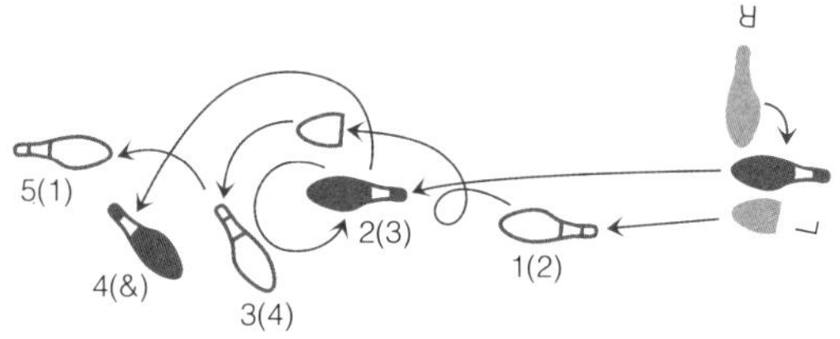

6) 베이식의 종류

클로즈 베이식 |close basic|

남녀가 클로즈 홀드하고 남성은 체크 |check| 형태로 여성을 후진시킨 후 샤세를 한다. 약간의 회전이 수반되는 경우도 있다.

오픈 베이식 |open basic|

시작과 끝은 홀드를 하지 않고 오픈 포지션에서 전·후진 록 샤세를 한다.

크로스 베이식 |cross basic|

시작부터 끝까지 클로즈드 홀드하고 회전량은 왼쪽으로 1/4, 스웨이가 있다. 다른 피겨의 샤세보다 약간 간격을 여유 있게 한다.

7) 차차차의 콰파차 타이밍 |Guaphacha timing|

통상적인 차차차 타이밍(1 2 3 4 &)에 변화를 주는 것을 콰파차
(Guapacha) 또는 화파차(Wappacha or Wah-pah-cha) 타이밍 이라고 한다.
콰파차 타이밍은 타임 스텝이나 크로스 베이직을 할 때 많이 이용한다.
여기서는 타임 스텝을 예로 든다. 남자 오른쪽 샤세의 통상적인 타임스
텝은 4(1/2) & (1/2) 1(1) 2(1) 3(1) = 4(RF 오른쪽 옆으로) & (LF를 RF에 모으
고) 1(RF 오른쪽 옆으로) 2(LF를 RF로 모으고) 3(RF 제자리)이다.

그런데 이 타임 스텝을 콰파차 타이밍으로 사용하면 2(1)을
2(1/2+1/2)으로 박자를 나누어 앞 1/2은 앞 스텝인 1(1)에 합하여
1(1+1/2)이 되고 다음 스텝 2는 나머지 1/2을 사용하여 2(1/2)이 되어
4(1/2) & (1/2) 1(1과 1/2) & (1/2) 3(1)로 된다.

8) 스폿 턴의 요령

룸바의 스폿 턴 요령과 똑같으며 2가지 방법이 있다. 하나는 남녀가
마주 본 상태에서 스폿 턴을 하는 방법이고 다른 하나는 워크 터닝 방
법이다.

베이식 무브먼트, 뉴욕, 숄더 투 숄더 등 다음에 스폿 턴을 많이 사용
한다. 베이식 |2 3 4&1 : 남성 왼발 전진 체크|에 이어지는 스폿 턴 투 레프트 |2 3
4&1|를 예로 설명한다.

(1) 제1방법 : 베이식 다음에 남녀가 마주 본 상태에서 2카운트에 남
성은 오른발 |여성 : 왼발|을 왼발 |여성 : 오른발| 앞으로 교차하여 스텝한 후
턴하는데 이때 남녀가 가능한 한 오래 같이 보고 있다가 몸이 돌아간

후 머리를 한 번에 획 돌린다. 스폿 턴 투 라이트도 같은 방법이다.

(2) 제2방법 : 베이식 2 3 4&1의 1에 1/4 좌회전 |1 &타임의 &에 1/4 좌회전|을 한다. 2카운트에 오른발 전진하면서 체중 완전 이동 후 2 &의 & 타임에 1/2 좌회전한다. 가능하면 시선은 전방을 오래도록 주시한 후 몸을 먼저 회전시키고 머리는 나중에 신속히 한 번에 획 돌린다. 3카운트에 왼발 거의 제자리에서 체중이동, 3 &의 &타임에 1/4 좌회전. 4&1 카운트에 오른발 옆으로 사이드 샤세. 스폿 턴 투 라이트도 같은 방법이다.

라틴댄스의 턴은 무빙 풋이 전진하면서 마룻바닥에 착지 후 체중이동하고 나서 턴하는 워크 터닝이 원칙이다.

9) 댄스파티에서 루틴 없이 차차차 추는 방법

차차차 베이식 연습

차차차 베이식을 아래 순서대로 매일 연습한다. 베이식 연습은 남녀가 나란히 서서 같은 발을 사용해도 된다.

closed basic |side chasse 2회 : 2 3 4 & 1, 2 3 4 & 1| → slip chasse |2 3 4 & 1| → hip twist chasse |2 3 4 & 1| → ronde chasse |2 3 4 & 1| → forward lock |2 3 4 & 1, 2 & 3, 4 & 1| → back lock |2 3 4 & 1, 2 & 3, 4 & 1| → closed basic |side chasse| 반복

스리 차차 |three cha cha|

스리 차차는 두 가지가 있다. 하나는 전·후진 스리 차차이고 또 하나

는 사이드 스리 차차다. 사이드 스리 차차에도 오른쪽과 왼쪽이 있다.

포워드 & 백워드 스리 차차는 앞에서 설명한 포워드 록과 백워드 록을 3번 반복한다. 사이드 스리 차차에도 오른쪽 왼쪽 두 가지가 있지만 요령은 같다. 여기서는 편의상 왼쪽 사이드 스리 차차를 예로 들어 설명한다.

사이드 스리 차차로 진행하기 위해서 가장 많이 사용하는 선행 피겨는 알레마나다. 즉 알레마나 후 hand to hand back check를 한 다음 side- foward - side chasse를 한다.

스텝(카운트)	[남]	
1(2)보	hand to hand back check 남 : 왼발 후진, 여 : 오른발 후진	
2(3+&)보	오른발로 체중이동	3 &의 &타임에 1/4 우회전
3~5(4&1+&)보	side chasse	1 &의 &타임에 1/4 좌회전
6~8(2&3+&)보	forward lock chasse	3 &의 &타임에 1/4 우회전
9~11(4&1+&)보	side chasse	1 &의 &타임에 1/4 우회전

스텝(카운트)	[여]
1~11보	남성과 대칭

턴할 때 마지막 카운트의 &타임에 하라는 뜻은 미리 턴을 하면서 스텝을 하지 말고 전진 또는 사이드 스텝을 정확히 밟은 후 &타임에 회전을 하라는 뜻이다.

사이드 샤세를 할 때 주의할 점

· 사이드 샤세 |4&1|는 히프 로테이션하면서 나아간다.

· 옆 진행방향의 일직선상에 가상의 선이 있다고 생각하고 발과 다

리는 옆으로 가상선을 따라 움직인다. 몸과 머리, 다리, 발 등 모두 평행으로 이동한다.

· 예컨대 남성 왼쪽 사이드 샤세의 경우 서포팅 풋 |오른발| 위에 히프를 확실히 얹고 엄지발가락을 힘차게 눌러 1보 |4카운트|에 무빙 풋 |왼발|을 왼쪽 옆으로 스텝하면 남녀의 몸이 평행을 이루는 것이 아니라 가상선을 향해 모아지게 된다. 진행방향의 어깨가 가상선 쪽으로 약간 사선이 된다. 즉 진행방향으로 남녀의 어깨가 닫힌다.

· 2 |&|보에 오른발을 왼발에 모으면 체중이 모으는 발에 옮겨지므로 자연히 닫혔던 몸이 진행방향으로 열리게 된다.

· 3 |1|보의 요령은 1보와 같다. 주의할 점은 1 &의 &타임에 히프를 서포팅 풋 위에 확실히 실어야 한다. 그러면 2보처럼 몸이 열리게 된다.

링크 역할을 하는 피겨를 알아둔다

차차차도 룸바와 마찬가지로 링크 역할을 하는 피겨가 따로 없다. 따라서 차차차를 배우면서 가장 쉬운 피겨나 가장 많이 사용하여 몸에 익숙한 피겨를 링크 역할 피겨로 삼는다.

이러한 피겨에는 spot turn, underarm turn, new york, hand to hand, shoulder to shoulder, open hip twist, fan, alemana 등을 생각할 수 있다. 춤을 추다가 후행 피겨가 생각이 안 나면 위의 피겨들로 속행하면서 다음 피겨를 생각해낸다.

피겨의 리드 방법 및 후행 피겨

(1) 베이식 무브먼트 |basic movement|

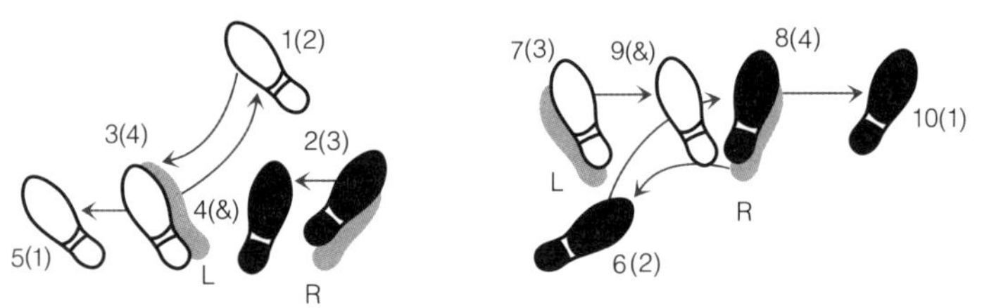

남 1~5보 / 여 6~10보   남 6~10보 / 여 1~5보

스텝(카운트)	[남]	[여]
1(2)보	왼발 전진 체크	오른발 후진
2(3)보	오른발 제자리	왼발 제자리
3(4)보	왼발 옆으로	오른발 옆으로
4(&)보	오른발을 왼발에 모으고	왼발을 오른발에 모으고
5(1)보	왼발 옆으로	오른발 옆으로
6(2)보	오른발 후진	왼발 후진
7(3)보	왼발 제자리	오른발 제자리
8(4)보	오른발 옆으로	왼발 옆으로
9(&)보	왼발을 오른발에 모으고	오른발을 왼발에 모으고
10(1)보	오른발 옆으로	왼발 옆으로

홀드를 정확히 하고 텐션과 체중이동에 의하여 리드한다. 초급자는 베이식 무브먼트를 많이 연습하여 히프 무브먼트와 체중이동을 정확히 하도록 노력한다.

(2) 베이식 무브먼트1 ~ 5 → 팬

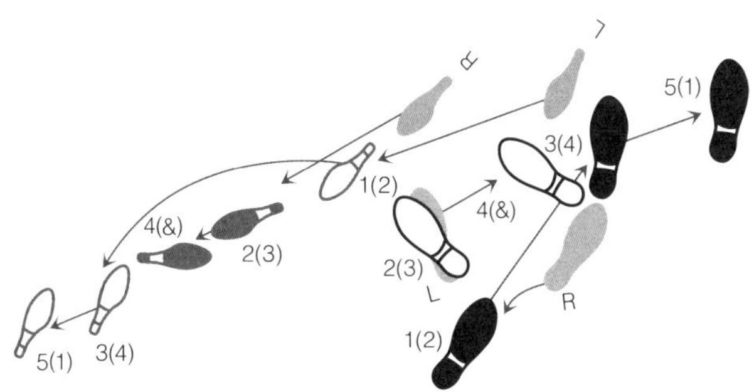

스텝(카운트)	[남]	[여]
1(2)보	오른발 후진	1/8 우회전 후 왼발 전진
2(3)보	왼발 제자리	오른발 전진 후 1/2 좌회전
3(4)보	1/8 좌회전하여 오른발 옆으로	왼발 후진
4(&)보	왼발을 오른발에 모으고	오른발을 왼발 앞으로 록(lock)
5(1)보	오른발 옆으로	왼발 후진

정확한 체중이동과 손과 팔의 텐션에 의한 리드를 한다.

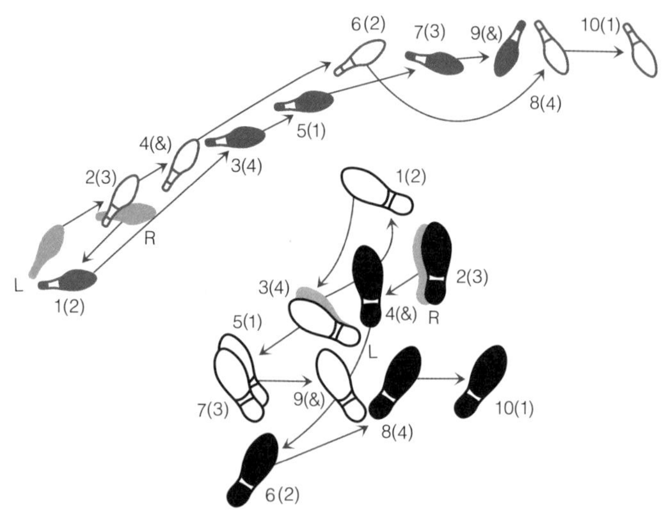

스텝(카운트)	[남]	[여]
1(2)보	왼발 전진 체크	오른발 후진하여 왼발에 모음
2(3)보	오른발 제자리	왼발 전진
3(4)보	왼발을 오른발에 거의 모음	오른발 전진
4(&)보	오른발 거의 제자리	왼발을 오른발 뒤로 록(lock)
5(1)보	왼발 거의 제자리	오른발 전진
6(2)보	오른발 후진	왼발 전진
7(3)보	왼발 제자리	오른발 전진 후 3/4 좌회전
8(4)보	오른발 거의 제자리	왼발 옆으로
9(&)보	왼발 거의 제자리	오른발을 왼발에 모음
10(1)보	오른발 거의 제자리	왼발 옆으로

하키 스틱은 노멀 |normal|, 언더 |under|, 오버턴드 |overturned| 세 가지가 있다. 리드 방법은 손과 팔, 다리, 몸 전체로 한다. |normal, under는 설명의 편의상 붙인 것이다|

① 팬 - 노멀 턴드 하키 스틱(___↗)

여성은 팬에서 남성 앞으로 온 [2 3 4&1] 후 5보에서 1/8 좌회전하고 7 보에서 1/2 좌회전한 후 후진 록 샤세한다. 남성의 리드는 슬립 샤세 [또는 콤팩트 샤세] 후 오른발을 똑바로 뒤가 아니라 1/8 우회전으로 후진한 후 전진 샤세를 한다.

· 피겨 조합

◇ fan - normal turned hocky stick - natural top [3회] & natural opening out movement - reverse top [2회] & opening out from reverse top -

◇ fan - normal turned hocky stick - natural top [3회] & natural opening out movement - reverse top [2회] - aida - cuban rock - spot turn -

② 팬 - 언더 턴드 하키 스틱(__↑)

여성은 팬에서 남성 앞으로 온 [2 3 4&1] 후 5보의 &타임에서 1/4 좌회전하고 7보에 1/2 좌회전한 후 후진 록 샤세한다. 남성의 리드는 슬립 샤세 [또는 콤팩트 샤세] 후 오른발을 똑바로 뒤로 후진한 후 전진 샤세를 한다. 언더 턴 하키 스틱을 하면 처음 시작과 같이 오픈 포지션이 되므로 다시 반복하여 오픈 히프 트위스트 - 팬으로 진행할 수 있고, 중·상급자 는 컬이나 알레마나로 바로 속행할 수도 있고 내추럴 톱 또는 터키시 타 월 [turkish towel], 스위트하트 [sweetheart] 로 연결할 수도 있다.

· 피겨 조합

◇ fan - under turned hocky stick - curl - fan -

◇ fan - under turned hocky stick - alemana - closed hip twist -

◇ fan - under turned hocky stick - sweet heart [or turkish towel, natural top] -

③ 팬 - 오버턴드 하키 스틱(⟶)

남자와 평행, 즉 사이드로 진행하므로 잡고 있는 손으로 여성의 진행을 방해하지 않는다. 이때 남자는 7보의 왼발을 약간 오른쪽으로 딛는다. 후행 피겨로 new york, cuban break, split cuban break, shoulder to shoulder, hand to hand 등이다.

(4) 오버턴드 하키 스틱 ⟶ 뉴욕

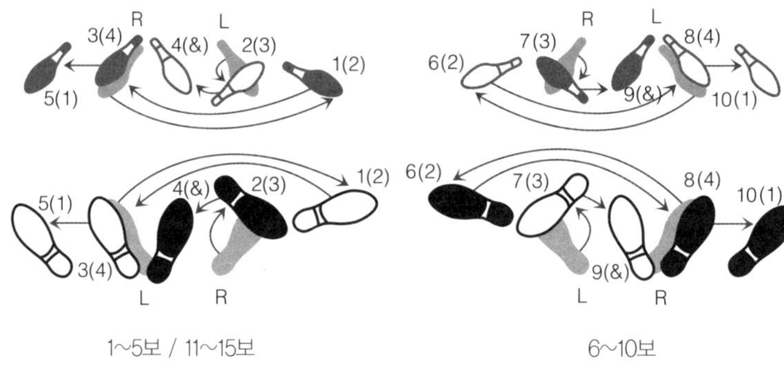

1~5보 / 11~15보   6~10보

스텝(카운트)	[남]	[여]
1(2)보	1/4 우회전 후 왼발 전진 체크	1/4 좌회전 후 오른발 전진 체크
2(3)보	오른발 제자리	왼발 제자리
3(4)보	1/4 좌회전 후 왼발 옆으로	1/4 우회전 후 오른발 옆으로
4(&)보	오른발을 왼발에 모음	왼발을 오른발에 모음
5(1)보	왼발 옆으로	오른발 옆으로
6(2)보	1/4 좌회전 후 오른발 전진 체크	1/4 우회전 후 왼발 전진 체크
7(3)보	왼발 제자리	오른발 제자리
8(4)보	1/4 우회전 후 오른발 옆으로	1/4 좌회전 후 왼발 옆으로
9(&)보	왼발을 오른발에 모음	오른발을 왼발에 모음
10(1)보	오른발 옆으로	왼발 옆으로
11(2)보	1/4 우회전 후 왼발 전진 체크	1/4 좌회전 후 오른발 전진 체크
12(3)보	오른발 제자리	왼발 제자리
13(4)보	1/4 좌회전 후 왼발 옆으로	1/4 우회전 후 오른발 옆으로
14(&)보	오른발을 왼발에 모음	왼발을 오른발에 모음
15(1)보	왼발 옆으로	오른발 옆으로

오버 턴드 하키 스틱이 끝나면 L to R이므로 남성이 1/4 우회전을 하면서 여성을 리드한다.

(5) 언더암 턴 라이트 & 레프트 [underarm turn right & left]

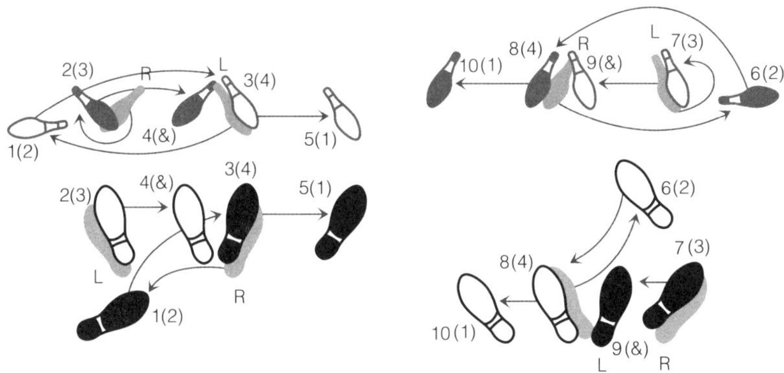

스텝(카운트)	[남]	[여]
1(2)보	오른발 후진	왼발을 오른발 앞으로 교차하여 딛고
2(3)보	왼발 제자리	양발 볼로 우로 1회전
3(4)보	오른발 옆으로	왼발 옆으로
4(&)보	왼발을 오른발에 모으고	오른발을 왼발에 모으고
5(1)보	오른발 옆으로	왼발 옆으로
6(2)보	왼발 전진 체크	오른발을 왼발 앞으로 교차하여 딛고
7(3)보	오른발 제자리	양발 볼로 좌로 1회전
8(4)보	왼발 옆으로	오른발 옆으로
9(&)보	오른발을 왼발에 모으고	왼발을 오른발에 모으고
10(1)보	왼발 옆으로	오른발 옆으로

피겨와 피겨 사이에서 언더암 턴이나 스폿 턴을 할 경우, 후행 피겨로 new york, hand to hand, shoulder to shoulder 등을 사용할 수 있다. 그 외 forward & back three cha cha, side three cha cha 등을 할 수도 있다.

실제로 춤출 때는 타임 스텝|time step|을 할 경우를 제외하고는 스폿 턴보다는 한손을 잡고 언더암 턴으로 리드하는 것이 편하다. 왜냐하면 손을 잡고 있으면 다음 피겨를 리드하기 편하기 때문이다. 라이트와 레프트는 여성의 턴을 기준으로 한다.

(6) 스폿 턴 라이트 & 레프트 |spot turn right & left|

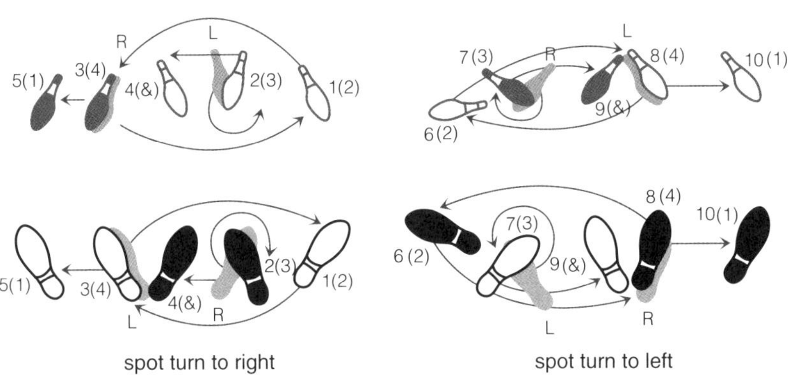

스텝(카운트)	[남]	[여]
1(2)보	왼발을 오른발 앞으로 교차하여 딛고	오른발을 왼발 앞으로 교차하여 딛고
2(3)보	양발 볼로 우로 1회전	양발 볼로 좌로 1회전
3(4)보	왼발 옆으로	오른발 옆으로
4(&)보	오른발을 왼발에 모으고	왼발을 오른발에 모으고
5(1)보	왼발 옆으로	오른발 옆으로
6(2)보	오른발을 왼발 앞으로 교차하여 딛고	왼발을 오른발 앞으로 교차하여 딛고
7(3)보	양발 볼로 좌로 1회전	양발 볼로 좌로 1회전
8(4)보	오른발 옆으로	왼발 옆으로
9(&)보	왼발을 오른발에 모으고	오른발을 왼발에 모으고
10(1)보	오른발 옆으로	왼발 옆으로

라이트와 레프트는 남성을 기준으로 한다.

(7) 숄더 투 숄더 |shoulder to shoulder|

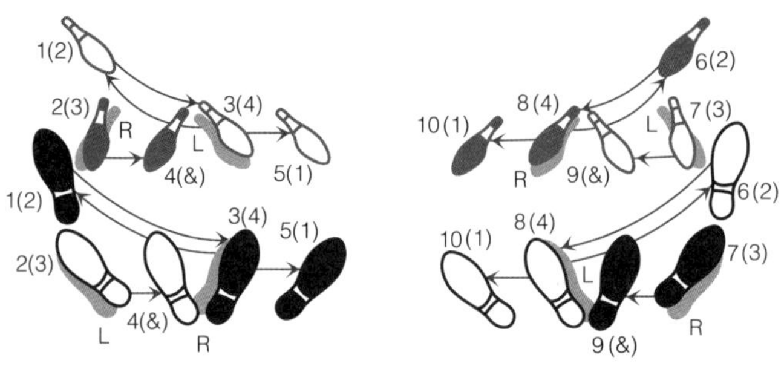

스텝(카운트)	[남]	[여]
1(2)보	오른발 왼쪽으로 전진 체크	왼발 후진
2(3)보	왼발 제자리	오른발 제자리
3(4)보	오른발 옆으로	왼발 옆으로
4(&)보	왼발을 오른발에 모음	오른발을 왼발에 모음
5(1)보	오른발 옆으로	왼발 옆으로
6(2)보	왼발 오른쪽으로 전진 체크	오른발 후진
7(3)보	오른발 제자리	왼발 제자리
8(4)보	왼발 옆으로	오른발 옆으로
9(&)보	오른발을 왼발에 모음	왼발을 오른발에 모음
10(1)보	왼발 옆으로	오른발 옆으로

양손을 잡고 할 수도 있고 쉐이핑 |shaping| 리드로 할 수도 있다.

(8) 데어 & 백 |there and back|

* 여성은 남성의 대칭

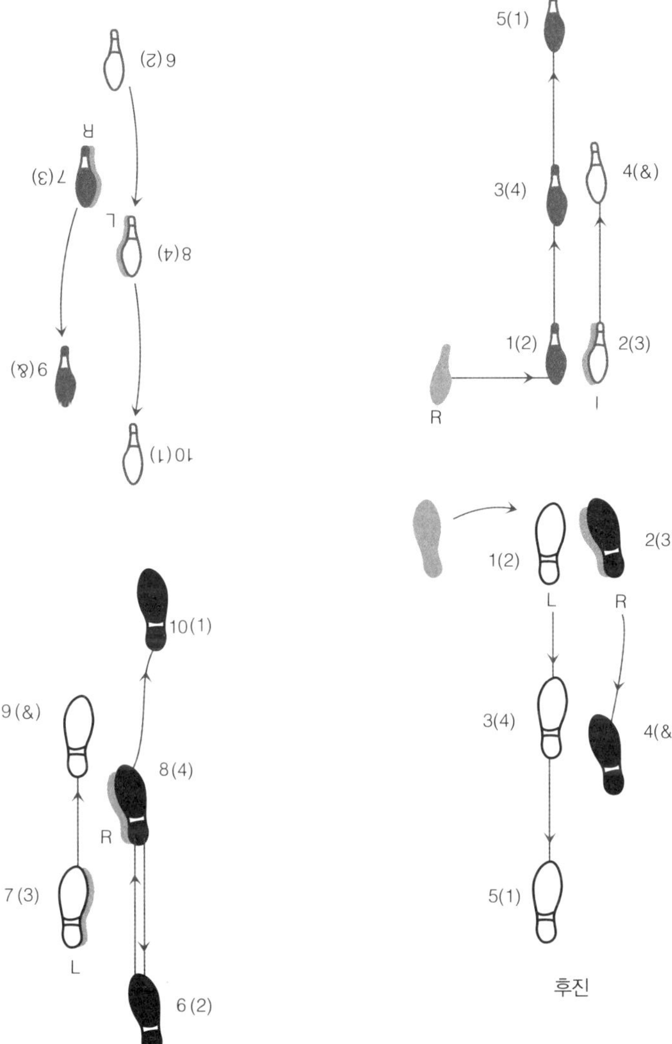

스텝(카운트)	[남]	[여]
1(2)보	왼발을 오른발에 모음	오른발을 왼발에 모음
2(3)보	오른발 제자리	왼발 제자리
3(4)보	왼발 작게 후진	오른발 작게 후진
4(&)보	오른발 작게 후진	왼발 작게 후진
5(1)보	왼발 작게 후진	오른발 작게 후진
6(2)보	오른발 후진	왼발 후진
7(3)보	왼발 제자리	오른발 제자리
8(4)보	오른발 작게 전진	왼발 작게 전진
9(&)보	왼발 작게 전진	오른발 작게 전진
10(1)보	오른발 작게 전진	왼발 작게 전진

클로즈드 포지션에서 시작하여 3보에서 서로 텐션을 주어 홀드를 푼다.

후행 피겨로는 spot turn to right, left foot time step 등이 온다.

(9) 알레마나 |alemana|

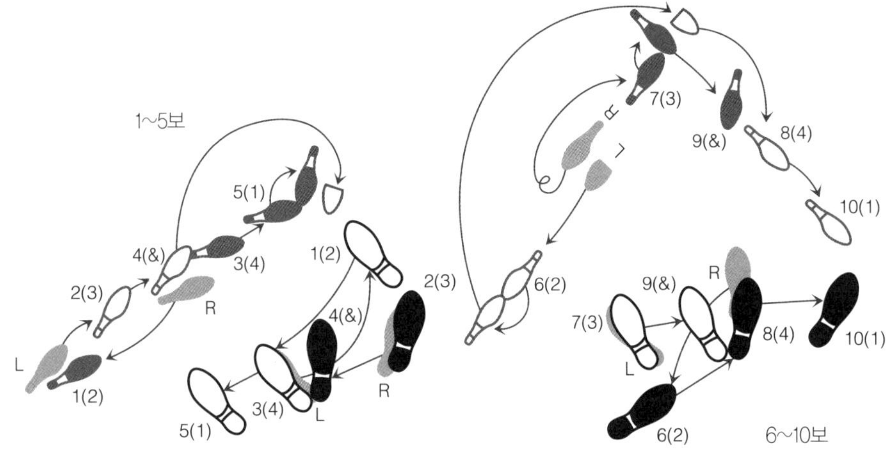

스텝(카운트)	[남]	[여]
1(2)보	왼발 전진 체크	오른발 후진, 왼발에 모음
2(3)보	오른발 제자리	왼발 전진
3(4)보	왼발을 오른발에 모음	오른발 전진
4(&)보	오른발 제자리	왼발을 오른발 뒤로 록
5(1)보	왼발 제자리	오른발 전진 후 3/8 우회전
6(2)보	오른발 후진	왼발 전진 후 1/2 좌회전하면서 오른발 브러쉬
7(3)보	왼발 제자리	오른발 전진 후 1/4 우회전
8(4)보	오른발을 왼발에 모음	왼발 전진
9(&)보	왼발 제자리	오른발 왼발 뒤로 록
10(1)보	오른발 제자리	왼발 전진

남성은 5보에 여성이 더 이상 선신하지 못하고 3/8 우회전을 하도록 리드한다. 남성의 1~5보는 콤팩트 샤세와 슬립 샤세 모두 가능하다. 마지막에 클로즈드 포지션으로 한다.

|알레마나 → 로프 스피닝/클로즈드 히프 트위스트의 리드 방법|

· 로프 스피닝 : 알레마나의 2 3 4 & 1의 4 & 1에 남성은 오른팔을 밑으로 내려 차렷자세를 취하고 1에 여성을 돌려준다|spiral|.

· 클로즈드 히프 트위스트 : 알레마나의 2 3 4 & 1에 오른팔을 내리지 않고 뉴욕을 할 때처럼 옆으로 편다.

⑽ 알레마나 → 핸드 투 핸드

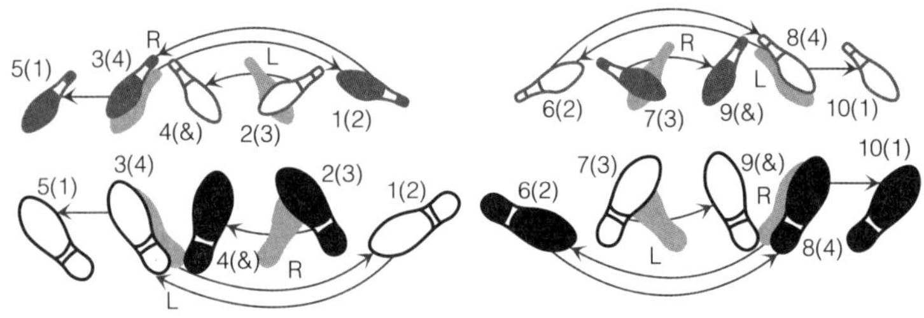

스텝(카운트)	[남]	[여]
1(2)보	1/4 좌회전 후 왼발 후진	1/4 우회전 후 오른발 후진
2(3)보	오른발 제자리	왼발 제자리
3(4)보	1/4우회전 후 왼발 옆으로	1/4 좌회전 후 오른발 옆으로
4(&)보	오른발을 왼발에 모음	왼발을 오른발에 모음
5(1)보	왼발 옆으로	오른발 옆으로
6(2)보	1/4 우회전 후 오른발 후진	1/4 좌회전 후 왼발 후진
7(3)보	왼발 제자리	오른발 제자리
8(4)보	1/4 좌회전 후 오른발 옆으로	1/4 우회전 후 왼발 옆으로
9(&)보	왼발을 오른발에 모음	오른발을 왼발에 모음
10(1)보	오른발 옆으로	왼발 옆으로

선행 피겨 알레마나의 후반부 여성 8 9 10보를 왼쪽 사이드 샤세로 리드하고 남성도 8 9 10보를 오른쪽 샤세하면서 L to R을 R to L로 바꿔잡고 핸드 투 핸드로 리드한다.

⑾ 타임 스텝 |time step|

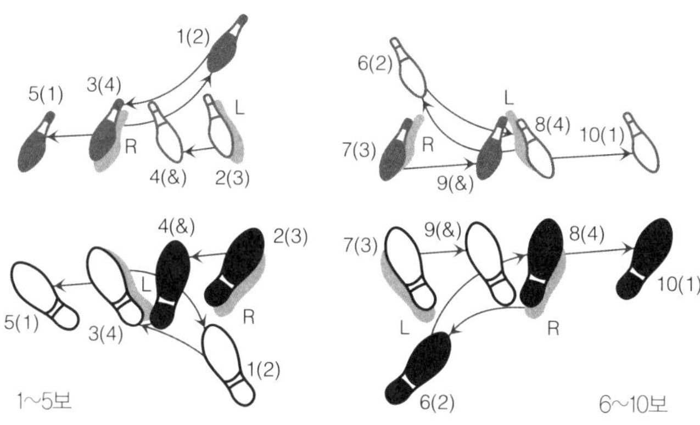

스텝(카운트)	콰파차 타이밍(박자값)	[남]	[여]
1(2)보	&(1/2)	왼발 후진	오른발 후진
2(3)보	2(1)	오른발 제자리	왼발 제자리
3(4)보	4(1/2)	왼발 옆으로	오른발 옆으로
4(&)보	&(1/2)	오른발을 왼발에 모음	왼발을 오른발에 모음
5(1)보	1(3/2)	왼발 옆으로	오른발 옆으로
6(2)보	&(1/2)	오른발 후진	왼발 후진
7(3)보	2(1)	왼발 제자리	오른발 제자리
8(4)보	4(1/2)	오른발 옆으로	왼발 옆으로
9(&)보	&(1/2)	왼발을 오른발에 모음	오른발을 왼발에 모음
10(1)보	1(3/2)	오른발 옆으로	왼발 옆으로

타임 스텝은 1보와 6보를 후진하지 않고 발을 모으는 방법도 있다. 타임 스텝은 콰파차 타이밍을 많이 사용한다.

콰파차 타이밍은 전 피겨의 왼쪽 또는 오른쪽 샤세를 하면서 샤세의 마지막 1카운트에 1박자 대신 3/2박자값을 주면서 시작한다.

(12) 내추럴 톱 |natural top|

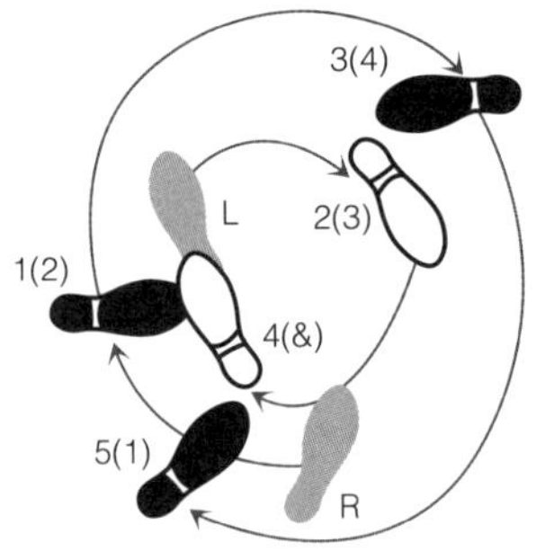 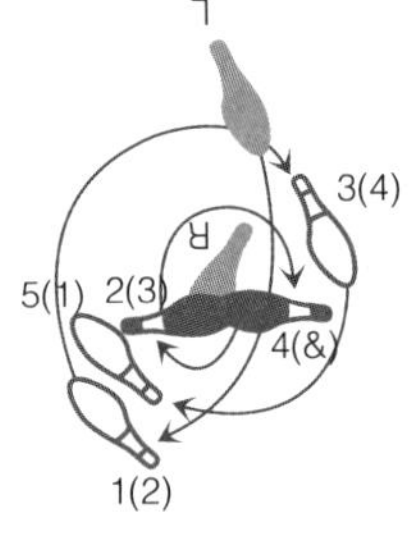

* 족형도 6~15보 생략.

스텝(카운트)	[남]	[여]
1(2)보	1/4 우회전하여 오른발 끝을 왼발 뒤꿈치에 'ㄱ'자로 딛음	1/4 우회전하여 왼발을 오른발 앞에 둠
2(3)보	1/4 우회전하여 왼발을 오른발과 11자가 되도록 딛음	1/4 우회전하여 오른발을 축으로 회전하여 왼발 끝과 오른발 뒤꿈치가 'ㄴ'자가 되도록 함
3(4)보	1보와 같음	1보와 같음
4(&)보	2보와 같음	2보와 같음
5(1)보	1보와 같음	1보와 같음
6(2)보	2보와 같음	2보와 같음
7(3)보	1보와 같음	1보와 같음
8(4)보	2보와 같음	2보와 같음
9(&)보	1보와 같음	1보와 같음
10(1)보	2보와 같음	2보와 같음
11(2)보	1보와 같음	1보와 같음
12(3)보	2보와 같음	2보와 같음
13(4)보	1보와 같음	1보와 같음
14(&)보	2보와 같음	2보와 같음
15(1)보	오른발을 왼발에 모음	1보와 같음

※ 시선은 서로 상대방의 눈을 본다.

선행 스텝은 슬립 샤세를 하되 남성은 마지막 5보의 왼발을 오른발에 모으지 않고 옆으로 벌린다. 여성의 오른발 끝은 지면에서 떨어지지 않고 회전 축으로 사용되고 남성은 가상의 원을 따라 움직인다.

(13) 내추럴 오프닝 아웃 무브먼트 |natural opening out movement|

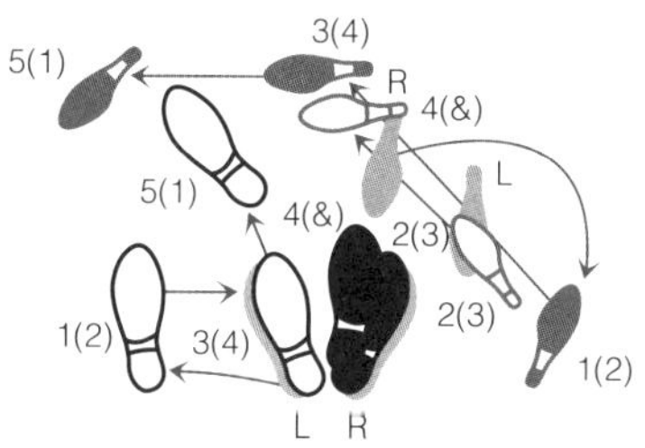

스텝(카운트)	[남]	[여]
1(2)보	왼발 옆으로	1/2 우회전하여 오른발 후진
2(3)보	오른발 제자리	왼발 제자리
3(4)보	왼발을 오른발에 모음	1/2 좌회전하여 오른발 옆으로
4(&)보	오른발 제자리	왼발을 오른발에 모음
5(1)보	왼발 앞으로	오른발 옆으로

⑭ 리버스 톱 |reverse top|

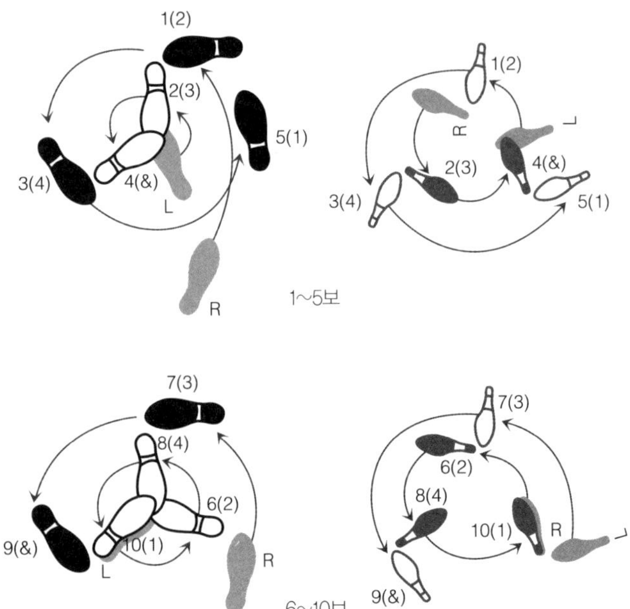

스텝(카운트)	[남]	[여]
1(2)보	좌회전하여 오른발 원을 따라 전진	왼발 끝을 오른발 뒤꿈치에 'ㄴ'자로 딛음
2(3)보	왼발 볼 축으로 좌회전하여 왼발 뒤꿈치와 오른발 끝이 'ㄱ'자로 딛음	오른발 원을 따라 전진
3(4)보	1보와 같음	1보와 같음
4(&)보	2보와 같음	2보와 같음
5(1)보	1보와 같음	1보와 같음
6(2)보	2보와 같음	2보와 같음
7(3)보	1보와 같음	1보와 같음
8(4)보	2보와 같음	2보와 같음
9(&)보	1보와 같음	1보와 같음
10(1)보	2보와 같음	2보와 같음

※ 시선은 서로 상대방의 눈을 본다.

내추럴 톱과는 반대로 이번에는 남성의 왼발 끝이 지면으로부터 떨어지지 않고 회전 축으로 사용되고 여성은 가상의 원을 따라 움직인다.

⑮ 오프닝 아웃 프롬 리버스 톱 |opening out from reverse top|

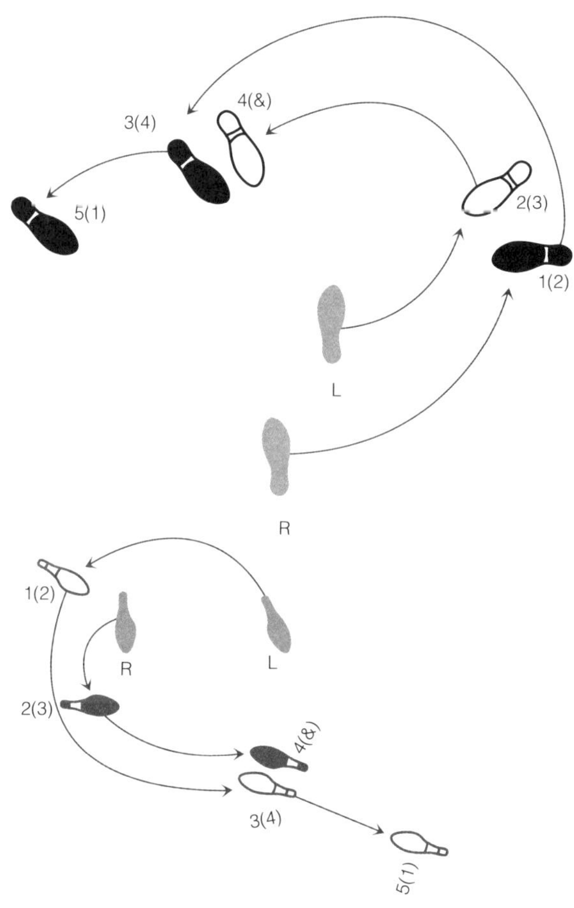

스텝(카운트)	[남]	[여]
1(2)보	좌회전하면서 오른발 옆으로	1/8 우회전, 왼발을 오른발 뒤로
2(3)보	왼발을 오른발 앞으로	오른발 전진 후, 3/8 좌회전
3(4)보	1/4 좌회전, 오른발 옆으로	왼발 후진
4(&)보	왼발을 오른발에 모음	오른발을 왼발 앞으로 록(lock)
5(1)보	오른발 옆으로	왼발 후진

발 위치나 회전량은 선생님에 따라 약간씩 다르다. 내추럴 톱과 리버스 톱은 초·중급자에게는 비교적 어려운 피겨이므로 피겨 조합을 외워 두는 것이 편리하다.

리버스 톱을 연속해서 2회 한 후에 바로 오프닝 아웃 프롬 리버스 톱을 연결하면 팬 포지션이 된다.

· 연습

◇ open hip twist – fan – |under or normal turn| hockey stick – closed basic – natural top – natural opening out movement – reverse top – opening out from reverse top |fan| –

⒃ 오픈 히프 트위스트 → 팬

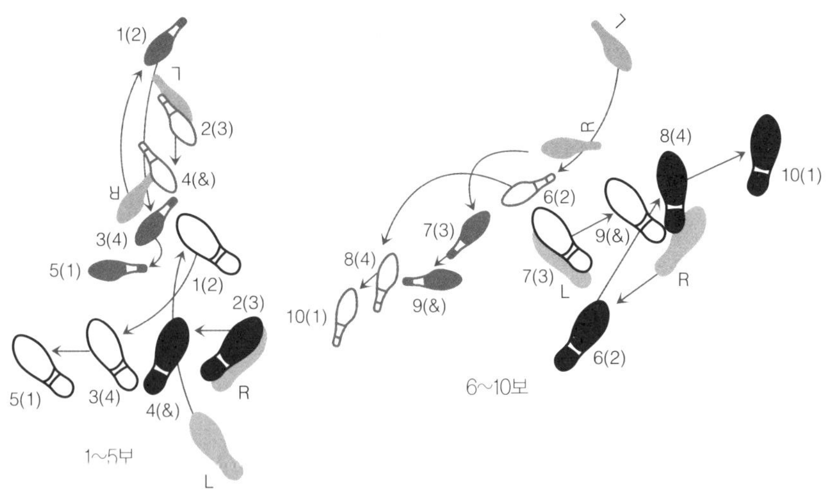

스텝(카운트)	[남]	[여]
1(2)보	왼발 전진 체크	오른발 후진
2(3)보	오른발 제자리	왼발 제자리
3(4)보	왼발을 오른발에 모음	오른발 전진
4(&)보	오른발 제자리	왼발을 오른발 뒤로 록(lock)
5(1)보	왼발 제자리	오른발 전진 후 1/4 우회전
6(2)보	오른발 후진	왼발 전진
7(3)보	왼발 제자리	오른발 전진 후 1/2 좌회전
8(4)보	오른발을 왼발 앞으로	왼발 후진
9(&)보	왼발을 오른발에 모음	오른발을 왼발 앞으로 록(lock)
10(1)보	오른발 옆으로	왼발 후진

리드 방법은 룸바의 오픈 히프 트위스트와 같다. 중급 정도의 실력이 되면 오픈 히프 트위스트 |1~5보| → 팬 |6~10보|으로 춤을 시작한다. 남성은 슬립 샤세 |1~5보|와 히프 트위스트 샤세 |6~10보|를 한다. 초급자는 거의 제자리에서 샤세 동작을 하는 콤팩트 샤세를 해도 무방하다.

(17) 클로즈드 히프 트위스트 |closed hip twist|

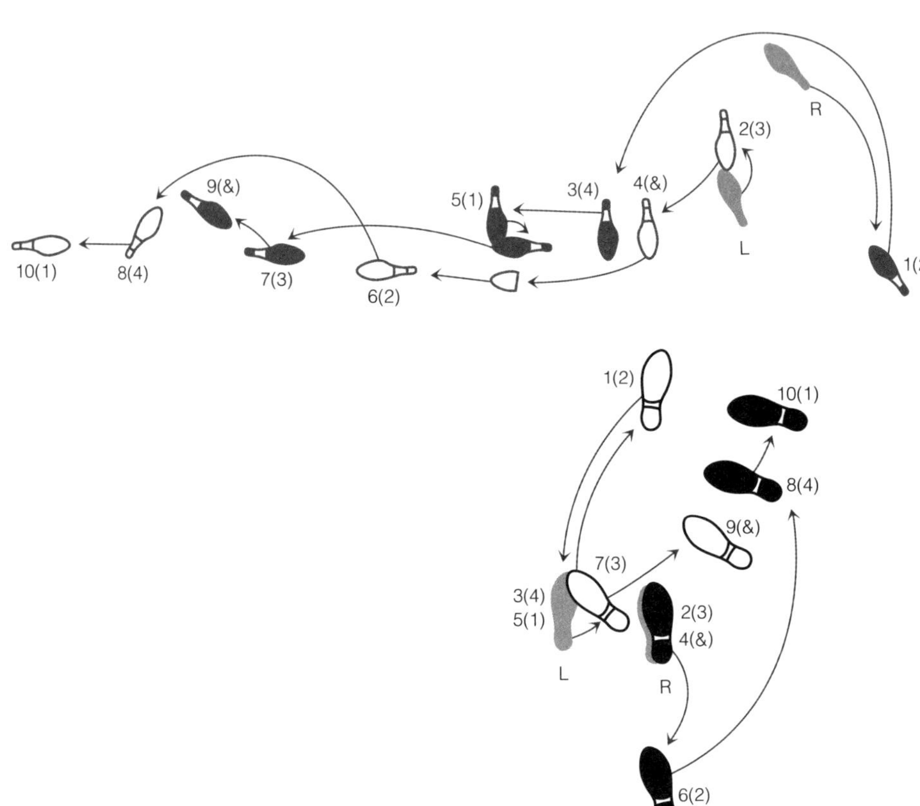

스텝(카운트)	[남]	[여]
1(2)보	왼발 전진 체크	1/2 우회전 후 오른발 후진
2(3)보	오른발 제자리	왼발 제자리, &에 1/2 좌회전
3(4)보	왼발을 오른발에 모음	1/2 좌회전 후 오른발 옆으로
4(&)보	오른발 제자리	왼발을 오른발에 모음
5(1)보	왼발 제자리	오른발 옆으로, &에 1/4 우회전
6(2)보	오른발 후진	왼발 전진
7(3)보	왼발 제자리	오른발 전진 후 1/2 좌회전
8(4)보	1/8 좌회전 후 오른발 옆으로	왼발 후진
9(&)보	왼발을 오른발에 모음	오른발 후진 록(lock)
10(1)보	오른발 제자리	왼발 후진

|클로즈드 히프 트위스트와 어드밴스트 히프 트위스트의 차이|

룸바에 있어서 두 피겨의 차이는 남성의 왼발을 옆으로 벌리느냐
아니면 앞으로 체크하느냐이다. 차차차의 경우는 원칙적으로 옆
으로 벌리는 스텝은 없다는 것이 통설이다. 그러나 옆으로 벌린
다고 해서 틀린 것은 아니다. 실제로 옆으로 벌리는 스텝을 인터
넷상의 외국 선수들 동영상에서 종종 볼 수 있다.

스텝(카운트)	[남]	
	〈클로즈드 히프 트위스트 → 팬〉	〈어드밴스트 히프 트위스트 → 팬〉
1(2)보	왼발을 오른발 앞으로 체크	왼발을 오른발 앞으로 체크
2(3)보	오른발 제자리	오른발 제자리
3~5(4&1)보	콤팩트 샤세(LRL)	론데 샤세(LRL)
6(2)보	오른발 후진	오른발 후진
7(3)보	왼발 제자리, &에 1/8 좌회전	왼발 제자리
8~10(4&1)보	오른발 옆으로 샤세	히프 트위스트 샤세

스텝(카운트)	[여]	
	〈클로즈드 히프 트위스트 → 팬〉	〈어드밴스트 히프 트위스트 → 팬〉
1(2)보	3/8(또는 4/8) 우회전 후 오른발 후진	3/8(또는 4/8) 우회전 후 오른발 후진
2(3)보	왼발 제자리, 3 &의 &타임에 3/8(또는 4/8) 좌회전	왼발 제자리, 3 &의 &타임에 3/8(또는 4/8) 좌회전
3~5(4&1)보	오른발 옆으로 샤세(RLR) 마지막 1 &의 &타임에 우회전	3보(4): 오른발 전진 4보(&): 왼발을 오른발에 모음 5보(1): 오른발 PP로, &타임에 1/4 우회전
6(2)보	왼발 전진	왼발 전진
7(3)보	오른발 전진 후 1/2 좌회전	오른발 전진 후 1/2 좌회전
8~10(4&1)보	백워드 록(LRL)	백워드 록(LRL)

여성 1~5보는 위 방법 외에 팬으로 속행할 수 있는 다른 방법들이 있다.

① 제1방법

- 1(2)보 : 3/8 |또는 4/8| 우회전 후 오른발 후진

- 2(3)보 : 왼발에 체중이동, 3 &의 &타임에 3/8 |또는 4/8| 좌회전

- 3(4)보 : 오른발 전진

- 4(&)보 : 왼발을 오른발에 모은다.

- 5(1)보 : 오른발 PP로, 1 &의 &타임에 스파이럴

② 제2방법

- 1(2)보 : 오른발 뒤로, 3/8 |또는 4/8| 우회전

- 2(3)보 : 왼발에 체중이동, 3 &의 &타임에 1/8 |또는 2/8| 좌회전

- 3~5(4&1)보 : 포워드 록 |RLR| 1 &의 &타임에 스파이럴

③ 제3방법

· 1(2)보 : 오른발 뒤로, 3/8 [또는 4/8] 우회전
· 2(3)보 : 왼발에 체중이동, 3 &의 &타임에 3/8 [또는 4/8] 좌회전
· 3~5(4&1)보 : 오른발을 남성의 오른쪽으로 포워드 록 [RLR], 1 &의
  &타임에 1/4 우회전

여성 6~10보도 팬으로 속행할 수 있는 다른 방법들이 있다. 5보에서
스파이럴을 하는 경우도 방법은 똑같다.

① 제1방법

· 6(2)보 : 왼발 전진
· 7(3)보 : 오른발 전진 후 스파이럴
· 8~10(4&1)보 : 왼발 전진하면서 좌로 3스텝 턴, 마지막 1에 왼발 뒤로.

② 제2방법

· 6(2&)보 : 박자를 2와 &으로 나누어 2에 왼발 전진하면서 좌회전
  시작. &에 오른발을 왼발에 모으면서 1회전 완료.
· 7(3&)보 : 박자를 3와 &으로 나누어 3에 왼발 전진하면서 좌회전
  시작. &에 오른발을 왼발에 모으면서 1/2회전 완료.
· 8~10(4&1)보 : 백워드 록 [LRL]

⒅큐번 브레이크 & 스플릿 큐번 브레이크

|cuban break & split cuban break|

· 큐번 브레이크

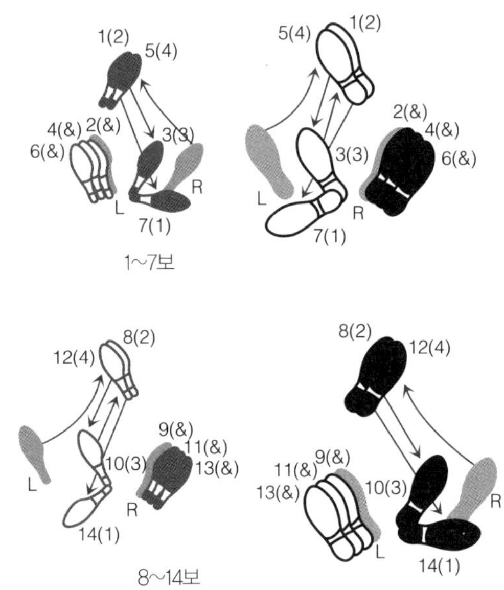

스텝(카운트)	[남]	[여]
1(2)보	왼발 전진 체크	오른발 전진 체크
2(&)보	오른발 제자리	왼발 제자리
3(3)보	왼발 옆으로	오른발 옆으로
4(&)보	오른발 제자리	왼발 제자리
5(4)보	왼발 전진 체크	오른발 전진 체크
6(&)보	오른발 제자리	왼발 제자리
7(1)보	1/4 좌회전, 왼발 옆으로	1/4 우회전, 오른발 옆으로

스텝(카운트)	[남]	[여]
8(2)보	오른발 전진 체크	왼발 전진 체크
9(&)보	왼발 제자리	오른발 제자리
10(3)보	오른발 옆으로	왼발 옆으로
11(&)보	왼발 제자리	오른발 제자리
12(4)보	오른발 전진 체크	왼발 전진 체크
13(&)보	왼발 제자리	오른발 제자리
14(1)보	1/4 우회전, 오른발 옆으로	1/4 좌회전, 왼발 옆으로

· 스플릿 큐번 브레이크

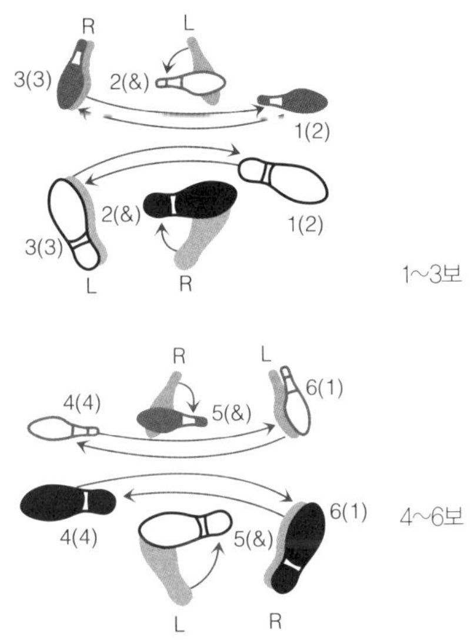

스텝(카운트)	[남]	[여]
1(2)보	1/4 우회전 후 왼발 전진 체크	1/4 좌회전 후 오른발 전진 체크
2(&)보	오른발 제자리	왼발 제자리
3(3)보	1/4 좌회전 후 왼발 옆으로	1/4 우회전 후 오른발 옆으로
4(4)보	1/4 좌회전 후 오른발 전진 체크	1/4 우회전 후 왼발 전진 체크
5(&)보	왼발 제자리	오른발 제자리
6(1)보	1/4 우회전 후 오른발 옆으로	1/4 좌회전 후 왼발 옆으로

큐번 브레이크 |2 & 3 & 4 & 1 & : 모두 1/2박자|와 스플릿 큐번 브레이크 |2 &
3, 4 & 1 : 1/2박 1/2박 1박|는 박자 길이와 좌우로 움직이는 형태도 일반적인
차차차 피겨와 다르기 때문에 리드하기가 쉽지 않다.

큐번 브레이크의 경우, 한쪽 방향 |남성 : 오른쪽|에서만 스텝하므로 남성
은 잡은 손 |L to R|을 놓지 말고 손과 팔의 텐션으로 여성을 리드해야 한
다. 스플릿 큐번 브레이크는 큐번 브레이크를 쪼갠다는 의미이므로 2
& 3, 4 & 1으로 둘로 나누어서 스텝을 한다. 이 피겨는 양 방향으로 스
텝을 하므로 2 & 3의 3에서 손을 바꿔 잡는다.

큐번 브레이크와 스플릿 큐번 브레이크는 뉴욕보다는 빨리 스텝을
해야 하므로 시간적 여유가 없다. 따라서 남녀가 서로 잡고 있는 팔은
뉴욕처럼 벌리지 말고 가능한 팔의 상박 부분을 겨드랑이에 붙이면 리
드하기가 수월하다.

· 연습

◇ fan – overturned hocky stick – cuban break |or split cuban break| _

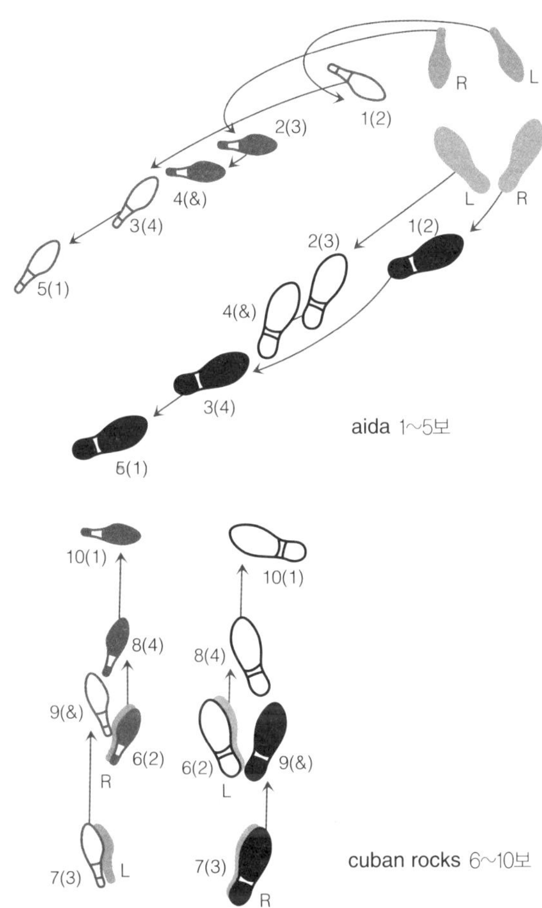
R
L
1(2)
2(3)
4(&)
3(4)
5(1)
L
R
1(2)
2(3)
4(&)
3(4)
6(1)
aida 1~5보
10(1)
10(1)
8(4)
8(4)
9(&)
6(2)
6(2)
9(&)
R
L
7(3)
7(3)
L
R
cuban rocks 6~10보

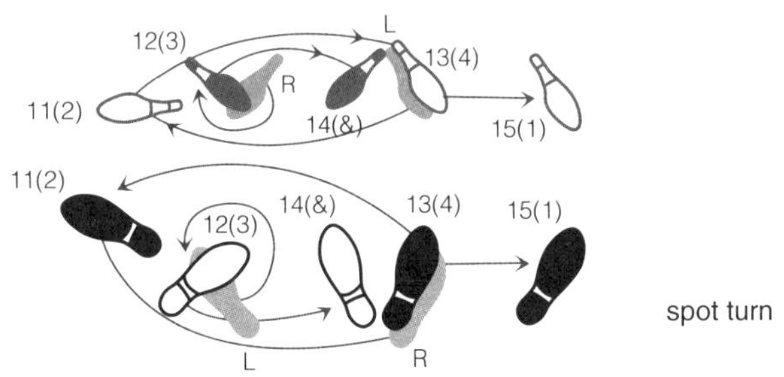
12(3)
L
13(4)
R
11(2)
14(&)
15(1)
11(2)
12(3)
14(&)
13(4)
15(1)
L
R
spot turn 11~15보

스텝(카운트)	[남]	[여]
1(2)보	오른발 후진	왼발 후진
2(3)보	왼발 후진	오른발 후진
3(4)보	오른발 후진	왼발 후진
4(&)보	왼발 오른발 앞으로 록(lock)	오른발 왼발 앞으로 록(lock)
5(1)보	오른발 후진	왼발 후진
6(2)보	왼발 제자리 체중이동	오른발 제자리 체중이동
7(3)보	오른발 제자리 체중이동	왼발 제자리 체중이동
8(4)보	왼발 전진	오른발 전진
9(&)보	오른발 왼발 뒤로 록(lock)	왼발 오른발 뒤로 록(lock)
10(1)보	왼발 전진 후 1/4 좌회전	오른발 전진 후 1/4 우회전
11(2)보	오른발 왼발 앞으로 교차	왼발 오른발 앞으로 교차
12(3)보	양발 볼로 1/2 좌회전	양발 볼로 1/4 우회전
13(4)보	오른발 옆으로	왼발 옆으로
14(&)보	왼발을 오른발에 모음	오른발을 왼발에 모음
15(1)보	오른발 옆으로	왼발 옆으로

리버스 톱 2회전 후 아이다로 속행하자면 3/8 좌회전하여 왼발 후진한다. 10보 [rocks]에 남성의 오른발과 여성의 왼발은 체중을 옮기지 않고 옆으로 포인팅 한다. 11보 [spot turn]에 남성은 왼손, 여성은 오른손을 마주하고 12보에 상대 손을 미는 힘에 의하여 양발 볼을 축으로 회전한다.

· 연습

◇ reverse top [2회] – aida – cuban rocks – spot turn

⑳ 로프 스피닝 |rope spinning|

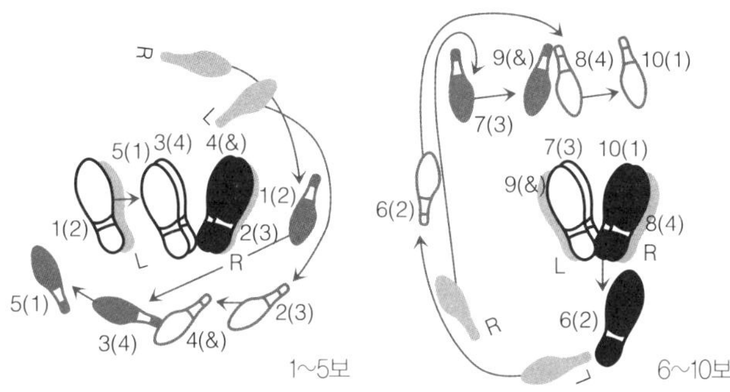

스텝(카운트)	[남]	[여]
1(2)보	왼발 옆으로	오른발을 남성 오른쪽 옆으로 전진
2(3)보	오른발 제자리	왼발 남성 등 뒤로 전진
3(4)보	왼발을 오른발에 모음	오른발 전진
4(&)보	오른발 제자리	왼발을 오른발 뒤로 록(lock)
5(1)보	왼발 제자리	오른발 전진
6(2)보	오른발 후진	왼발 전진
7(3)보	왼발 제자리	오른발 전진 후 3/8 우회전
8(4)보	오른발을 왼발에 모음	왼발 옆으로
9(&)보	왼발 제자리	오른발을 왼발에 모음
10(1)보	오른발 제자리	왼발 옆으로

로프 스피닝의 선행 피겨는 핸드 투 핸드|2 3 4&1 2 3 4&1|와 알레마나|2 3 4&1 2 3 4&1|가 대표적이다. 어느 것이나 여성은 선행 피겨의 마지막 10보에 스파이럴을 하고 오른발이 전진한다. 남성은 10보에서 오른손으로 여성의 등 뒤를 밀기 시작한다.

위 족형도는 선행 피겨 10보의 스파이럴을 한 다음부터 진행하는 스텝을 표시한 것이다.

· 연습

◇ fan – alemana – rope spinning – closed hip twist –

(21) 폴로 마이 리더 & 체이스 |follow my leader & chase|

· 폴로 마이 리더

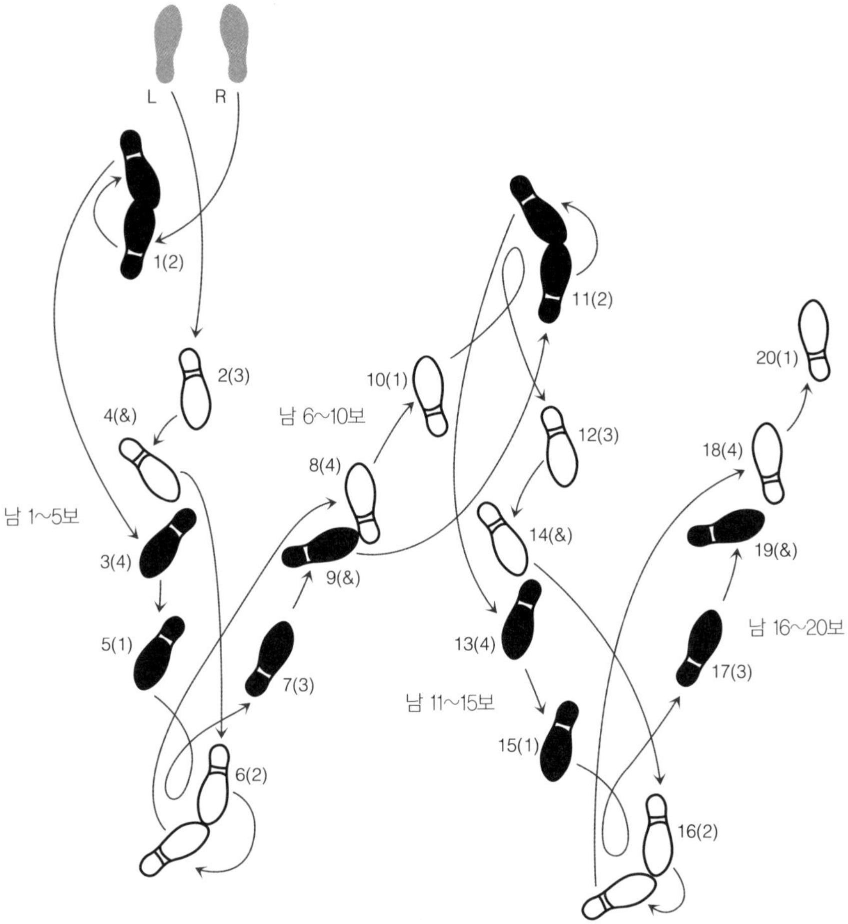

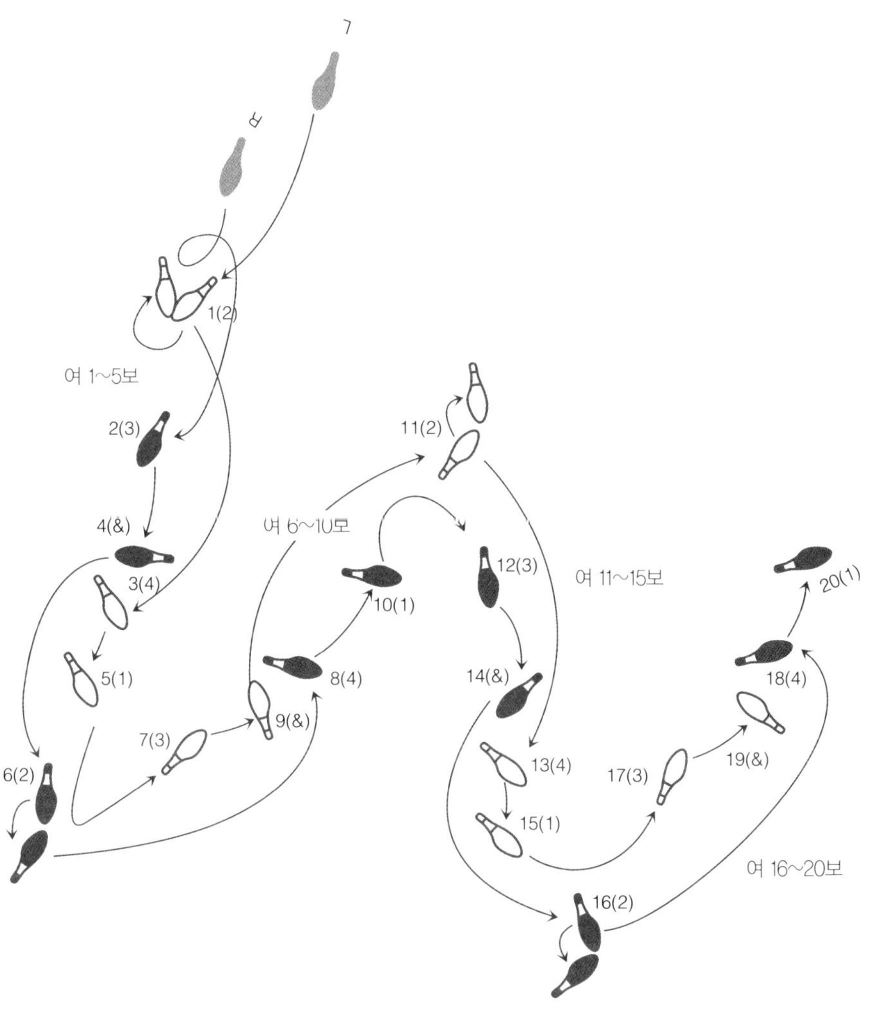

7
여
1(2)
여 1~5보
2(3)
4(&)
3(4)
5(1)
6(2)
7(3)
9(&)
8(4)
10(1)
여 6~10보
11(2)
12(3)
14(&)
13(4)
15(1)
16(2)
17(3)
19(&)
18(4)
20(1)
여 11~15보
여 16~20보

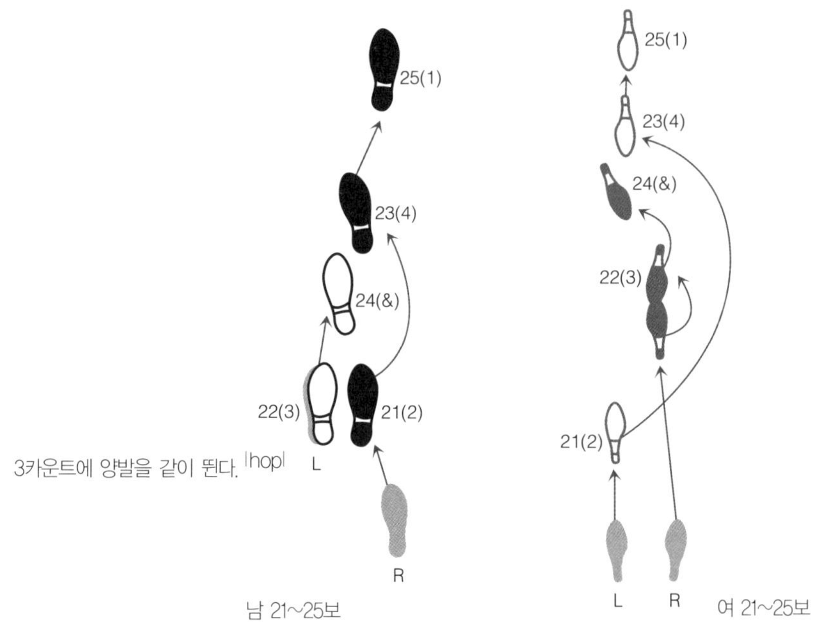

춤을 연습할 때는 항상 스텝에 대한 궁금증이 생겨야 춤이 발전한다.

여기서 남성 2보를 그냥 왼발 전진 스텝을 해도 스텝 순서가 맞게 되는데

왜 stomp를 할까? 이는 춤에 변화를 주고 여성과의 거리를 조정하기 위해서다.

스텝(카운트)	[남]	[여]
1(2)보	오른발 후진, 여성을 회전시킴	왼발 전진 후 알레마나 회전(우회전:1/4~3/8)
2(3)보	1/2 우회전 후 왼발 전진	오른발 전진(남성 따라감)
3(4)보	오른발 전진	왼발 전진
4(&)보	왼발 전진 록	오른발 전진 록(lock)
5(1)보	오른발 전진	왼발 전진
6(2)보	왼발 전진 후 1/2 우회전	오른발 전진 후 1/2 좌회전
7(3)보	오른발 전진	왼발을 오른발에 브러쉬한 후 전진
8(4)보	왼발 전진	오른발 전진
9(&)보	오른발 전진 록(lock)	왼발 전진 록(lock)
10(1)보	왼발 전진	오른발 전진
11(2)보	오른발 전진 후 1/2 좌회전	왼발 전진 후 1/2 좌회전
12(3)보	왼발 전진	오른발을 왼발에 브러쉬한 후 전진
13(4)보	오른발 전진	왼발 전진
14(&)보	왼발 전진 록(lock)	오른발 전진 록(lock)
15(1)보	오른발 전진	왼발 전진
16(2)보	왼발 전진 후 1/2 우회전	오른발 전진 후 1/2 좌회전
17(3)보	오른발 전진	왼발을 오른발에 브러쉬한 후 전진
18(4)보	왼발 전진	오른발 전진
19(&)보	오른발 전진 록(lock)	왼발 전진 록(lock)
20(1)보	왼발 전진	오른발 전진
21(2)보	오른발을 왼발에 모음	왼발 전진
22(3)보	양발 같이 뜀(stomp)	오른발 전진 후 1/2 좌회전
23(4)보	오른발 전진	왼발 후진
24(&)보	왼발 전진 록(lock)	오른발 후진 록(lock)
25(1)보	오른발 전진	왼발 후진

선행 피겨로 오버턴드 알레마나를 하는데 남성은 슬립 샤세[2 3 4&1]를 한 후 오른발 후진[1보]하면서 여성을 회전[alemana]시킨다. 여성은 왼발로 알레마나 회전[1보]을 한 후 남성을 따라 간다. 1~5보는 선행, 6~20

보까지가 폴로 마이 리더이고 21~25보는 마무리 스텝이다. 폴로 마이 리더는 내추럴 톱 2회의 마지막 스텝|1카운트|에서 여성을 회전시키고 속행할 수도 있다. 6보, 11보, 16보의 회전량을 1/4로 하여 지그재그로 진행할 수 있다.

내추럴 톱 2회 후 폴로 마이 리더가 잘 안 되는 경우에는 내추럴 톱을 하지 않고 오픈 포지션에서 슬립 샤세의 마지막 스텝에 여성를 회전시키면서 연습한 후 숙달되면 내추럴 톱 2회 후 폴로 마이 리더로 연결한다.

· 연습

◇ alemana - follow my leader - open hip twist - fan -

· 체이스

남 1~5보
2(3)
1(2)
4(&)
3(4)
L
R
11(2)
5(1)
10(1)
9(&)
8(4)
7(3)
12(3)
6(2)
남 6~10보
14(&)
13(4)
남 11~15보
15(1)
18(4)
20(1)
16(2)
17(3)
19(&)
남 16~20보
25(1)
23(4)
24(&)
22(3)
21(2)
R
남 21~25보
L

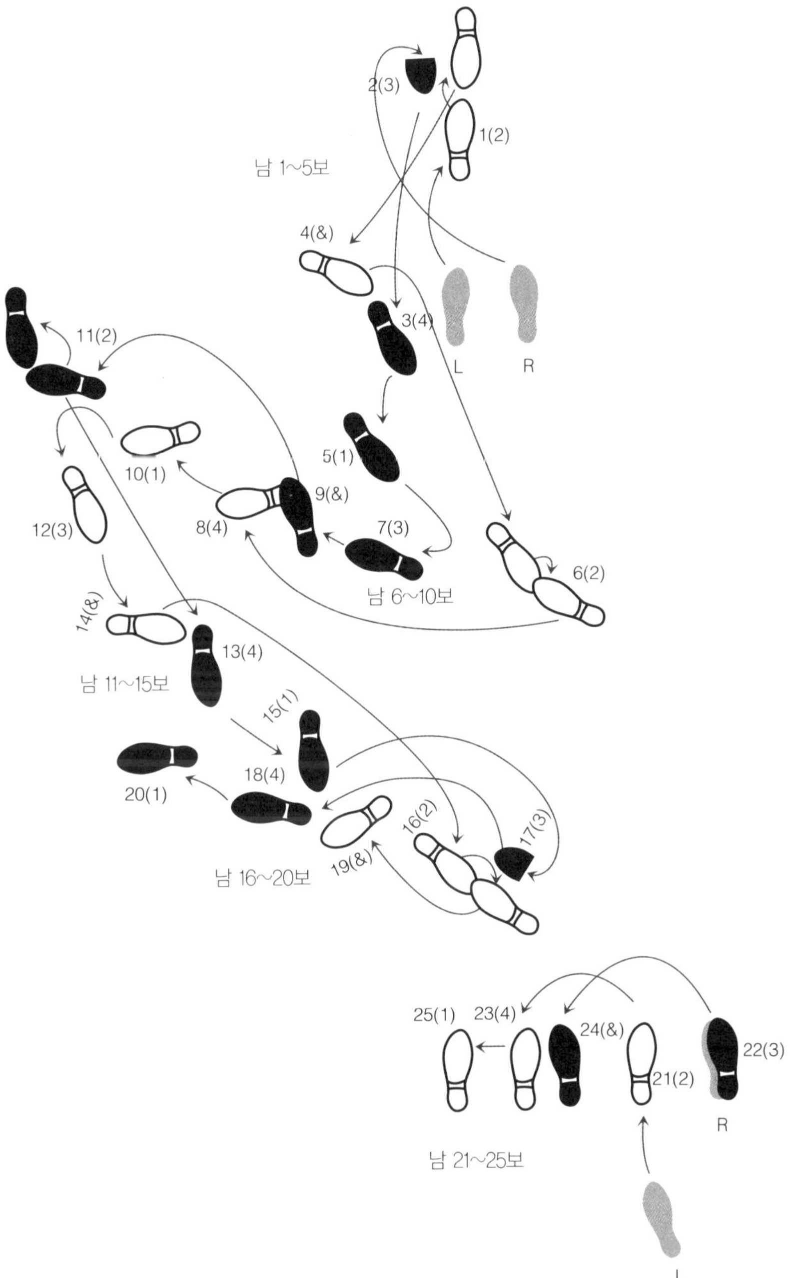

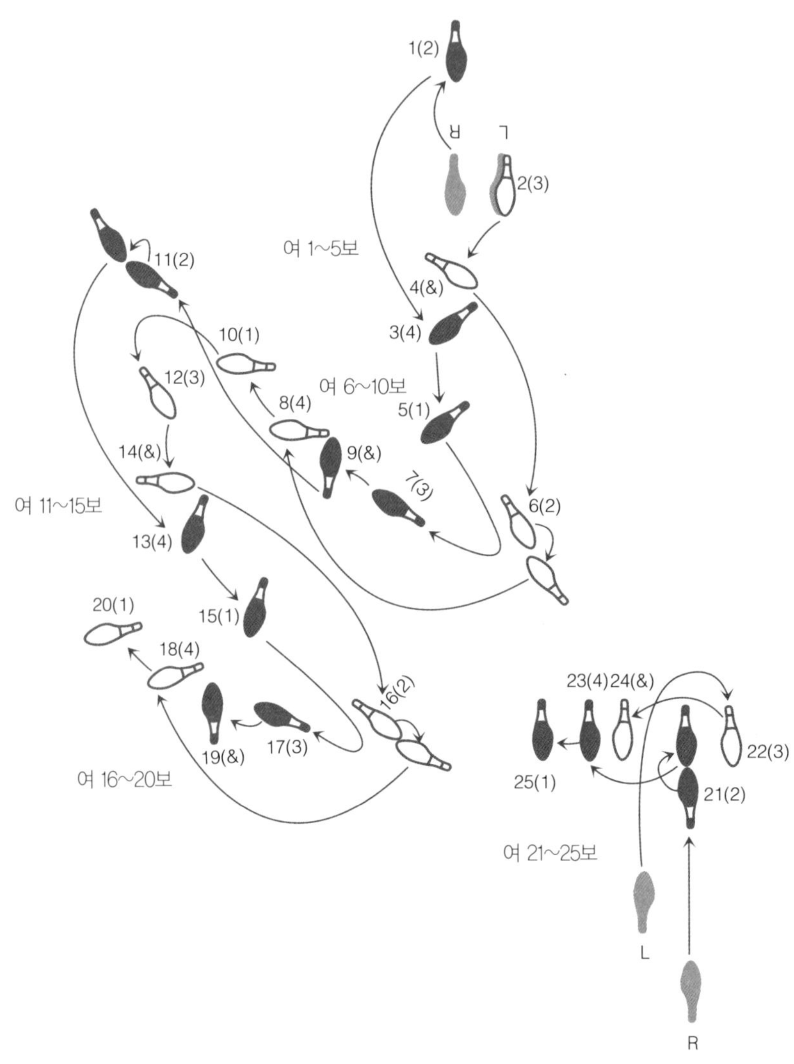

1(2)
ㅂ ㄱ
2(3)
여 1~5보
4(&)
3(4)
11(2)
10(1)
12(3)
8(4)
여 6~10보
5(1)
9(&)
14(&)
7(3)
6(2)
여 11~15보
13(4)
15(1)
20(1)
18(4)
16(2)
23(4) 24(&)
25(1)
22(3)
19(&) 17(3)
21(2)
여 16~20보
여 21~25보
L
R

스텝(카운트)	[남]	[여]
1(2)보	왼발 전진 후 1/2 우회전	오른발 후진
2(3)보	오른발을 왼발 옆에 포인트	왼발 제자리
3(4)보	오른발 전진	오른발 전진
4(&)보	왼발 전진 록(lock)	왼발 전진 록(lock)
5(1)보	오른발 전진	오른발 전진
6(2)보	왼발 전진 후 1/2 우회전	왼발 전진 후 1/2 우회전
7(3)보	오른발을 왼발에 브러쉬 후 전진	오른발을 왼발에 브러쉬 후 전진
8(4)보	왼발 전진	왼발 전진
9(&)보	오른발 전진 록(lock)	오른발 전진 록(lock)
10(1)보	왼발 전진	왼발 전진
11(2)보	오른발 전진 후 1/2 좌회전	오른발 전진 후 1/2 좌회전
12(3)보	왼발을 오른발에 브러쉬 후 전진	왼발을 오른발에 브러쉬 후 전진
13(4)보	오른발 전진	오른발 전진
14(&)보	왼발 전진 록(lock)	왼발 전진 록(lock)
15(1)보	오른발 전진	오른발 전진
16(2)보	왼발 전진 후 1/2 우회전	왼발 전진 후 1/2 우회전
17(3)보	오른발을 왼발 옆에 포인트	오른발을 왼발에 브러쉬 후 전진
18(4)보	오른발 전진	왼발 전진
19(&)보	왼발 전진 록(lock)	오른발 전진 록(lock)
20(1)보	오른발 전진	왼발 전진
21(2)보	왼발을 오른발에 모음	오른발 전진 후 1/2 우회전
22(3)보	오른발 제자리	왼발을 오른발에 모음
23(4)보	왼발 옆으로	오른발 옆으로
24(&)보	오른발을 왼발에 모음	왼발을 오른발에 모음
25(1)보	왼발 옆으로	오른발 옆으로

선행 피겨 |베이식 무브먼트|의 남성 오른쪽 |여성 왼쪽| 샤세 |4&1| 또는 남성 오른발 |여성 왼발|로 끝나는 전진 |여성 후진| 록 샤세 후에 시작한다. 1~5보는 선행 스텝이고 6~20보까지가 체이스이다. 21~25보는 마무리 스텝

이다.

체이스와 폴로 마이 리더는 스위블 방식을 같이 할 수 있고 다르게 할 수도 있다. 차이점은 체이스는 남녀가 같은 발을 움직이고 폴로 마이 리더는 다른 발을 움직인다.

· 연습

◇ forward three cha cha |여성 후진| - chase - time step |21~25보|

　　- right time step

위 피겨 조합대로 오른쪽 타임 스텝을 하면 오른발에 체중이 옮겨지기 때문에 다음 스텝을 왼발로 시작할 수 있다.

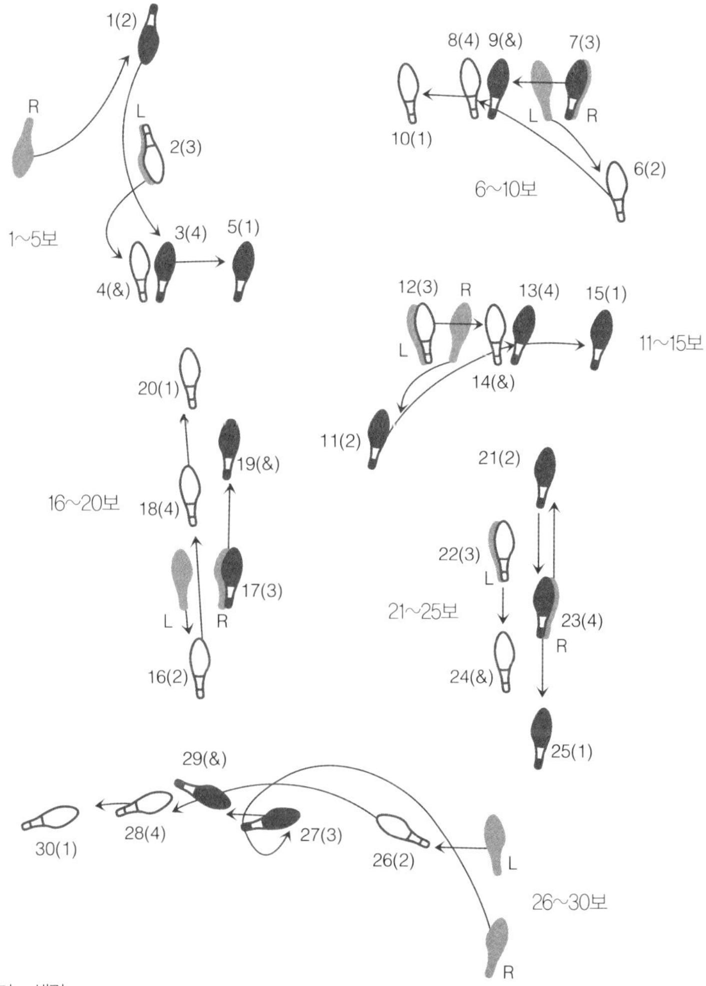

⑵⑵ 스위트하트 |sweetheart|

남성 족형도는 생략.

1~5보 : 슬립 샤세

6~10보 : 여성 11~15보와 같음. 다만 6보 오른발을 왼발 앞으로 체크한다.

11~15보 : 여성 6~10보와 같음. 다만 11보 왼발을 오른발 앞으로 체크한다.

16~25보 : 여성 16~25보와 같으나 다만 발이 대칭이다.

26~30보 : 콤팩트 샤세

스텝(카운트)	[남]	[여]
1(2)보	왼발 전진	오른발 후진
2(3)보	오른발 제자리	왼발 제자리 후 1/2 좌회전
3(4)보	왼발 뒤로 토	오른발 옆으로
4(&)보	오른발 제자리	왼발을 오른발에 모음
5(1)보	왼발을 오른발에 모음	오른발 옆으로
6(2)보	오른발 왼쪽으로 전진 체크	왼발 후진
7(3)보	왼발 제자리	오른발 제자리
8(4)보	오른발 옆으로	왼발 옆으로
9(&)보	왼발을 오른발에 모음	오른발 왼발에 모음
10(1)보	오른발 옆으로	왼발 옆으로
11(2)보	왼발을 오른쪽으로 전진 체크	오른발 후진
12(3)보	오른발 제자리	왼발 제자리
13(4)보	왼발 옆으로	오른발 옆으로
14(&)보	오른발을 왼발에 모음	왼발을 오른발에 모음
15(1)보	왼발 옆으로	오른발 옆으로
16(2)보	오른발 후진	왼발 후진
17(3)보	왼발 제자리	오른발 제자리
18(4)보	오른발 전진	왼발 전진
19(&)보	왼발 짧게 전진	오른발 짧게 전진
20(1)보	오른발 전진	왼발 전진
21(2)보	왼발 전진	오른발 전진
22(3)보	오른발 제자리	왼발 제자리
23(4)보	왼발 후진	오른발 후진
24(&)보	오른발 짧게 후진	왼발 짧게 후진
25(1)보	왼발 후진	오른발 후진
26(2)보	오른발 후진	1/8 좌회전, 왼발 전진
27(3)보	왼발 제자리, &에 1/8 좌회전	오른발 전진 후 양발 볼로 1/2 좌회전
28(4)보	오른발 옆으로	왼발 후진
29(&)보	왼발을 오른발에 모음	오른발 후진 록(lock)
30(1)보	오른발 옆으로	왼발 후진

　남성은 1보 때 손을 R to R로 바꿔 잡고 2보 때 오른손을 어깨 높이로 올려 여성을 당겨 좌회전하게 한다. 18~20보, 23~25보는 러닝 샤세를 한다.

　오픈 포지션에서 슬립 샤세를 하면서 L to R에서 R to R로 손을 바꿔 잡으면서 여성의 오른쪽 어깨로 남성의 오른손을 올린다. 그리고 왼손으로 여성의 오른손을 잡는다. 이것이 스위트 하트의 신호[사인]이다. 마무리는 팬으로 끝날 수도 있고 오픈 포지션으로 끝날 수도 있다. 오픈 포지션으로 마무리하기 위해서는 여성이 후진할 때 남성은 270도 좌회전하면서 여성을 따라 전진 샤세를 한다.

　· 연습
　◇ open position - sweet heart - fan [or open position] -

⑵⑶터키시 타월 |turkish towel|

*족형도 1~5보 생략(남 : 슬립 샤세, 여성 : 알레마나 전반부 1~5보).

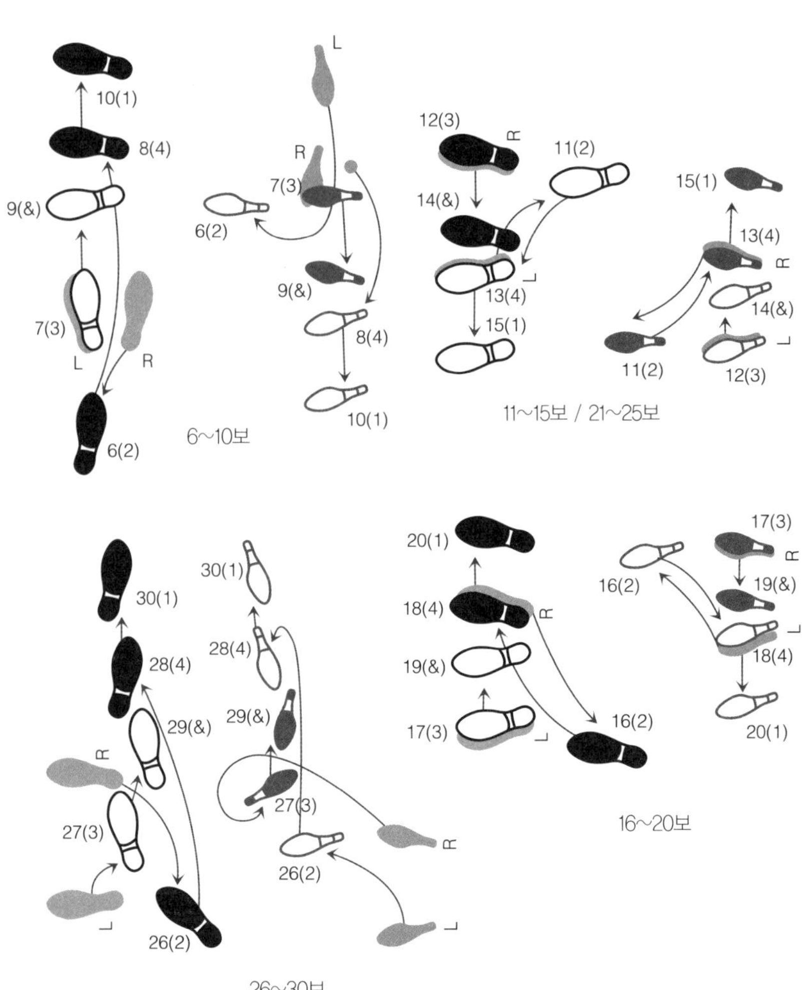

스텝(카운트)	[남]	[여]
1(2)보	왼발 전진	오른발 후진
2(3)보	오른발 제자리	왼발 제자리
3(4)보	왼발 토로 후진	오른발 짧게 전진
4(&)보	오른발 제자리	왼발 전진 록(lock)
5(1)보	왼발을 오른발에 모음	오른발 짧게 전진 후 1/8 우회전
6(2)보	오른발 후진	왼발 전진 후 1/2 우회전
7(3)보	왼발 제자리, 1/4 좌회전	오른발 전진
8(4)보	오른발 옆으로	알레마나 턴 후 왼발 옆으로
9(&)보	왼발을 오른발에 모음	오른발을 왼발에 모음
10(1)보	오른발 옆으로	왼발 옆으로
11(2)보	왼발 후진	오른발 전진
12(3)보	우른발 제자리	왼발 제자리
13(4)보	왼발 옆으로	오른발 옆으로
14(&)보	오른발을 왼발에 모음	왼발을 오른발에 모음
15(1)보	왼발 옆으로	오른발 옆으로
16(2)보	오른발 후진	왼발 전진
17(3)보	왼발 제자리	오른발 제자리
18(4)보	오른발 옆으로	왼발 옆으로
19(&)보	왼발을 오른발에 모음	오른발을 왼발에 모음
20(1)보	오른발 옆으로	왼발 옆으로
21(2)보	왼발 후진	오른발 앞으로
22(3)보	오른발 제자리	왼발 제자리
23(4)보	왼발 옆으로	오른발 옆으로
24(&)보	오른발을 왼발에 모음	왼발을 오른발에 모음
25(1)보	왼발 옆으로	오른발 옆으로
26(2)보	1/8 우회전, 오른발 후진	왼발 전진
27(3)보	왼발 전진	오른발 전진 후 볼로 1/2 좌회전
28(4)보	오른발 전진	왼발 후진
29(&)보	왼발 전진 록(lock)	오른발 후진 록(lock)
30(1)보	오른발 전진	왼발 후진

남성은 2보에서 L to R을 R to R로 바꿔 잡고 3~5보에 오른손을 올려 여성이 언더암 턴을 하도록 리드한다. 8보에 오른손을 여성의 오른 어깨에 얹은 채 여성의 오른편에 선다. 10보에 왼손으로 여성의 왼손을 잡는다. 11보에 잡은 손을 머리 위를 지나 가슴께로 가져온다. 12보에 잡은 손을 머리 위로 든다. 13~15보는 잡은 왼손 밑을 지나며 왼쪽 샤세를 하며 왼손을 왼쪽 어깨에 얹은 채 여성의 왼편에 선다. 16~20보, 21~25보의 리드는 손만 바꾸고 13~15보와 같이 한다. 26보는 왼손은 놓고 오른손은 오른쪽으로 당겨 여성이 턴하도록 한다. 여성은 7보에 언더암 턴을 한다. 15보, 20보, 25보 때 서로 상대방의 얼굴을 본다.

· 연습
◇ open position - turkish towel - open position -

터키시 타월은 오픈 포지션으로 끝나기 때문에 남성이 여성 쪽으로 다가가서 벌어진 간격을 적당히 조정하여 L to R 상태를 만들면 오픈 히프 트위스트로 연결할 수 있다.

4. 자이브 |Jive|

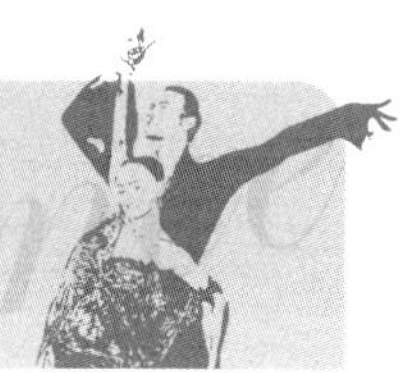

1) 자이브의 기원

자이브는 재즈 음악의 일종인 스윙 리듬에 맞추어 추는 강렬한 춤을 말하며 어원은 난센스 |nonsense : 무의미, 허튼소리|, 엉터리, 야유 등의 뜻이라고도 하며 1910년대에 뉴올리언스에서 흑인들에 의해 재즈 음악이 발생하였고 이 음악이 시카고와 뉴욕 등으로 퍼지며 이 음악에 맞는 흑인 춤들이 등장했다. 1920년대부터 1940년대까지 스윙은 고통 받는 미국 흑인들이 자신의 감정을 마음껏 내보일 수 있는 해방구 역할을 했다. 댄서들의 체공 시간이 길었기 때문에 대서양을 횡단한 찰스 린드버그 |Charles Lindbergh|의 이름을 따게 된 린디 홉 |Lindy hop|에 1934년 북미 흑인들의 격렬하고 도약적인 스윙액션, 익살맞은 제스처, 애크러배틱 |Acrobatic : 재주넘기| 등을 곁들인 할렘가 사보이춤이 합쳐져 그 모습이 마치 '마구 흔들어대는 곤충 |Jitterind bug|이 광분한 것 같다'고 묘사함으로써 지르박 |Jitterbug 또는 스윙댄스|으로 알려지게 되었다. 이 춤은 부기우기 |Boogie-Woogie|, 로큰롤 |Rock & Roll|, 트위스트 |Twist|, 디스코 |Disco|, 허슬 |Hustle|과 같은 변형된 춤으로 지속되어 왔으며 제2차세계대전까지 미군 |GI|들의 주둔지에서 많이 추었다. 특히 전쟁으로 인하여 '내일은 내일이고 오늘만 생각하자'는 분위기가 이 춤을 급속히 유행시켰다. 이 원스텝 |One step : 일명 Single

step|의 지르박을 영국 무도강사들이 샤세 |일명 Two step or Triple step|로 개
량·발전시켜 1950년 영국의 무도강사 협의기구인 OBBD |Official Board of
Ballroom Dancing|에서 이를 승인하고부터 자이브라는 공식 명칭이 사용되
었다.

2) 자이브 리듬의 발달 과정

자이브는 지르박의 원스텝을 샤세로 개량·발전시킨 것이다. 처음에
는 Q Q S S에서 Q Q Q Q Q Q으로, 그 후 현재의 자이브 카운트 Q Q
QaQ QaQ으로 발전되었다.

스텝 연습

우선 남녀가 마주 보고 선다. 여성은 남성과 반대 발을 움직이면 된
다. 스윙의 리듬과 같고 남성을 기준으로 설명한다.

(1) Q Q S S=1 1 2 2

    · Q : 왼발 뒤로 |rock|

    · Q : 오른발 제자리

    · S : 왼발 왼쪽 옆으로

    · S : 오른발 제자리

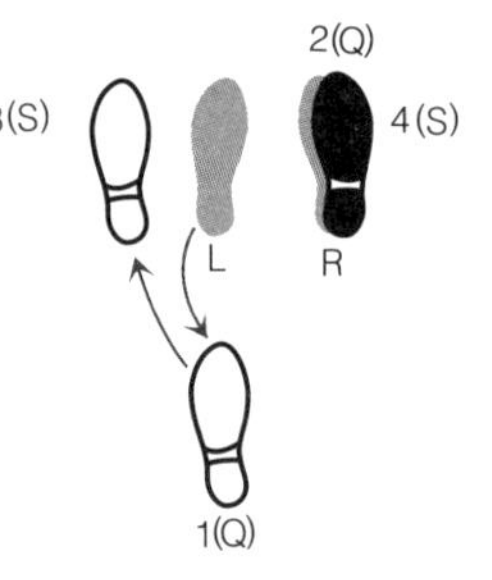

(2) Q Q Q Q Q Q=1 1 1 1 1 1

    · Q : 왼발 뒤로 |rock|

    · Q : 오른발 제자리

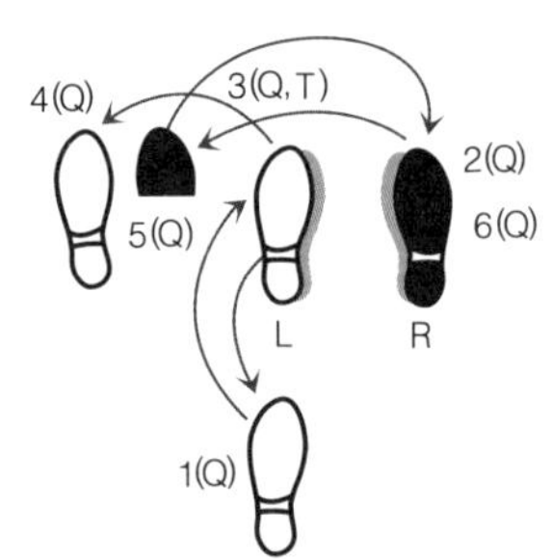

· Q : 왼발 오른발 옆에 포인트 |체중을 옮기지는 않음|

· Q : 위 오른발 옆에 포인트한 왼발을 왼쪽 옆으로 체중이동

· Q : 오른발을 왼발 옆에 포인트 |체중을 옮기지는 않음|

· Q : 위 왼발 옆에 찍은 오른발을 오른쪽 옆 제자리로 체중
이동

(3) Q Q QaQ QaQ = 1 1 3/4 1/4 1 3/4 1/4 1 |자이브 베이식 참조|

· Q : 록 |왼발 뒤로|

· Q : & |오른발 제자리|

· QaQ : 왼쪽 샤세

· QaQ : 오른쪽 샤세

(4) 더욱 발전된 자이브 스텝

리듬은 (3)과 같지만 스텝이 고난도다.

· Q |rock| : 1박자에 체중과 함께 왼발 뒤로 옮긴다.

· Q |&, replace| : 1박자를 두 개로 쪼개어 3/4, 1/4로 나누어 &
와 a로 스텝한다. 즉 &에 오른발 제자리에서 체중을 옮기
고 a에 체중이 있는 오른발을 제자리에서 다시 한 번 위로
뛰었다 제자리에 다시 놓는다. 즉 홉한다.

· QaQ |3a4, 좌로 샤세| : 3과 a는 한 발씩 스텝하면서 체중을
옮긴다. 4카운트를 위의 2보와 같이 &과 a로 나누어 스텝
한다.

· QaQ |3a4, 우로 샤세| : 위의 좌로 샤세와 같은 방법이다. 이것
은 경기에 나갈 때 사용하면 좋다. 그러나 숙달되기 어려우

므로 일반 동호인들은 굳이 이와 같이 복잡한 스텝을 할 필요는 없다.

(5)킥 |또는 플릭| **볼 체인지** |kick or flick ball change|

킥 볼 체인지는 양발 모두 사용할 수 있지만 여기서는 설명의 편의상 폴어웨이 록의 남성 왼발 |1보| 요령을 설명한다. 여성은 반대로 생각하면 된다.

폴어웨이 록 1 2 3 a 4 5 a 6=rock & QaQ QaQ, 차는 |kick| 방법은 크게 앞, 옆, 뒤 세 가지로 분류할 수 있지만 꼭 3가지에 구애될 필요는 없다.

1보 : 1=1+a, 즉 1과 a로 나누어서 1 |3/4박|에 차고 a |1/4박|에 찬 발을 마룻바닥에 놓고 2보를 딛는다.

요령은 왼발 |또는 왼 다리|에 힘을 빼고 발뒤꿈치가 왼쪽 히프에 닿게 무릎을 뒤로 굽혀 발을 뒤로 걷어차 올린다. 히프까지 걷어차 올린 발을 다시 뒤로 뻗은 |flick or kick| 다음 왼발을 오른발 뒤에 놓는다. 이러한 일련의 동작이 1박자에 이루어져야 한다.

물론 왼발을 앞으로도 킥 볼 체인지 |코카 롤라 2번의 19~24보|를 할 수 있고 스톱 & 고 등 다른 스텝에서도 응용할 수 있다.

3) 자이브의 특징

① 빠른 분절음의 오픈 샤세 |open chasse|, 조금 느린 백 브레이크 록 |back break rock|과 전진 리플레이스 |replace|로 이루어진 베이식 스텝이 특징이다.

· 리플레이스 : 시작과 동시에 순간적으로 마룻바닥에서 발을 떼서 들어 올리는 것. 1 |rock| 2 |&|에서 2를 할 때, 즉 남성의 오른발에 체중이 옮겨질 때 왼발은 처음 시작할 때의 위치로 돌아온다는 뜻.

· 브레이크 |break| : 움직임을 중단하는 것.

② 의도적으로 히프를 흔들지 않고 체중 두는 발에 히프가 자연스럽게 따라가면서 스윙이 되어야 한다.

③ 무릎과 몸을 통해서 QaQ 리듬을 느껴야 한다.

④ 샤세의 마지막 스텝의 중심에 히프가 중앙에 오는 기본자세로 돌아온다.

⑤ 어깨 근육에 약간의 텐션이 있어야 리드할 수 있고 폴로할 수 있다.

⑥ 뮤지컬 악센트는 첫 박자, 퍼큐시브 악센트는 두 번째와 네 번째 박자에 있다.

4) 자이브 샤세 |QaQ| 의 종류

· 오픈 샤세 : 2보를 완전히 모으지 않고 반쯤 닫고 3보를 벌리는 하프 샤세 |half chasse|. 보통 빠르게 움직일 때 사용한다.

· 샤세 투 레프트 & 라이트 |chasse to left & right| : 좌·우로 벌리고 모으고 벌리고 하는 샤세

· 포워드 & 백워드 샤세 |forward & backward chasse| : 앞으로 모으고 앞

으로 향하거나, 뒤로 모으고 뒤로 향하는 샤세 |록을 하지 않는다|

· 콤팩트 샤세 |compact chasse| : 제자리에서 체중만 이동하는 샤세

· 터닝 샤세 |turning chasse| : 콤팩트 샤세와 같이 거의 제자리에서 하는

샤세로서 발을 약간 움직이면서 회전한다.

5) 자이브의 풋워크

우선 플랫 |flat|의 용어를 정리할 필요가 있다. 플랫이란 발바닥 전체

가 마룻바닥에 닿아 있는 상태를 말한다. 여기서는 플랫을 '체중이 실

린 상태'의 의미로 사용한다.

중요한 것은 모던이든 라틴이든 특별한 경우를 제외하고는 거의 볼

에 체중이 있어야 한다. 자이브에서도 마찬가지로 체중이동은 항상 볼

을 사용하여 이동한다. 즉 자이브의 모든 스텝은 발목과 무릎이 느슨한

상태에서 볼을 이용하여 체중을 이동하면서 이루어진다고 생각하면 된

다. 그리고 어깨 근육에 약간 장력이 있어야 리드를 할 수 있고 리드를

받을 수 있다.

볼 → 볼의 형태로 스텝하는 경우는 체중이 볼에서 볼로 이동하니 의

문이 없지만 볼 → 플랫의 형태로 스텝하는 경우는 체중이동은 볼을 이

용하여 볼이 먼저 마룻바닥에 닿으면서 발 전체 |flat|를 바닥에 닿게 한

다. 하지만 이론적으로 그렇다는 뜻이지 실제로 빠른 음악의 자이브를

출 때는 볼을 마룻바닥에 딛음과 동시에 힐을 놓는다고 생각하면 된다.

자이브는 40~46소절이므로 느린 음악은 상당히 느리다. 따라서 느린

음악의 자이브와 빠른 음악의 자이브의 풋워크는 조금 다르다.

1 2 3a4 5a6 =Q Q QaQ QaQ =rock & QaQ QaQ

|샤세 Q |3/4| a |1/4| Q |1|의 풋워크|

① 느린 박자의 자이브

　· Q |3| - 1보 : 볼 → 플랫

　· a |a| - 2보 : 볼

　· Q |4| - 3보 : 볼 → 플랫

② 빠른 박자의 자이브

　· Q |3| - 1보 : 볼

　· a |a| - 2보 : 볼

　· Q |4| - 3보 : 볼 → 플랫

느린 박자는 바운스, 빠른 박자는 스프링 액션으로 구별한다. 바운스는 부드럽게 느껴지는 것을 말하고 스프링 액션은 용수철 튕기듯 느껴지는 것을 말한다.

|자이브와 차차차 샤세의 구별|

차차차의 4&1 : 4 |1/2박| & |1/2박| 1 |1박|

자이브의 QaQ : Q |3/4박| a |1/4박| Q |1박|

위와 같이 차차차의 경우 4&는 한 박자를 반으로 나누어 4 |1/2|와 & |1/2|를 똑같은 시간의 길이로 스텝하면 되므로 그리 어렵지 않다. 그러나 자이브의 경우 Qa는 Q |3/4|과 a |1/4|이므로 한 박자를 3/4과 1/4로 수학적으로 나누기는 쉬워도 실재로 스텝하기는 매우 어렵다. 그러므로 연습할 때 특히 주의를 요한다.

QaQ=Q┠┄a┠Q┠┄┄='퀴-익 아퀴--익'과 같이 입으로 크게 소리를 내면서 연습한다. 첫 Q은 길게 '퀴-익' a는 짧게 '아' a와 뒤의 Q을 붙이면서 뒤 Q도 길게 '아퀴--익'으로 연습한다.

6) 자이브 베이식과 폴어웨이 록의 분습법

자이브 베이식과 폴어웨이 록을 구별하지 않고 가르치는 선생님도 있다. 위 두 가지를 반드시 구별할 필요는 없지만 이론적으로는 구별할 수 있다.

준비 자세

오른발에 체중을 완전히 두고 왼발은 약간 비스듬히 |아니면 차렷자세에서 그냥 체중 없이| 옆으로 포인트한다. 그리고 양다리를 쭉 편다. 쭉 편다는 것은 양다리에 힘을 주면서 스트레칭하는 의미가 아니고 느슨하게 스트레칭하는 것이다. 발목과 무릎을 약간 굽혔다 펼 때 바운스가 이루어지면 느슨한 것이다.

우리가 자고 일어나서 기지개를 펴거나 준비운동을 위해 스트레칭할 때는 가능한 한 온몸과 팔다리에 힘을 주면서 쭉 펴거나 스웨이를 하지만 실제로 춤을 추거나 운동을 할 때는 가능한 한 힘을 빼고 느슨한 상태에서 팔다리를 쭉 펴서 길어 보이도록 한다.

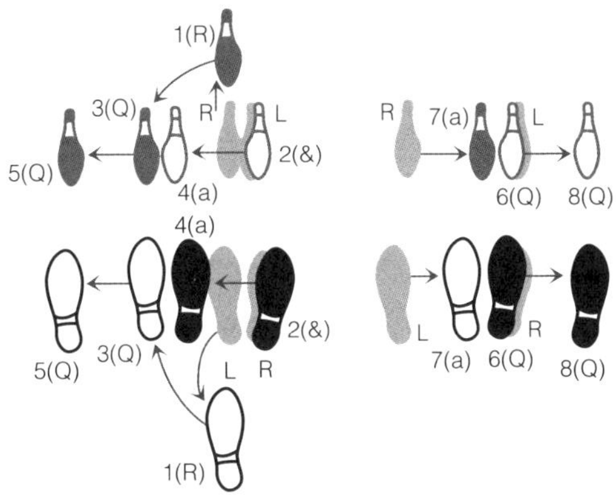

· Q Q QaQ QaQ＝1 2 3a4 3a4＝1 2 3a4 5a6

　＝one two quick a quick quick a quick ＝&① 1② &③ 2④ &⑤

　　3⑥ a⑦ 4⑧ &⑨ 5 a 6 &

①& : 1보를 하기 전에 오른쪽 히프를 헐겁게 하고 오른발 힐로 바
　닥을 힘껏 누른다. 두 다리로 서 있다가 힘든 경우 한쪽 다리로 체
　중을 옮기면 체중 있는 쪽 히프가 헐겁게 뒤로 빠져나가는 경우와
　비슷하다. 이때 주의해야 할 점은 히프를 의도적으로 옆으로 빼면
　보기가 안 좋다. 체중이 있는 쪽 다리와 몸체가 일직선으로 곧게
　서 있고 히프만 헐겁게 되어야 한다.

②1 : 위 &의 상태에서 서포팅 풋 |오른발|을 밀면서 왼발을 뒤로 |오른
　발 뒤로가 아니고 왼발 똑바로 뒤로| 딛는다. 이 경우에도 남성이 여성을 약
　간 미는 텐션이 있어야 한다. 만일 전혀 텐션이 없다면 왼발을 후

진 할 수 없고 왼발은 제자리에서 스텝을 밟아야 한다. 이때 양다리는 스트레칭 상태, 체중은 왼발에 완전히 이동한다. 오른쪽 발 → 발목 → 무릎 → 골반 순으로 마룻바닥을 누르면서 밀어서 왼발을 뒤로 딛고 체중을 이동한다. 이때 오른 다리는 가능한 한 스트레칭하도록 한다.

③ & : 왼발로 바닥을 힘껏 누르고 히프는 헐겁게, 이때 오른 다리 |또는 무릎|는 약간 굽힌다.

④ 2 : 서포팅 풋 |왼발|을 밀면서 체중을 오른발로 옮김과 동시에 스트레칭, 즉 왼발 → 발목 → 무릎 → 골반 순으로 마룻바닥을 누르면서 체중을 오른발로 이동함과 동시에 왼발은 원래 위치로 |replace|.

⑤ & : 오른 다리로 마룻바닥을 힘껏 누르고 히프는 헐겁게.

⑥ 3 : 왼발을 약간 옆으로 벌리면서 볼 |또는 볼 플랫|

⑦ a : 오른발을 왼발에 볼로 모은다.

⑧ 4 : 왼발을 옆으로 이동하면서 볼 플랫

⑨ & : 왼 다리로 마룻바닥을 힘껏 누르고 히프는 헐겁게.

5 a 6는 3 a 4와 같은 요령. 여성은 남성과 대칭이다.

풋워크는 토 → 볼 → 힐 순으로 착지하되 볼을 마룻바닥에 힘껏 누르면서 힐은 천천히 바닥에 착지한다. 초보자인 경우는 힐이 마룻바닥에 완전히 착지하도록 한다. 초보인 경우는 힐이 완전히 착지하지 않으면 왼발에 체중이 완전히 옮겨지지 않을 수가 있다. 그러나 음악이 빠르고 숙달된 프로나 선수들은 힐을 바닥에 착지 안 하는 경우도 있다. 볼만으로도 체중이동을 완전히 할 수 있기 때문이다.

히프는 의도적으로 흔들지 않고 체중을 두는 발에 히프가 따라가면서 스윙이 되어야 한다. 라틴의 클로즈드 홀드는 모던과는 좀 다르다.
특히 자이브 베이식의 경우는 잡은 손 |남 : 왼팔, 여 : 오른팔|의 팔은 90도
정도로 꺾어서 손목에서 팔꿈치까지가 거의 닿아 있도록 유지하는 것
이 좋다.

폴어웨이 록 |fallaway rock|

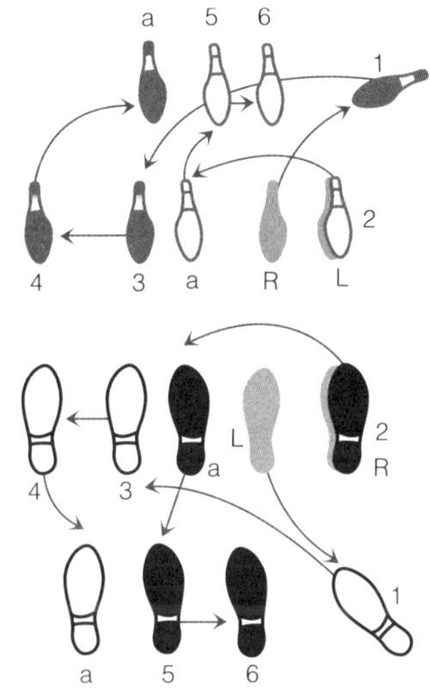

· Q Q QaQ QaQ = 1 2 3a4 3a4 = 1 2 3a4 5a6 = &① 1② &③ 2④ &
⑤ 3⑥ a⑦ 4⑧ &⑨ 5 a 6 &

자이브 베이식과 비슷하므로 다른 점만 설명한다.

②1 : 위 ①의 &에서 서포팅 풋 |오른발|을 밀면서 왼발을 오른발 뒤로
45도 후진 |여성 : 남성의 리드에 따라 45도 또는 90도 후진|, 이때 양다리는 스

트레칭하고 체중은 왼발에 완전히 이동한다. 1보는 남녀 후진하는 발의 각도만 다르고 나머지 요령은 자이브 베이식과 같다.

⑥ 3 |3/4박| : 왼발을 약간 옆으로 벌리면서 볼|또는 볼 플랫|, 상급자는 볼의 인사이드 에지로 딛고 체중을 이동한다.

⑦ a |1/4박| : 오른발을 왼발에 볼로 모음. a의 타임 |1/4박|이 매우 짧기 때문에 볼로 모으지만 동영상을 보면 거의 플랫으로 보인다.

⑧ 4 |1박| : 왼발을 옆으로 이동하면서 볼 플랫

오픈 포지션에서는 여성이 회전하도록 리드를 할 수 없으므로 자이브 베이직을 하고 클로즈드 포지션에서는 폴어웨이 록을 많이 사용한다.

폴어웨이 록에서 남성 왼발과 여성 오른발을 서포팅 풋 뒤로 후진하는 것은 남성이 텐션을 주면서 여성을 밀기 때문이다. 그런데 대부분 여성들은 클로즈드 포지션에서 1 |rock| 2 |&|를 할 때 남성의 텐션, 즉 리드와 상관없이 스스로 알아서 자동적으로 무빙 풋을 서포팅 풋 뒤로 후진한다. 물론 남성도 마찬가지다. 여성을 미는 힘의 반작용으로 몸이 돌아가는 것이지 스스로 회전하는 것은 아니다.

7) 댄스파티에서 루틴 없이 자이브 추는 방법

자이브 피겨의 스텝과 카운트, 족형도 등을 완전히 숙지한다

댄스스포츠는 남녀의 피겨가 대칭되는 것이 많지만 전혀 다른 것도 많다. 따라서 남녀는 각자 자기 피겨의 스텝, 카운트 또는 박자수, 족형도 등을 완전히 숙지하고 있어야 한다. 무의식중에 자연스럽게 나올 정

도로 숙달되어야 한다. 남성은 여성의 피겨를 알고 있으면 리드하는 것
이 훨씬 수월하다.

폴어웨이 록을 자유자재로 리드하는 방법을 습득한다

우선 클로즈드 포지션으로 홀드하고 폴어웨이 록[1 2 QaQ QaQ]을 90도
씩 좌우로 마음대로, 또는 한 방향으로 계속 여성을 리드한다. 또한 방
향이나 각도에 관계없이 여성을 리드한다. 이것이 숙달되면 180도 오
른쪽 또는 왼쪽 턴을 마음대로 하면서 여성을 리드한다.

링크 피겨 두 가지를 정확히 알아둔다

(1) 5보 링크

5보 링크[이하 링크라고 한다]는 1[록] 2 [&] QaQ [전진 샤세]의 5보 다음에 피
겨를 연결하는 역할을 한다.

· 피겨 조합
  ◇ fallaway rock - fallaway throwaway [open position] - link - whip -
    fallaway rock -
  ◇ fallaway rock - change of place right to left [open position] - link -
    whip - flea hop -

이 링크는 오픈 포지션에서 휩[whip]과 같은 피겨를 연결할 때 필요
하다.

(2) 8보 링크

8보 링크 |이하 링크 록이라 한다|는 1|록| 2 |&| QaQ |전진 샤세| QaQ |오른쪽 옆으로 샤세|의 8보 다음에 피겨를 연결하는 역할을 한다.

· 피겨 조합

◇ fallaway rock - fallaway throwaway |open position| - link rock |closed position| - jive walks -

◇ fallaway rock - change of place right to left |open position| - link rock |closed position| - mooch -

링크 록은 오픈 포지션에서 클로즈드 포지션으로 돌아올때 필요하다.

그 외 링크 역할을 하는 피겨를 알아둔다

(1) 브론즈 |bronze : 초급| 수준의 피겨는 모두 링크 역할을 한다

fallaway rock, change of place R to L |L to R|, american spin, change of hands behind back, jive walks 등 초급 피겨는 모두 링크라고 생각하면 된다. 링크란 피겨와 피겨를 연결하는 역할을 하는데, 춤을 추다 후행 피겨가 생각이 안 나면 평소 익숙한 초급 수준의 피겨를 사용하면서 후행 피겨를 생각해낸다.

클로즈드 포지션에서 폴어웨이 록을 한 다음 남성이 몸을 좌회전하면서 왼손을 앞으로 뻗어 |왼팔은 허리 정도까지 내려온다| 여성을 뒤로 밀면서 리드하면 오픈 포지션이 된다. 즉, 여성은 남성 앞에서 후진하면서 멀어지게 된다. 이것이 폴어웨이 스로어웨이 |fallaway throwaway|이다.

폴어웨이 스로어웨이에서 남녀가 손을 그대로 잡아당기면서 서로 만나면 이것이 8보 링크 록이며 클로즈드 포지션이 된다. 클로즈드 포지션에서 남성이 왼손을 위로 들어주면서 오른손으로 여성의 어깨 쪽을 밀면 여성은 남성의 팔 밑으로 스텝하면서 언더암 턴하고 후진한다. 이것이 체인지 오브 플레이스 라이트 투 레프트 |change of place R to L|이다. 이때 바로 남성이 왼손을 당기면서 위로 올리면 여성은 왼쪽으로 언더암 턴을 한 후 남성의 오른쪽으로 오게 된다. 이것이 체인지 오브 플레이스 레프트 투 라이트 |change of place L to R|이다. 여기서 링크 록을 하면 클로즈드 포지션이 된다.

(2) 초급 수준 피겨의 후행 피겨 정리

- fallaway rock : fallaway rock을 몇 번이고 반복할 수 있다. 그 외 fallaway throwaway, change of place R to L, jive walks, mooch 등.
- fallaway throwaway : link or link rock, change of place L to R, hip bump, sweetheart, shadow stalking walk, stop & go 등.
- change of place R to L : change of place L to R, american spin, stop & go, change of hands behind back 등.
- change of place L to R : change of hands behind back, american spin, stop & go 등.
- change of hands behind back : change of hands behind back, change of place L to R, american spin, stop & go 등.
- american spin : change of hands behind back, change of place L to R, american spin, stop & go 등.

· stop & go : change of hands behind back, change of place L to R, american spin, stop & go 등.

클로즈드 포지션과 오픈 포지션에서 연결되는 피겨 구별

(1) 클로즈드 포지션에서 시작하는 피겨

· fallaway rock

· fallaway throwaway

· change of places R to L

· The walks or promenade walks

· The whip

· whip throwaway

· curly whip

· toe hill swivels

· stalk walk, flicks and break |flicks into break|

· four kicks variation

· mooch

· reverse spin

· rotary zig zag

(2) 오픈 포지션에서 시작하는 피겨

· link |or link rock| – 5보 링크 또는 8보 링크

· change of places L to R

· change of hands behind back

· american spin

· stop & go

· miami special

· side passes

· hip bump

· chicken walks

· sweetheart

· shadow stalking walk

· ending to stop & go

· catapult

· shoulder spin

· flick cross

· coca rola |flick ball change|

· new york with spring

· spanish hops

(3) 더블 홀드 |double hold : 두 손을 잡는 것|를 사용하는 피겨

· windmill

· spanish arms

· rolling off the arm

· toe heel swivel

· swivel kicks & break

· double hold walks & flick swivel, back replace & chasse, kick
  ball change action, volta turn

· stalk walk in PP & CPP to swivel & spin

· swivel : fallaway kicks & drop points to merengue walks

링크 피겨 활용법

연습할 때는 각각 독립된 피겨로 연습한다. 이 방법은 모든 춤에 해당된다. 예컨대 자이브의 스위트하트 |sweetheart|와 섀도 스토킹 워크 |shadow stalking walk|의 연결 방법을 알아보자.

통상 단체반 레슨에서는 스위트하트에서 바로 섀도 스토킹 워크로 속행하도록 가르친다. 그래서 대부분의 여성들은 스위트하트를 한 다음 스스로 알아서 자기의 오른손을 허리께로 가져가 섀도 스토킹 워크를 하려고 한다. 이런 경우 능숙한 남성은 여성이 하자는 대로 따라하지만 초·중급 정도의 실력자는 자기가 배운 대로 하려고 하기 때문에 사인이 맞지 않는 경우가 생긴다.

이런 경우를 해결하기 위해서는 한 피겨가 끝나면 반드시 링크 역할을 하는 피겨를 사이에 넣고 다음 피겨를 연결하면 초·중급 정도도 불특정 상대를 만나 자기의 의도대로 훌륭하게 춤을 출 수 있다.

예컨대 오픈 포지션에서 스위트하트를 한 다음 바로 섀도 스토킹 워크로 연결하지 않고 폴어웨이 스로어웨이나 체인지 오브 플레이스 라이트 투 레프트를 한 번 하고 나서 섀도 스토킹 워크로 리드하면 대부분의 여성들은 남성이 리드한 대로 폴로를 잘한다.

피겨의 리드 방법 및 후행 피겨

자이브는 국내에 소개된 피겨가 82가지나 된다. 여기서는 브론즈 |bronze|, 실버 |silver|, 골드 |gold|의 몇 가지 피겨만을 구체적으로 검토하

여 초·중급자가 파티장에서 능숙하게 춤출 수 있도록 한다.

카운트는 Q Q Q aQ Q aQ을 편의상 1 2 3 a4 5 a6로 표시하기로 한다. 회전량은 그때 그때 상황에 따라 달리 출 수 있으므로 여기서는 많은 사람들이 사용하는 표준적인 것을 표시하기로 한다.

(1) 폴어웨이 록 |fallaway rock|

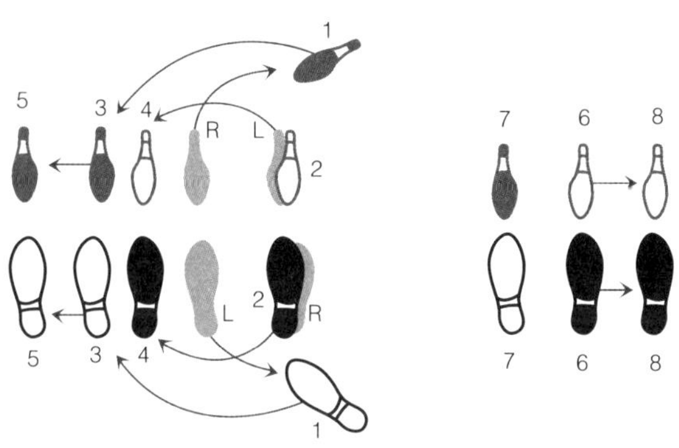

스텝(카운트)	[남]	[여]
1(1)보	1/8 좌회전 후 왼발 후진	1/8 또는 1/4 우회전 후 오른발 후진
2(2)보	오른발 제자리	왼발 제자리
3~5(3a4)보	왼쪽 샤세(LRL)	오른쪽 샤세(RLR)
6~8(5a6)보	오른쪽 샤세(RLR)	왼쪽 샤세(LRL)

L to R에 체중을 실은 채 밀고 당겨야 한다. 이것은 모든 춤의 리드에 공통된 것이다. 1, 2보를 할 때 여성은 스스로 몸을 움직여서는 안 된다. 남성이 밀고 당기면 같이 밀고 당기는 텐션에 의해 몸의 회전이 일어나야 한다. 남성은 2~5보에서 1/8 우회전을 하고 여성은 2~5보에서

1/8 또는 1/4 좌회전을 할 수 있다.

후행 피겨로는 basic in place, fallaway rock, fallaway throwaway, change of place R to L, mooch, the walks 등이 올 수 있다.

(2) 폴어웨이 스로어웨이 |fallaway throwaway|

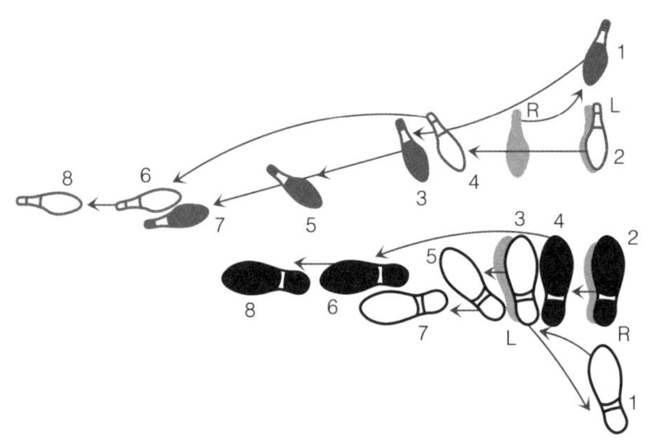

스텝(카운트)	[남]	[여]
1(1)보	1/8 좌회전 후 왼발 후진	1/4 우회전 후 오른발 후진
2(2)보	오른발 제자리	왼발 제자리
3~5(3a4)보	왼쪽 사선으로 전진 샤세(LRL)	오른발 오른쪽 샤세(RLR)
6~8(5a6)보	오른발 전진 샤세(RLR)	왼발 후진 샤세(LRL)

남성은 5보에서 잡은 손을 아래로 낮추면서 몸을 왼쪽|여성 : 오른쪽 스웨이|으로 기울이고 5~6보에 1/8 우회전을 한다. 여성은 2~5보에 3/8, 6~8보에 1/8 좌회전을 한다.

후행 피겨로는 change of place L to R, change of hands behind back 등이 있다.

(3) 링크 |link|

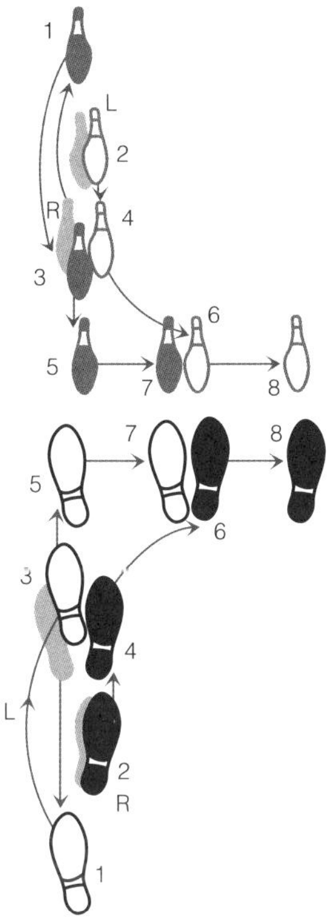

스텝(카운트)	[남]	[여]
1(1)보	왼발 후진	오른발 후진
2(2)보	오른발 제자리	왼발 제자리
3~5(3a4)보	왼쪽 샤세(LRL)	오른발 전진 샤세(RLR)
6~8(5a6)보	오른쪽 샤세(RLR)	왼쪽 샤세(LRL)

　선행 피겨가 오픈 포지션으로 끝나는 것은 모두 링크로 연결한 후 클로즈드 포지션으로 할 수 있다.

　후행 피겨로는 basic in place, fallaway rock, fallaway throwaway,

change of place R to L, the walks, mooch 등이 있다.

오픈 포지션으로 끝나는 피겨에는 fallaway throwaway, change of place R to L, change of place L to R, change of hands behind back, american spin, stop & go 등이 있다.

(4) 체인지 오브 플레이스 라이트 투 레프트 |change of place R to L|

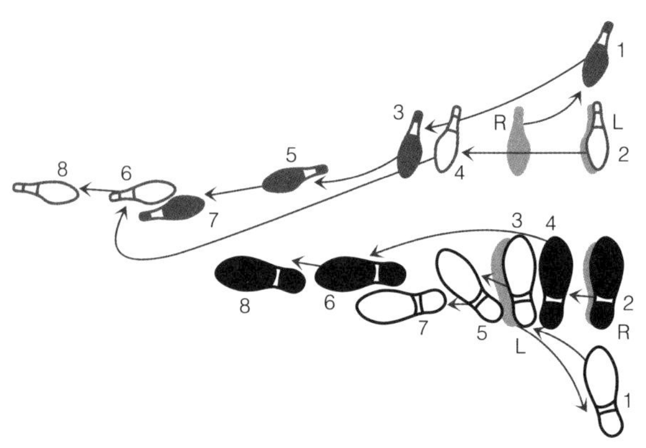

스텝(카운트)	[남]	[여]
1(1)보	1/8 좌회전 후 왼발 후진	1/4 우회전 후 오른발 후진
2(2)보	오른발 제자리	왼발 제자리
3~5(3a4)보	왼발 사선으로 전진 샤세(LRL)	오른쪽 샤세(RLR)
6~8(5a6)보	오른발 전진 샤세(RLR)	왼발 사선으로 후진 샤세(LRL)

남성은 3~4보에서 여성을 왼쪽으로 보내면서 5보에 여성을 우회전 시킨다. 5~6보에 1/8 우회전을 하면서 왼손을 들어 여성을 시계 방향으로 언더암 턴시키며 오른손 홀드를 풀고 왼팔을 내리면서 서로 약간 떨어진다. 여성은 2~3보에 1/4 좌회전, 5~8보에 3/4 우회전을 한다.

후행 피겨는 change of place L to R, change of hands behind back, american spin, stop & go 등이 온다.

(5) 체인지 오브 플레이스 레프트 투 라이트 |change of place L to R|

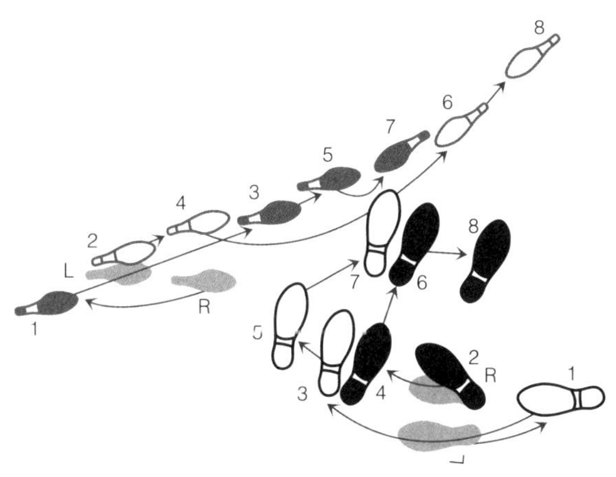

스텝(카운트)	[남]	[여]
1(1)보	왼발 후진	오른발 후진
2(2)보	오른발 제자리	왼발 제자리
3~5(3a4)보	콤팩트 샤세(LRL)	언더암 턴으로 터닝 샤세(RLR)
6~8(5a6)보	오른발 오른쪽 또는 전진 샤세(RLR)	왼발 후진 샤세(LRL)

남성은 3~5보에 오른쪽으로 1/4회전하면서 손을 들어 여성이 좌로 언더암 턴을 하도록 리드한다. 5~6보에 1/8 우회전을 한다. 여성은 2보부터 좌회전을 시작하여 2~6보 사이에 3/4회전을 하여 후진 샤세를 한다.

후행 피겨로는 change of hands behind back, american spin, stop & go 등이 온다.

(6) 체인지 오브 핸즈 비하인드 백 |change of hands behind back|

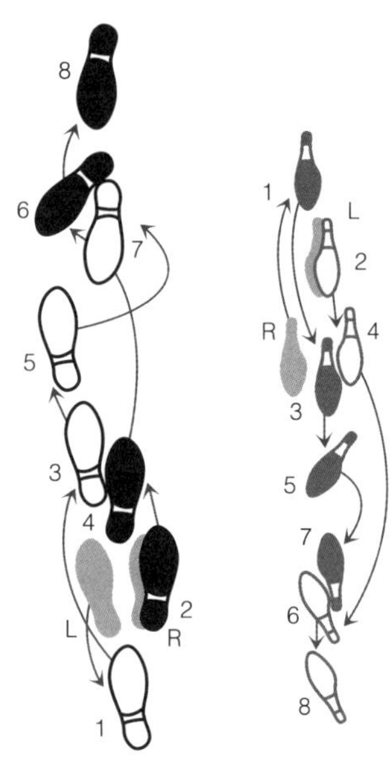

스텝(카운트)	[남]	[여]
1(1)보	왼발 후진	오른발 후진
2(2)보	오른발 제자리	왼발 제자리
3~5(3a4)보	왼발 전진 샤세(LRL)	오른쪽 전진 샤세(RLR)
6~8(5a6)보	터닝 샤세(RLR)	터닝 샤세(LRL)

    남성은 3~5보에 여성의 오른쪽을 향해 전진하면서 1/4 좌회전을 한다. 1~2보의 L to R을 3~4보에 그대로 유지하고 오른손을 높이 든다. 오른손을 위로 드는 것이 신호인데 손바닥 |또는 손가락|이 여성 쪽으로 향하게 하고 스톱 & 고 |stop & go|는 손바닥 |또는 손가락|을 날개처럼 뒤로 젖힌다. 5보에 여성의 등 뒤를 파고들며 왼손을 놓고 6보에 등 뒤에서 두 손으로 여성의 왼손을 잡고 7보에 오른손을 놓고 8보에 오픈 포지션으

로 마무리한다. 여성은 3~5보에 1/8 우회전, 6~8보에 3/8 우회전을 한
다. 손잡는 방법은 L to R로 시작하여 허리 부분에서 R to R하여 허리
뒷부분을 통과하여 다시 L to R로 바꿔 잡는 방법과 R to R로 시작하여
허리 뒷부분을 통과하면서 다시 L to R로 바꿔 잡는 방법이 있다.

후행 피겨로는 change of place left to right, change of hands
behind back, american spin, stop & go 등이 온다.

(7)히프 범프 |hip bump/left shoulder shove|

a에 히프를 부딪친다.

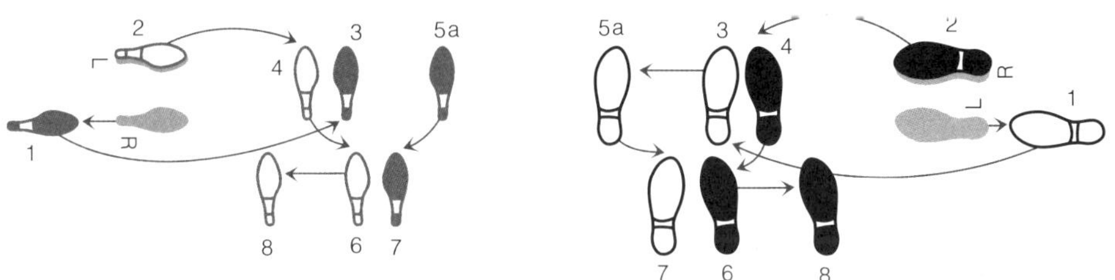

5a6의 족형도는 편의상 아래에 그렸지만 실제로는 3a4 선
상에서 춘다. |이하 좌우 샤세의 경우는 모두 같다|

스텝(카운트)	[남]	[여]
1(1)보	왼발 후진	오른발 후진
2(2)보	오른발 제자리	왼발 제자리
3~5(3a4)보	왼발 옆으로, 왼쪽 샤세(LRL)	오른발 옆으로, 오른쪽 샤세(RLR)
(a)	왼쪽 히프를 여성의 오른쪽 히프에 부딪치기	오른쪽 히프를 남성의 왼쪽 히프에 부딪치기
6~8(5a6)보	오른쪽 샤세(RLR)	왼쪽 샤세(LRL)

bump는 부딪치다, shove는 밀치다의 뜻이다. 남성은 3~5보에 1/4 우회전을 하면서 왼팔을 오므리고 조금 앞으로 내민다. 7~9보에는 1/4 좌회전을 하면서 오픈 포지션이 되도록 왼팔을 뻗는다. 여성은 3~5보에 1/4 좌회전을 하고 7~9보에 1/4 우회전을 한다.

후행 피겨로는 change of place L to R, change of hands behind back, american spin, stop & go 등이 온다.

(8)아메리칸 스핀 |american spin|

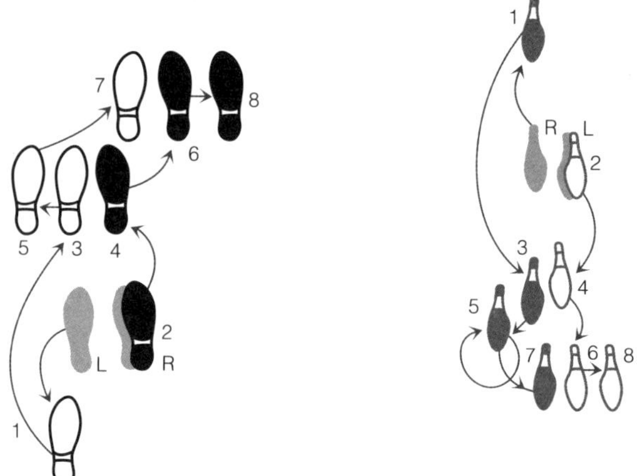

*5보에서 1회전한 후 5a6을 제자리에서 샤세를 한다.

남성은 제자리에서 1 2 3 a4 5 a6로 카운트하면서 콤팩트 샤세를 한다.

스텝(카운트)	[남]	[여]
1(1)보	왼발 후진	오른발 후진
2(2)보	오른발 제자리	왼발 제자리
3~5(3a4)보	콤팩트 샤세(LRL)	오른발 전진 샤세(RLR), 5보에 우로 1회전
6~8(5a6)보	콤팩트 샤세(RLR)	왼발 후진 샤세(LRL)

남성은 3보에 왼팔을 오므리고 5보에 팔에 텐션을 주며 홀드를 풀고 여성을 우회전시킨다. 8보에 여성의 회전이 거의 끝날 무렵 오른손으로 여성의 오른손을 잡고 다시 한 번 아메리칸 스핀을 할 수 있다. 여성은 5보에서 거의 1/2 우회전을 하고 5~8보에서 계속 우회전을 하여 거의 1회전이 되게 한다. 5보에서 1회전을 해도 된다. 남녀가 같이 회전할 수도 있다.

후행 피겨로는 change of place L to R, change of hands behind back, american spin, stop & go 등이 온다.

(9) 스위트하트 |sweetheart|

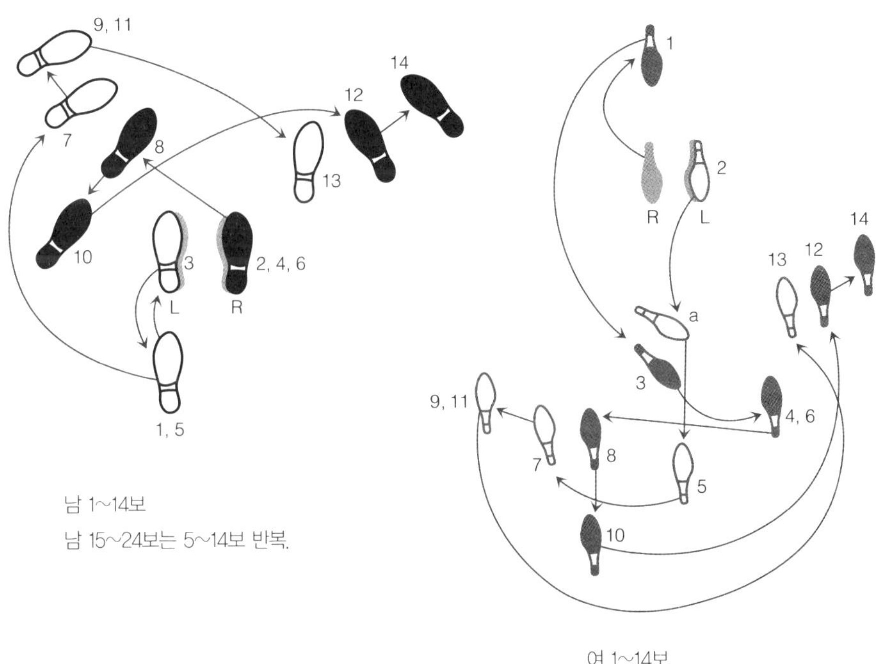

남 1~14보
남 15~24보는 5~14보 반복.

여 1~14보
여 15~24보는 5~14보 반복.

스텝(카운트)	[남]	[여]
1(1)보	왼발 후진	오른발 후진
2(2)보	오른발 제자리	왼발 제자리
3(3)보	왼발을 오른발에 모음	3a4 : 오른발 전진 샤세하면서 1/2 우회전
4(4)보	오른발 제자리	
5(5)보	왼발 후진	왼발 후진
6(6)보	오른발 제자리	오른발 제자리
7~9(7a8)보	좌로 샤세	남성과 같음
10(9)보	오른발 후진	남성과 같음
11(10)보	왼발 제자리	남성과 같음
12~14(11a12)보	우로 샤세	남성과 같음
15(13)보	왼발 후진	남성과 같음
16(14)보	오른발 제자리	남성과 같음
17~19(15a16)보	좌로 샤세	남성과 같음
20(17)보	오른발 후진	남성과 같음
21(18)보	왼발 제자리	남성과 같음
22~24(19a20)보	우로 샤세	남성과 같음

· 마무리

① 제1방법 : 19a20 |우로 샤세| 후 바로 섀도 스토킹 워크 |shadow stalking walk|로 속행할 수 있다.

② 제2방법 : 여성은 20카운트에 1/2 우회전한 후 제자리에서 콤팩트 샤세 |compact chasse, QaQ|를 하고 1 |록| 2 |&|로 다음 피겨를 준비한다.

남성은 여성이 콤팩트 샤세 |QaQ, 3보|를 하는 동안 제자리에서 1 |Q| 2 |Q| 스텝을 밟으면서 풋 체인지를 하고 1 |록| 2 |&|로 다음 피겨를 준비한다. 여성은 콤팩트 샤세를 할 때 QaQ을 3스텝 턴으로 1회전하여 춤의 변화를 줄 수 있다.

⑽ 포 킥스 베리에이션 |four kicks variation|

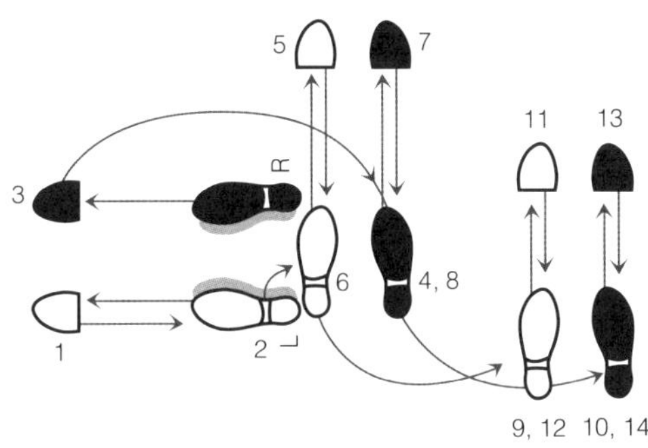

스텝(카운트)	[남]
1, 2(1, 2)보	왼발 차서(1) 내려놓고(2)
3, 4(3, 4)보	오른발 찬(3) 후 1/4 우회전하여 왼발에 모음(4)
5, 6(5, 6)보	왼발 차서(5) 내려놓고(6)
7, 8(7, 8)보	오른발 차서(7) 내려놓고(8)
9(9)보	왼발을 오른발 뒤로 가로질러 딛고
10(10)보	오른발을 왼발에 모음
11, 12(11, 12)보	왼발 차서(11) 내려놓고(12)
13, 14(13, 14)보	오른발 차서(13) 내려놓는다.(14)

스텝(카운트)	[여]
1~14보	남성과 대칭

선행 피겨는 8보 링크|클로즈드 포지션|를 한 후 1|록| 2|&|를 하면서 1/4 좌회전|여 : 우회전|하여 남녀 모두 전방을 본다.

⑾ 마이애미 스페셜 |miami special|

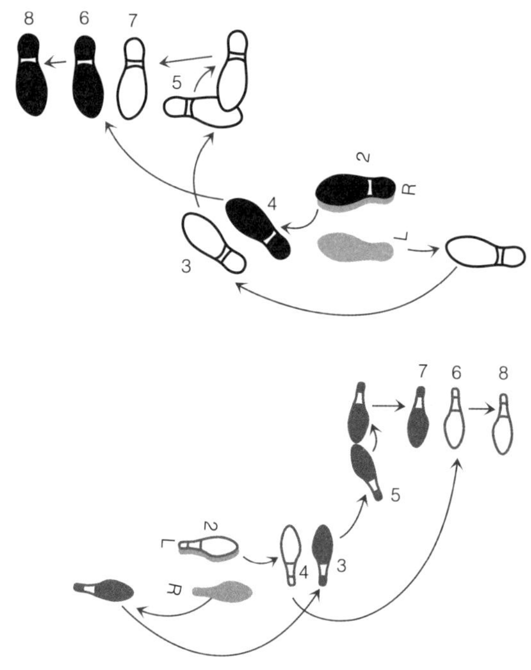

스텝(카운트)	[남]	[여]
1(1)보	왼발 후진	오른발 후진
2(2)보	오른발 제자리	왼발 제자리 후 1/4 좌회전
3~5(3a4)보	전진 샤세(LRL) 후 5보에 1/2 우회전	우로 샤세(RLR) 후 5보에 1/2 좌회전
6~8(5a6)보	우로 샤세(RLR)	좌로 샤세(LRL)

오픈 포지션에서 R to R을 잡고 시작한다. 남성은 오른손을 여성의 머리 위로 올리면서 여성을 좌회전시키고 손은 여성의 머리 뒤로 넘겨 계속 남성의 머리 뒤로 넘기면서 손을 놓고 L to R로 바꿔 잡는다.

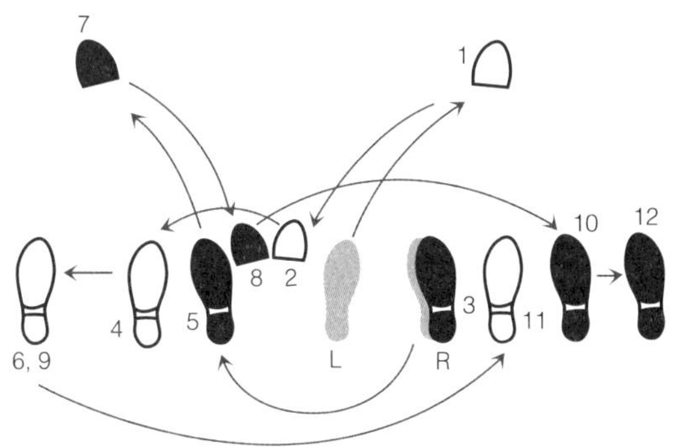

13~18보 : 1~6보와 같음.
남성 마무리 족형도는 생략.

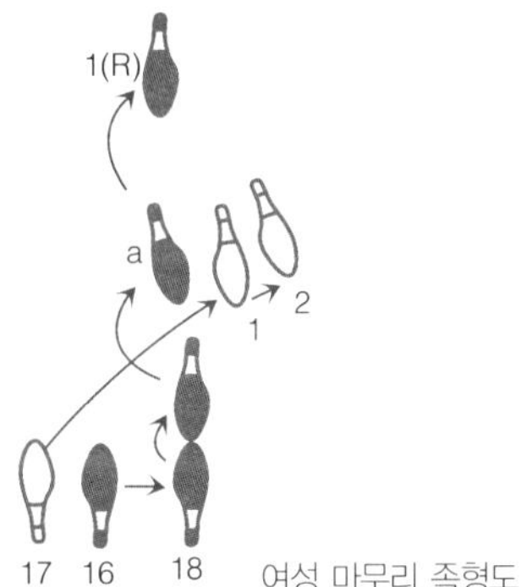

  선행 피겨로 폴어웨이 스로어웨이 |fallaway throwaway| 또는 마이애미 스
페셜을 하면서 여성이 남성의 왼쪽에 위치하도록 사이드 바이 사이드
포지션을 만든다.

스텝(카운트)	[남]
1(1)보	왼발을 오른발 앞으로 교차하여 차고
2(a)보	왼발 토로 오른발에 모으면서 체중이동(또는 왼발 토를 오른발 뒤로)
3(2)보	오른발 제자리
4~6(3a4)보	좌로 샤세(LRL)
7(5)보	오른발을 왼발 앞으로 교차하여 차고
8(a)보	오른발 토로 왼발에 모으면서 체중이동(또는 오른발 토를 왼발 뒤로)
9(6)보	왼발 제자리
10~12(7a8)보	우로 샤세(RLR)
13~15(9a10)보	1~3보(1a2)와 같음
16~18(11a12)보	4~6보(3a4)와 같음

스텝(카운트)	[여]
1~18보	남성과 대칭

남성이 발을 찰 때는 뒤로 찰 수도 있다. 이 경우의 a카운트 발은 뒤로
찬 후 그 자리에서 토를 바닥에 터치|touch|하면서 체중을 잠깐 옮긴다.

· 마무리

남성은 우로 샤세|1a2=RLR|를 한 번 더하고 1|록| 2|&|를 하면서 다음
피겨를 준비한다.

여성은 18보|12카운트|에 우로 1/2회전한 다음 1~3보를 거의 제자리에
서 콤팩트 샤세|1a2=LRL|을 하고 1|록| 2|&|를 하면서 다음 피겨를 준비
한다. 마지막 1~3보는 제자리에서 3스텝 턴으로 1회전할 수 있다.

⒀ 프로머네이드 웍스 |promenade walks|

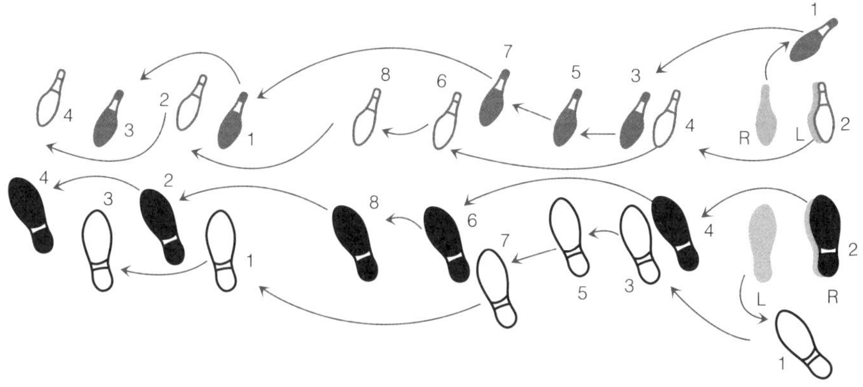

스텝(카운트)	[남]	[여]
1(1)보	1/8 좌회전 후 왼발 후진	1/4(or 1/8) 우회전 후 오른발 후진
2(2)보	오른발 제자리	왼발 제자리
3~5(3a4)보	왼발 사선으로 샤세(LRL) PP	오른쪽 샤세(RLR) PP
6~8(5a6)보	오른발을 왼발 앞으로 교차하여 전진 록 샤세(RLR)	왼발을 오른발 앞으로 교차하여 전진 록 샤세(LRL)
9(1)보	PP에서 왼발 옆으로	오른발을 왼발에 모음
10(2)보	PP에서 오른발 약간 왼쪽 옆으로	PP에서 왼발 앞으로
11(3)보	PP에서 왼발 옆으로	오른발을 왼발에 모음
12(4)보	PP에서 오른발 약간 왼쪽 옆으로	PP에서 왼발 앞으로

남성은 3~5보에 여성을 당기고 6~8보에 여성을 민다. 9~12보도 당기고 미는 것을 적절히 하여 여성을 리드한다. 여성은 남성의 텐션에 의해 3~4보는 1/4 좌로, 5~6보는 1/4 우로, 9~12보도 1/4 좌 또는 우로 회전을 한다.

후행 피겨로는 fallaway throwaway 3~8보, change of place R to L
3~8보 등이 온다.

(14) 휩 |whip|

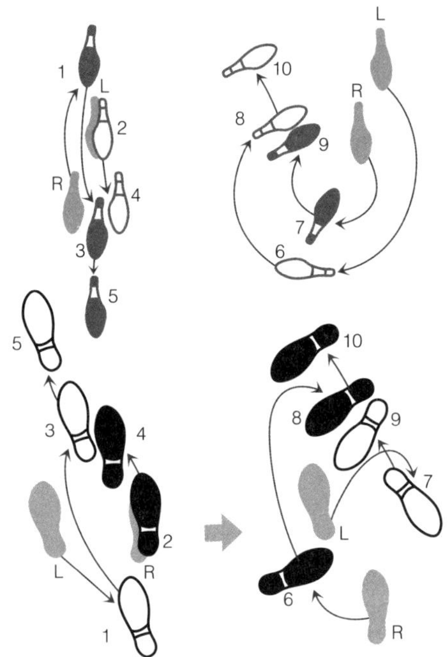

*1~5보는 5보 링크 피겨와 같다.

스텝(카운트)	[남]	[여]
1(1)보	왼발 후진	오른발 후진
2(2)보	오른발 제자리	왼발 제자리
3~5(3a4)보	왼발 전진 샤세(LRL)	오른쪽 전진 샤세(RLR)
6(1)보	오른발을 왼발 뒤로 교차	남성 오른쪽을 향해 왼발 옆으로
7(2)보	왼발 옆으로	오른발 남성의 양발 사이로 작게 전진
8~10(5a6)보	오른쪽 작은 샤세(RLR)	왼쪽 샤세(LRL)

남성은 6보를 1/4 우회전하면서 큐번 크로스를 만든다. 7보도 계속하여 1/4 우회전을 하는데 여성을 잡아채듯이 1/4 우회전시킨다. 8~10보에 1/8 우회전을 하여 클로즈드 홀드로 끝난다. 여성은 6보와 7보에 각각 1/4 우회전을 하고 8~10보에 3/8 우회전을 하여 남성과 마주 보도록 한다.

후행 피겨로는 fallaway rock, fallaway throwaway, change of place R to L, promenade walks, mooch 등이 온다.

(15) 휩 스로어웨이 |whip throwaway|

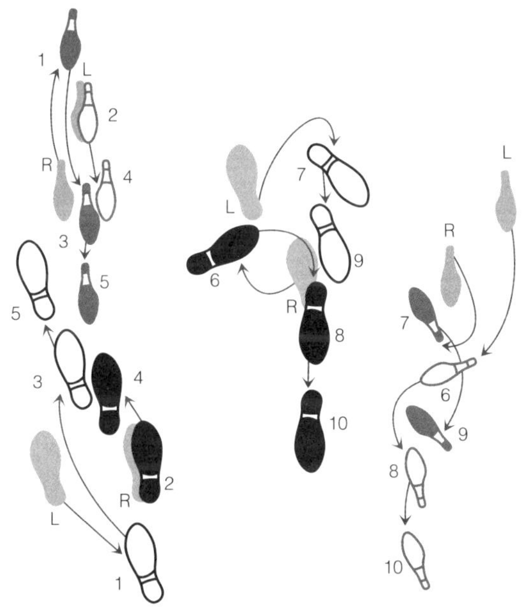

스텝(카운트)	[남]	[여]
1(1)보	왼발 후진	오른발 후진
2(2)보	오른발 제자리	왼발 제자리
3~5(3a4)보	왼발 전진 샤세(LRL)	오른쪽 전진 샤세(RLR)
6(1)보	오른발을 왼발 뒤로 교차	남성의 오른쪽을 향해 왼발 옆으로
7(2)보	왼발 옆으로	남성의 양발 사이로 오른발 작게 전진
8~10(5a6)보	콤팩트 샤세(RLR)	왼발 옆으로, 후진 샤세(LRL)

1~7보는 휩과 마찬가지다. 남성은 8~10보에 1/4 우회전을 하고 왼팔을 뻗으면서 오픈 포지션으로 한다. 여성은 8보에 왼발을 옆으로 놓고 후진 샤세를 하면서 남성과 떨어진다.

후행 피겨로는 change of place L to R, hip bump 등이 온다.

⒃ 스톱 & 고 |stop & go|

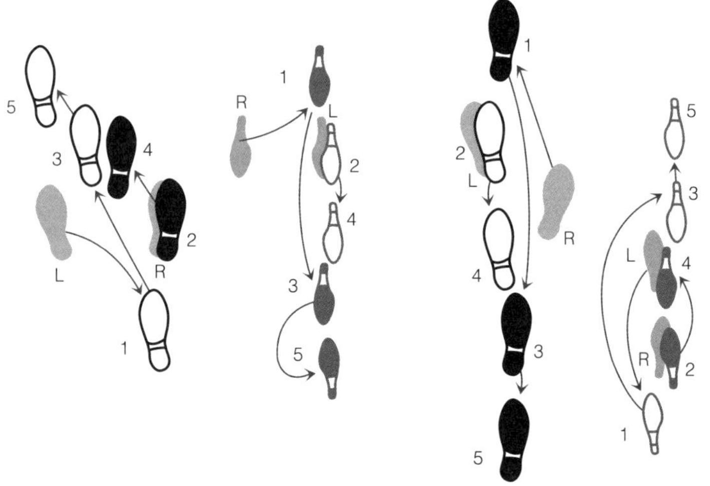

스텝(카운트)	[남]	[여]
1(1)보	왼발 후진	오른발 후진
2(2)보	오른발 제자리	왼발 제자리
3~5(3a4)보	왼발 전진 샤세(LRL)	오른발 전진, 좌로 1/2 언더암 턴하면서 샤세(RLR)
6(1)보	오른발 전진 토 턴 아웃	왼발 후진
7(2)보	왼발 제자리	오른발 제자리
8~10(5a6)보	오른발 후진 샤세(RLR)	왼발 전진, 우로 1/2 언더암 턴하면서 샤세(LRL)

남성은 3~5보에 여성을 왼쪽으로 돌려주며 3보에 왼손을 올려 여성을 좌회전시키고 5보에 왼손을 여성의 허리까지 내리고 오른손은 여성의 등 뒤에 터치한다. 6보에서는 왼손으로 여성을 뒤로 리드하고 7보에서는 오른손으로 여성을 앞으로 리드한다. 여성은 3~5보에 1/2 좌회전하고 8~10보에 우로 1/2회전한다.

오픈 포지션^{L to R}에서 록 &를 할 때 남성이 오른손을 위로 번쩍 쳐든다. 이때 손바닥^{또는 손가락}을 날개처럼 뒤로 젖힌다. 3~5보에 여성을 좌회전시킨 후 1^{오른발 전진}, 2^{왼발 제자리} 후 8~10보에 여성을 우회전시킨다. 좌회전시킬 때는 손을 들었다가 신속히 내린다. 신속히 내리지 않으면 여성은 엔딩 스톱 & 고^{Ending stop & go}로 착각하여 회전하려고 한다. 실제로 엔딩 스톱 & 고로 리드하려면 손을 내리지 않고 손을 든 상태에서 손가락으로 회전 신호를 보낸다.

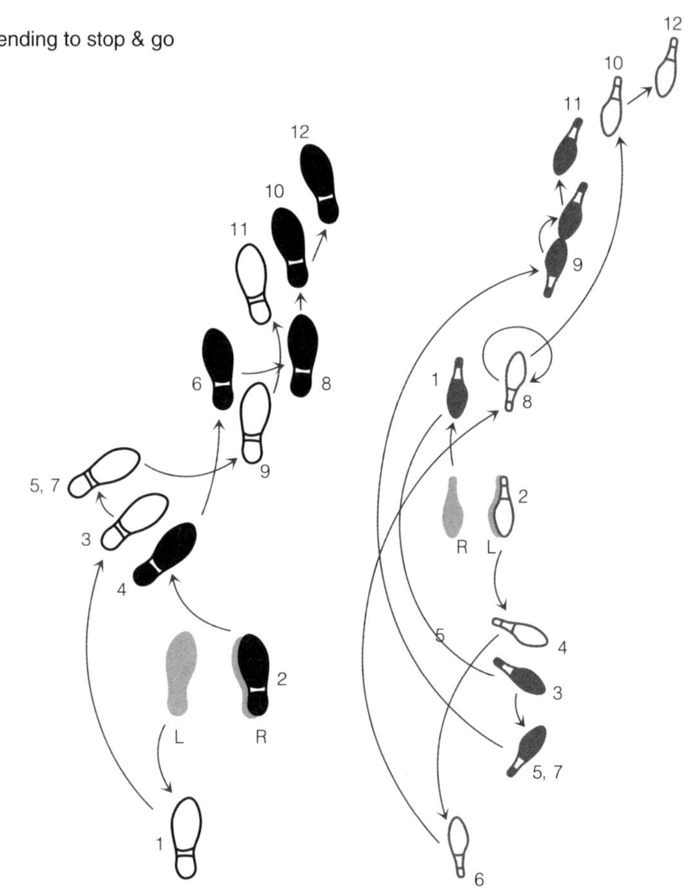

스텝(카운트)	[남]	[여]
1~7보	스톱 & 고 1~7보와 같음	스톱 & 고 1~7보와 같음
8(1)보	오른발 앞으로 짧게	왼발 전진 후 우로 1회전
9(2)보	왼발을 앞으로 짧게	오른발 전진 후 우로 1/2회전
11~12(3a4)보	전진 샤세	후진 샤세

후행 피겨로는 change of place L to R, change of hands behind back, american spin, stop & go 등이 온다.

⒄ 윈드밀 |windmill|

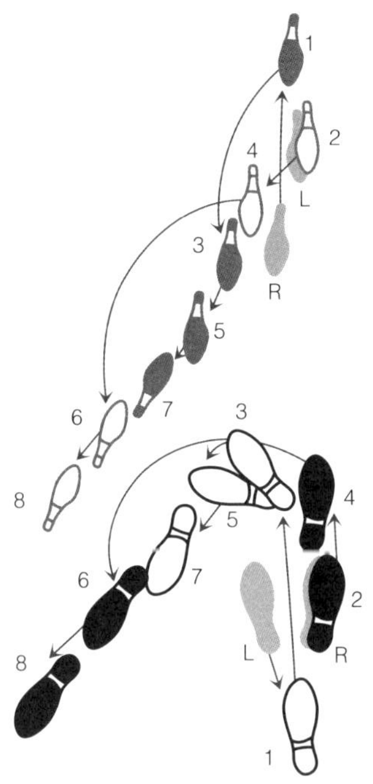

스텝(카운트)	[남]	[여]
1(1)보	왼발 후진	오른발 후진
2(2)보	오른발 제자리, 좌회전 시작	왼발 제자리, 좌회전 시작
3~5(3a4)보	왼발 전진 샤세(LRL), 1/4 좌회전	오른발 전진 샤세(RLR), 1/4 좌회전
6~8(5a6)보	좌로 회전 계속하며 오른발 전진 샤세(RLR), 1/8 좌회전	회전 계속하며 왼발 후진 샤세(LRL), 1/8 좌회전

남성 2보에서 좌회전을 시작하여 2~5보 사이에 1/4 좌회전, 6~8보 사이에 1/8 좌회전을 하여 마무리한다. 여성은 2보에서 좌회전 시작하여 2~5보 사이에 1/4, 6~8보 사이에 1/8 좌회전으로 마무리한다.

남성 3~5보에 왼쪽으로 원을 그리며 전진 샤세하면서 맞잡은 여성의 양손을 크게 벌려 왼손은 아래로 15도, 오른손은 위로 15도를 유지하여 마치 비행기가 급하게 좌회전을 하듯 회전한다. 윈드밀의 리드 방법은 여러 가지가 있지만 여기서는 양팔을 3~5보는 당기고 6~8보는 미는 것으로 한다.

그 외 인터내셔널 스타일과 아메리칸 스타일이 있는데 리드 방법이 다르다. 인터내셔널 스타일은 팔을 쭉 펴고 약간 경사지게 하면서 풍차가 돌아가는 형태로 리드하지만 아메리칸 스타일은 왼팔과 오른팔을 서로 밀고 당긴다. 인터내셔널 스타일의 경우도 오른쪽으로 원을 그리는 방법과 왼쪽으로 원을 그리되 팔을 쫙 벌려 남녀가 바짝 다가서면서 추는 방법이 있다.

이처럼 한 가지 피겨도 리드 방법이 여러 가지 있을 수 있다. 문제는 어떠한 경우든 텐션만 정확하면 남성의 의도대로 여성을 리드할 수 있다.

후행 피겨로는 양손을 잡고 윈드밀을 끝내면 바로 스패니시 암|spanish arm|으로 속행할 수 있다.

(18) 스패니시 암 |spanish arm|

스텝(카운트)	[남]	[여]
1(1)보	왼발 후진	오른발 후진
2(2)보	오른발 제자리, 우회전 시작	왼발 제자리, 좌회전 시작
3~5(3a4)보	왼발을 오른발에 모으면서 거의 제자리 샤세, 1/4 우회전	오른발 옆으로 샤세, 1/4 좌회전 5보 끝에서 1/2 우회전
6~8(5a6)보	오른발 전진 샤세(RLR), 1/8 우회전	왼발 후진 샤세(LRL), 5/8 우회전

남성은 2보에서 우회전 시작하여 2~5보 사이에 1/4 우회전을 한다. 3~5보에 남성은 L to R의 왼손을 들어 여성을 좌회전시키고 여성은 남

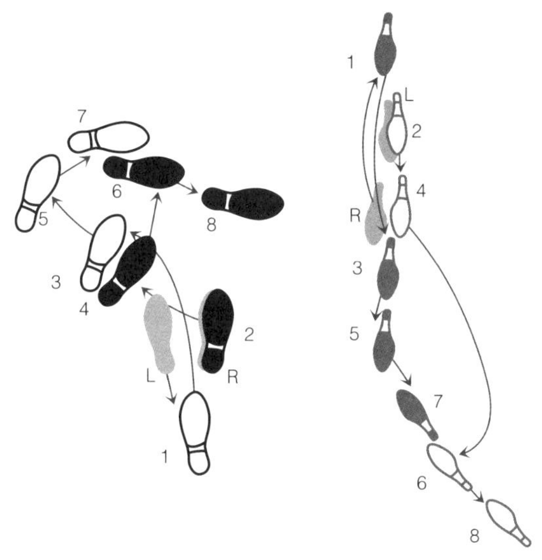

성의 오른쪽에 서서 같이 전방을 바라보도록 한다. 5보에서 여성을 다시 오른쪽으로 회전시키고 6~8보 사이에 계속 여성을 우회전시키며 8보에 손을 내린다. 이때 남성은 1/8 우회전을 한다. 여성도 2보에서 좌회전 시작이다. 왼쪽으로 계속 회전하여 2~5보 사이에 1/4 좌회전을 하고 5보 끝에서 거의 1/2 우회전을 한다. 우회전을 계속하여 5~8보 사이에 5/8 우회전을 한다.

후행 피겨로는 더블 홀드 double hold 로 시작하여 더블 홀드로 끝낼 수도 있고 L to R로 오픈 포지션으로 마무리할 수도 있다. 더블 홀드로 끝내면 바로 롤링 오프 더 암 rolling off the arm 으로 연결할 수 있다. 그런데 스패니시 암은 통상적으로 1번 하고 아메리칸 암 american arm 으로 끝낸다.

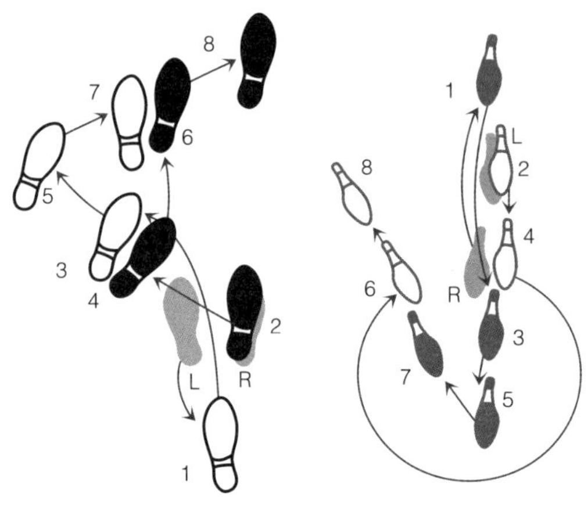

스텝(카운트)	[남]	[여]
1(1)보	왼발 후진	오른발 후진
2(2)보	오른발 제자리	왼발 제자리
3~5(3a4)보	1/8 우회전, 왼쪽 샤세(LRL)	오른발 전진 샤세(RLR), 5보에서 오른발 볼로 우회전 시작
6~8(5a6)보	오른발 전진 샤세(RLR)	우로 스리 스텝 턴(LRL)하면서 후진

남성은 3~5보에서 왼손을 들어 여성이 우회전을 하도록 리드하되 손
이 꼬이지 않도록 손바닥을 앞을 향하도록 잡는다. 한편 오른손은 여성
의 손을 놓지 않고 여성의 옆구리쯤에서 힘 있게 잡아 회전을 정지시킬
뿐만 아니라 강하게 잡아채고 놓아주어 여성의 역회전을 도와준다.

마무리는 오픈 포지션으로 끝내고 오픈 포지션에서 시작하는 모든
피겨로 속행할 수 있다.

⑳ 롤링 오프 더 암 |rolling off the arm|

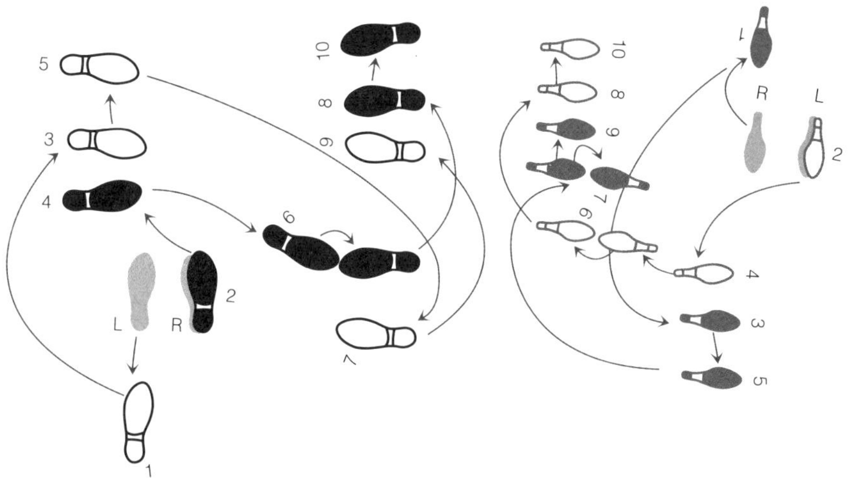

스텝(카운트)	[남]	[여]
1(1)보	왼발 후진	오른발 후진
2(2)보	오른발 제자리, 1/4 우회전	왼발 제자리, 1/4 좌회전
3~5(3a4)보	왼쪽 샤세(LRL)	오른쪽 샤세(RLR)
6(1)보	오른발 전진, 1/8 우회전하여 딛음	왼발 후진하면서 1/2 우회전
7(2)보	왼발을 오른발 옆에 11자로 딛음	오른발을 왼발 옆에 딛으며 1/2 우회전
8~10(5a6)보	오른쪽 샤세(RLR)	왼쪽 샤세(LRL)

　　남성은 2보에 좌회전 시작하여 2~5보 사이에 왼쪽 샤세를 하면서 여성을 오른쪽 샤세를 하면서 남성의 오른편으로 리드하여 사이드 바이 사이드 포지션 |side-by-side position| 으로 만든다.

　　R to R |hand shake hold| 로 한 손을 잡고 여성이 왼쪽 샤세를 하는 동안 남성은 오른손을 여성의 오른쪽 겨드랑이 아래로 가져가면서 사이

드 바이 사이드 포지션이 되도록 리드한다. 물론 두 손을 잡고 할 수
도 있다.

⑵ 로터리 지그재그 |rotary zig zag|

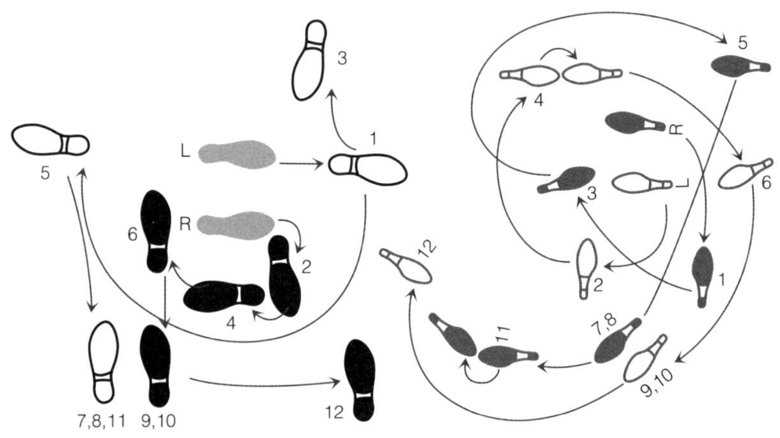

스텝(카운트)	[남]
1(1)보	왼발 전진, 왼팔을 쭉 펴서 여성을 뒤로 후진시킴
2(2)보	오른쪽으로 1/4회전하면서, 오른발에 체중이동
3(3)보	왼발 후진
4(4)보	오른쪽으로 1/4회전하면서, 오른발에 체중이동
5(5)보	왼발을 오른발 앞으로 교차하여 앞으로 딛고
6(6)보	1/4 우회전하면서, 오른발에 체중이동
7(7)보	왼발을 오른발 옆으로 후진
8(8)보	7보와 같은 발 위치에서 8카운트를 정지한다.
9(9)보	오른발을 후진하여 왼발에 모음
10(10)보	9보와 같은 발 위치에서 10카운트를 정지한다.
11(11)보	왼발로 체중이동
12(12)보	오른발 옆으로

스텝(카운트)	[여]
1(1)보	오른쪽으로 돌기 시작하면서 오른발 후진
2(2)보	오른쪽으로 계속 돌면서 옆으로 왼발 전진
3(3)보	오른쪽으로 계속 돌면서 오른발 옆으로 전진
4(4)보	오른쪽으로 계속 돌면서 왼발 옆으로
5(5)보	4보 끝에서 1/2 우회전 후 오른발 후진
6(6)보	왼발 오른발 옆으로 후진
7(7)보	오른발을 남성 앞으로 전진
8(8)보	7보와 같은 발 위치에서 8카운트를 정지한다.
9(9)보	왼발을 남성 앞으로 전진
10(10)보	9보와 같은 발 위치에서 10카운트를 정지한다.
11보(11)보	오른발 전진하면서 1/2 좌회전
12부(12)부	오른발 후진

선행 피겨는 5보 링크[1 2 3a4] - 휩[1 2] - 남성 우로 샤세[QaQ] - 로터리 지그재그로 연결한다.

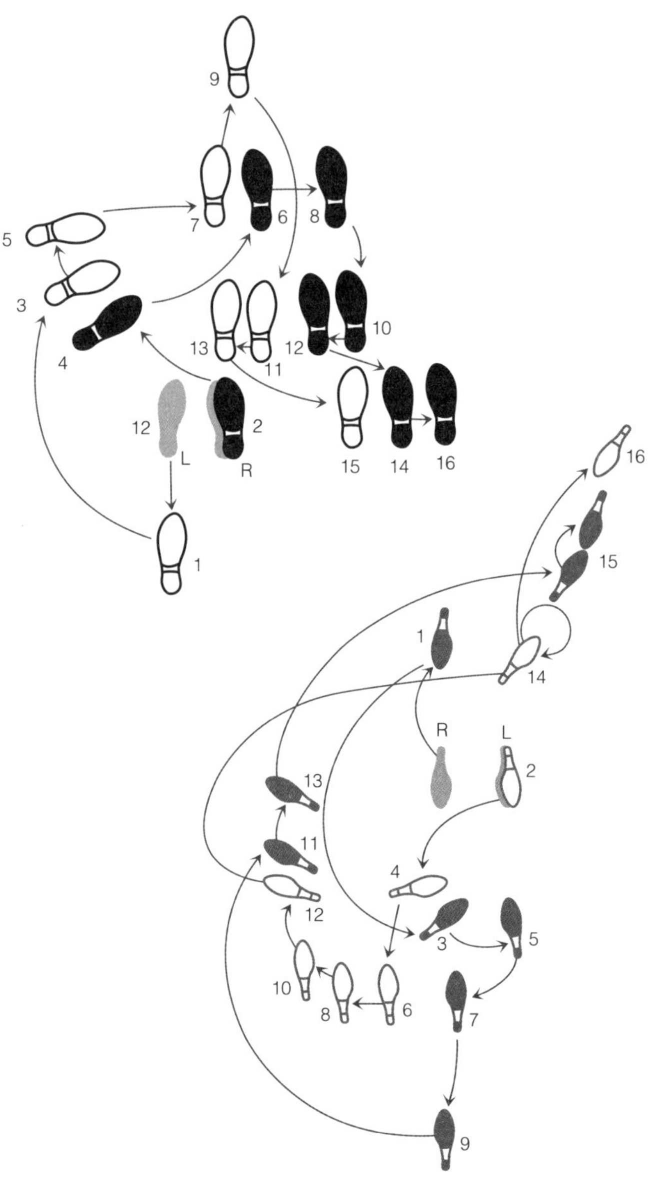

스텝(카운트)	[남]
1~2(1 2)보	1(록) 2(&)
3~5(3a4)보	짧게 왼쪽으로 전진 샤세를 하면서 오른손 들어 여성이 남성의 오른쪽을 돌아서 왼쪽으로 나오도록 리드한다.
6~8(5a6)보	거의 제자리에서 오른쪽 샤세를 하면서 여성을 남성의 등 뒤에서 왼쪽으로 이동시킨다.
9(1)보	왼발 전진
10(2)보	오른발로 체중이동
11~13(3a4)보	거의 제자리에서 샤세를 하면서 여성이 남성의 왼쪽 옆을 지나서 남성 앞으로 오도록 리드한다.
14~16(5a6)보	거의 제자리에서 샤세

스텝(카운트)	[여]
1~2(1 2)보	1(록) 2(&)
3~5(3a4)보	전진 샤세를 하면서 남성 오른쪽으로 진행
6~8(5a6)보	남성의 뒤로 지나가면서 남성의 왼쪽에 위치한다.
9(1)보	오른발 후진
10(2)보	왼발로 체중이동
11~13(3a4)보	남성의 왼쪽 옆을 지나면서 전진 샤세
14~16(5a6)보	5에 왼발 전진하면서, 우로 1회전. a에 오른발 전진하면서, 1/2 우회전. 6에 왼발 후진

오픈 포지션에서 R to R을 잡고 시작한다. 5a6에 남녀는 최대한 클로즈 상태를 만들면서 양손을 잡고 9보에서 양손에 적당한 텐션을 주면서 최대한 멀어진다. 물론 L to L로 한 손을 잡고 할 수도 있다. 여성 14~16보는 회전을 하지 않고 후진 샤세를 해도 좋다.

⑵③ 숄더 스핀 |shoulder spin|

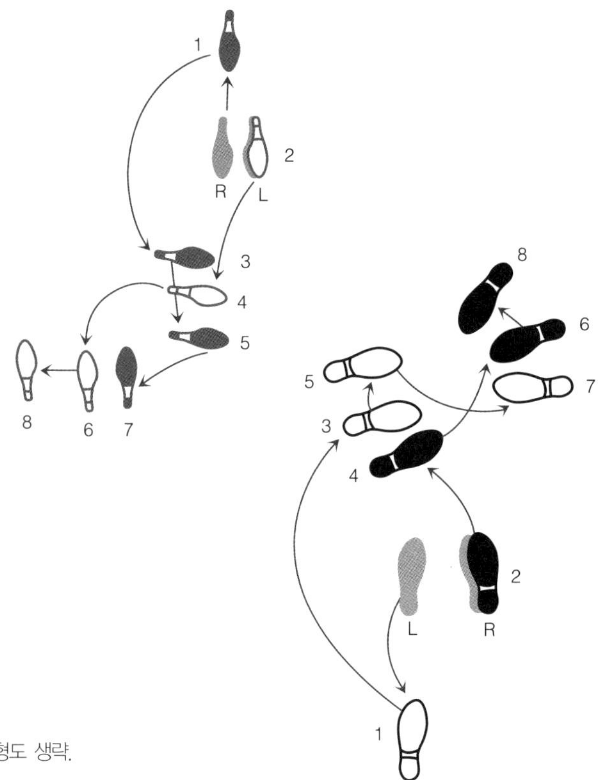

*후반부 1~8보 : 족형도 생략.

스텝(카운트)	[남]
1~2(1 2)보	1(록) 2(&)
3~5(3a4)보	거의 제자리 샤세를 하면서 왼쪽으로 1/8회전
6~8(5a6)보	거의 제자리 샤세, 왼쪽으로 1/4~1/2회전
1~8보	아메리칸 스핀을 한다

스텝(카운트)	[여]
1~2(1 2)보	1(록) 2(&)
3~5(3a4)보	전진 샤세를 하면서 마지막 5보에 1/2회전
6~8(5a6)보	왼쪽 샤세
1~8보	아메리칸 스핀을 한다

오픈 포지션에서 R to R을 잡고 시작하고 숄더 스핀이 끝난 후 아메
리칸 스핀으로 연결한다. 3~5보 사이에 여성을 언더암 턴을 하면서 좌
회전시킨다.

⑳ 쳐깅 |chugging|

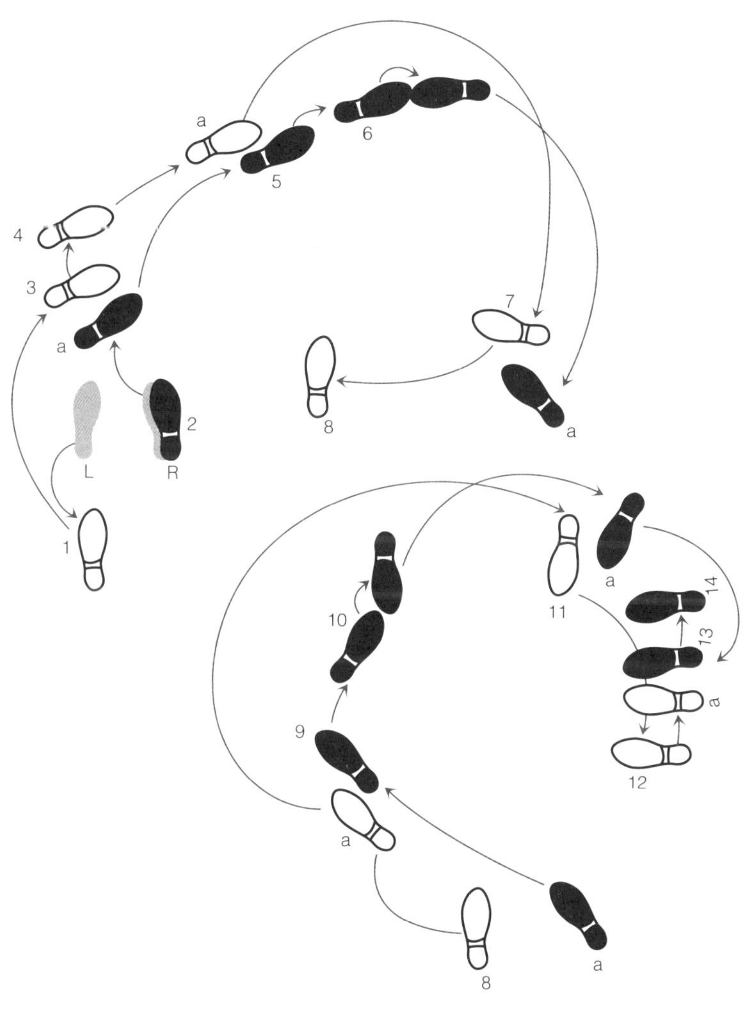

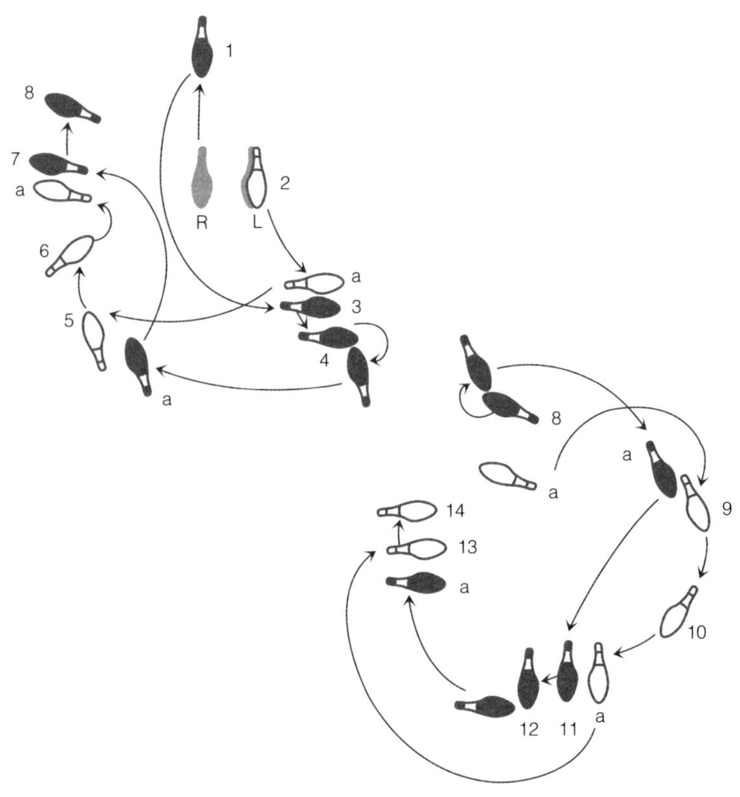

스텝(카운트)	[남]
1~2(1 2)보	1(록) 2(&)
3~5(3a4)보	왼쪽으로 거의 제자리 샤세를 하면서 여성이 오른쪽 샤세를 하도록 리드
6~8(5a6)보	전진 샤세를 하면서 8보에 1/2 우회전
9~11(7a8)보	7에 1/2 우회전 한 후 왼발 옆으로, a에 오른발 큐번 크로스, 8에 왼발 옆으로
12~14(9a10)보	전진 샤세
15~17(11a12)보	11에 1/2 우회전 후 왼발 옆으로, a에 오른발 큐번 크로스, 12에 왼발 옆으로
18~20(13a14)보	우로 샤세

스텝(카운트)	[여]
1~2(1 2)보	1(록) 2(&)
3~5(3a4)보	남성의 오른쪽을 향하여 오른쪽 샤세를 하면서 1/4회전
6~8(5a6)보	3/4 우회전 후 짧게 전진 샤세
9~11(7a8)보	1/2 좌회전 후 우로 샤세
12~14(9a10)보	전진 샤세
15~17(11a12)보	우로 샤세
18~20(13a14)보	우로 3/4회전 후 좌로 샤세

오픈 포지션에서 R to R, 또는 두 손을 잡고 할 수 있다. 남성을 기준으로 좌우 어느 쪽으로든 돌 수 있다. 3~5보와 6~8보를 같은 요령으로 반복한다. 세 번이나 다섯 번 할 수도 있다. 여기서는 남성을 기준으로 한 손을 잡고 여성이 남성의 오른쪽으로 다섯 번 도는 경우를 설명한다.

남성은 여성을 왼쪽, 오른쪽, 왼쪽, 오른쪽, 왼쪽으로 차례로 돌려주는데 잡은 손을 적당히 밀고 당기면서 리드한다. 마무리할 때 여성의 18~20보를 3스텝 턴으로 할 수 있다.

처킹도 여러 가지 방법이 있다. 가르치는 선생님마다 스텝이나 회전량이 조금씩 다를 수 있다.

⑵⑸휩 스핀 & 보타 포고스 |whip spin & bota fogos|

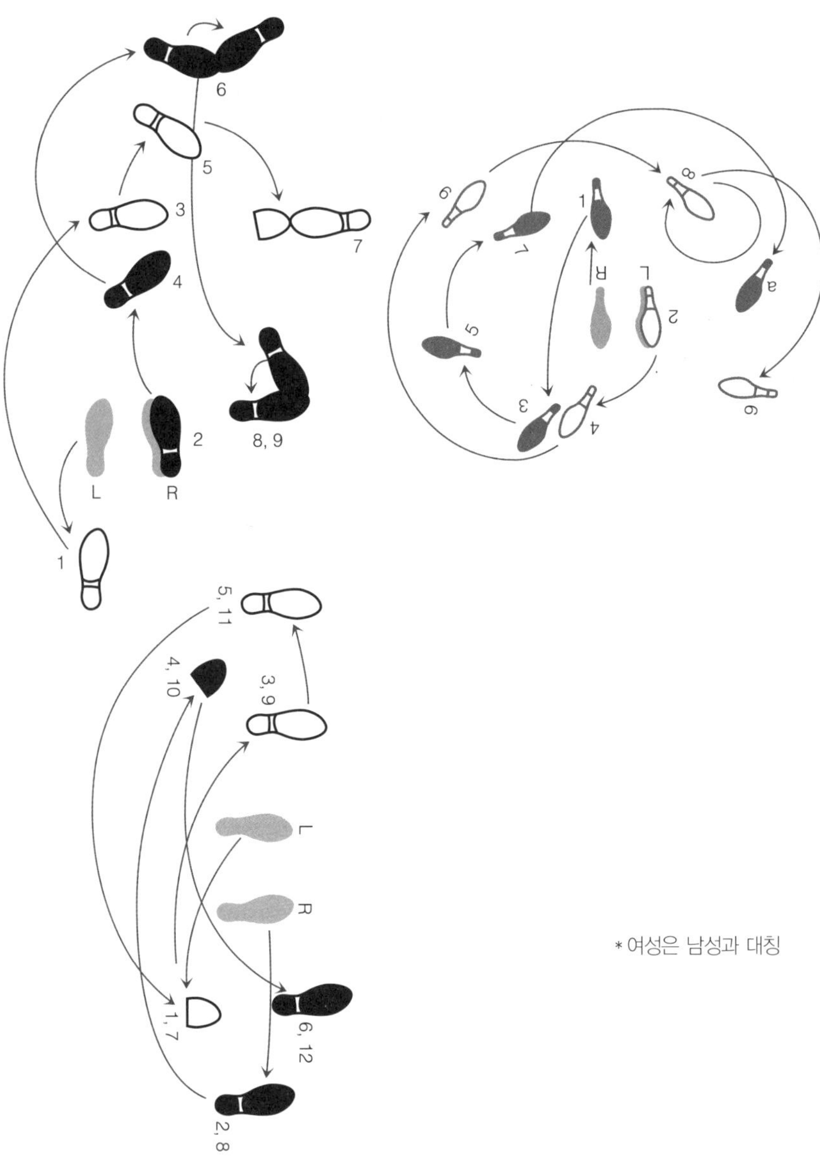

힙 스핀

스텝(카운트)	[남]
1~5(1 2 3a4)보	5보 링크(1 2 3a4)
6~7(6 7)보	힙의 1, 2보를 한다.
8~9(8 9)보	8카운트에 1/2 좌회전한 후 오른발 옆으로. 9카운트에 오른발에 체중을 그대로 유지한다.

스텝(카운트)	[여]
1~5(1 2 3a4)보	5보 링크(1 2 3a4)
6~7(6 7)보	힙의 1, 2보를 한다.
8~9(8a9)보	8a9카운트에 3스텝 턴을 하면서 남성 뒤로 지나면서 남녀가 마주 보도록 한다.

보타 포고스

스텝(카운트)	[남]
1(1)보	왼발 토로 오른발 뒤에 놓고 체중이동
2(a)보	오른발을 옆으로
3(2)보	왼발 약간 앞, 옆으로
4(3)보	오른발 토로 왼발 뒤에 놓고 체중이동
5(a)보	왼발을 옆으로
6(4)보	오른발 약간 앞, 옆으로
7~9(5a6)보	1~3보와 같음
10~12(7a8)보	4~6보와 같음

스텝(카운트)	[여]
1~12보	남성과 대칭

⒃ 플리 홉 |flea hop|

오픈 포지션에서 시작한다.

힙 링크, 즉 5보 링크|1 2 3a4| 후 힙|1 2|을 한 번 하고 남녀가 서로 옆으로 샤세|QaQ|를 하면서 좌우로 벌린다|side-by-side position|.

그리고 홉|벼룩처럼 톡톡 튄다| 동작으로 들어간다. 여성은 남성의 대칭이다.

* 족형도 생략

스텝(카운트)	[남]
1(1)보	전 스텝이 끝나면 체중이 오른발에 있다. 양발을 위로 깡총 뛴 후 발을 바닥에 놓을 때 왼발은 토(콩)로, 오른발은 발바닥 전체를 놓는다(오른발에 체중을 둔다).
2(2)보	1보와 같은 요령으로 하되 이번에는 발을 바꾼다. 즉 왼발은 발바닥 전체를, 오른발은 토(콩)로 놓는다.
3(3)보	요령은 1보와 같으나 이번에는 두 번 뛴다(콩콩).
4(4)보	요령은 2보와 같으나 3보와 같이 두 번 뛴다(콩콩).

· 마무리

4보를 끝내면 체중이 오른발|여성은 왼발|에 있으므로 통상의 1|록| 2|&|로 다른 피겨를 진행한다.

㉗ 리버스 스핀 |reverse spin|

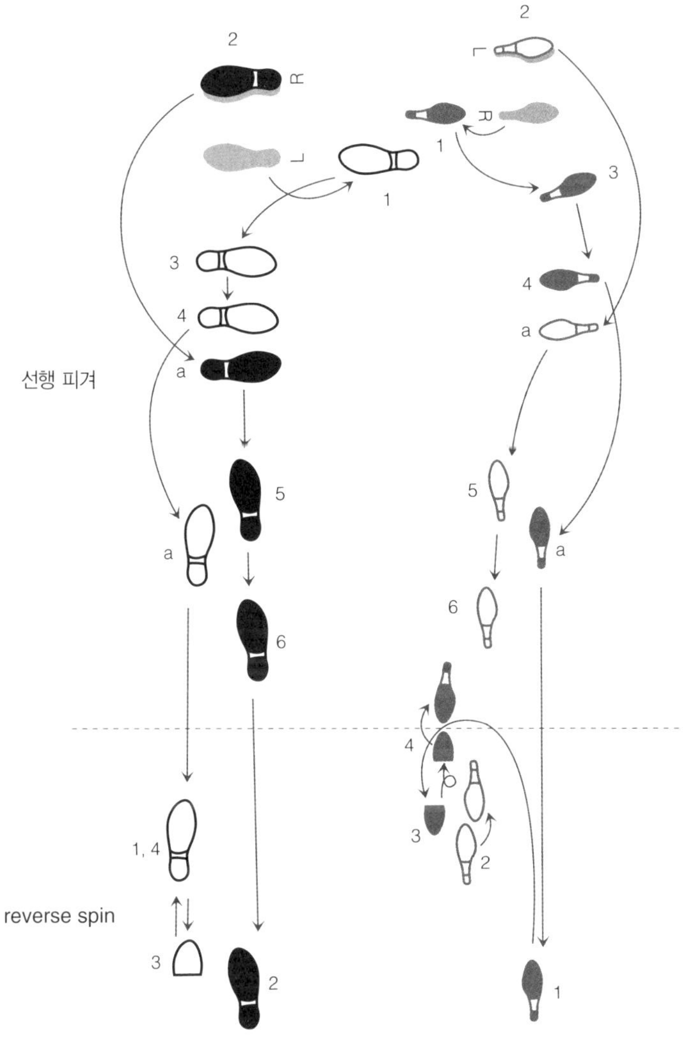

스텝(카운트)	[남]	[여]
1(1)보	왼발 후진	오른발 후진
2(2)보	오른발 후진	왼발 거의 제자리에서 체중이동, 1/2 좌회전
3(3)보	왼발 토로 오른발 옆에 포인트	오른발 토로 왼발 옆에 포인트
4(4)보	왼발 전진	1/2 우회전하여 오른발 딛으면서 1/2 우회전

선행 피겨는 섀도 스토킹 워크 다음에 할 수 있지만 턴 투 레프트|turn to left:1 2 3a4 5a6|의 5a6을 남녀가 같은 방향으로 후진한 다음 리버스 핀으로 속행할 수 있다.

· 마무리

남성은 4보에 QaQ=RLR로 전진 샤세를 하고 여성은 4보에 LRL로 후진 샤세를 한다.

(28) 플릭 크로시스|flick crosses|

남녀가 양손을 잡고 시작한다.

* 족형도 생략

스텝(카운트)	[남]
1~2(1~2)보	1(록) 2(&)
3(1)보	왼발 옆으로 찰 때 오른발도 같이 위로 뛴다.
4(2)보	왼발을 오른발 앞으로 교차할 때 오른발을 위로 뛰면서 뒤로 뺀다.
5(3)보	오른발 옆으로 찰 때 왼발도 같이 위로 뛴다.
6(4)보	오른발을 왼발 앞으로 교차할 때 왼발을 위로 뛰면서 뒤로 뺀다.
7~8(5~6)보	3~4보와 같음
9~10(7~8)보	오른발 토로 바닥을 두 번(콩콩) 찍는다. 이때 왼발도 같이 뛴다.

스텝(카운트)	[남]
11~12(1~2)보	5~6보와 같음
13~14(3~4)보	3~4보와 같음
15~16(5~6)보	5~6보와 같음
17~18(7~8)보	왼발 토로 바닥을 두 번(콩콩) 찍는다. 이때 오른발도 같이 뛴다.

1 |록| 2 |&|으로 마무리한다.

스텝(카운트)	[여]
1~18보	남성과 대칭

(29) 리버스 휩 |reverse whip|

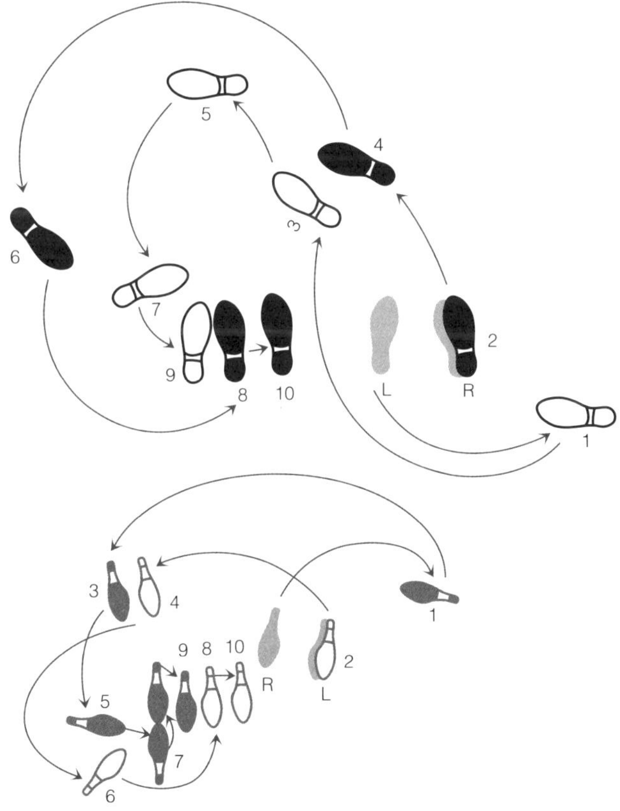

1~2(1 2)보 : 클로즈드 포지션에서 남녀 모두 1[록]에 폴어웨이 포지션을 취하면서 시작한다. 물론 오픈 포지션에서도 시작할 수 있다.

스텝(카운트)	[남]
1~2(1 2)보	1보(록)를 1/4 좌회전한 후 뒤로 딛는다. 2보(&)는 제자리(basic in place)
3~5(3a4)보	폴어웨이 스로어웨이 3~5보와 같이 여성을 남성 앞으로 보내면서 시계 반대방향으로 여성의 왼쪽을 향해서 전진(LRL)
6(5)보	1/4 좌회전하면서 오른발 옆으로
7(6)보	왼발을 오른발 앞으로 교차
8~10(7a8)보	왼쪽으로 회전하면서 우로 샤세(RLR)

스텝(카운트)	[여]
1~2(1 2)보	1보(록)를 1/4 우회전한 후 뒤로 딛는다. 2보(&)는 제자리(basic in place)
3~5(3a4)보	왼쪽으로 회전하면서 우로 샤세(RLR)
6(5)보	왼발을 오른발 뒤로 교차
7(6)보	오른발 옆으로
8~10(7a8)보	오른발 볼을 축으로 1/2 좌회전한 후, 좌로 샤세(LRL)

1~10보의 전체 회전량은 360도이다.

(30) 심플 스핀 [simple spin]

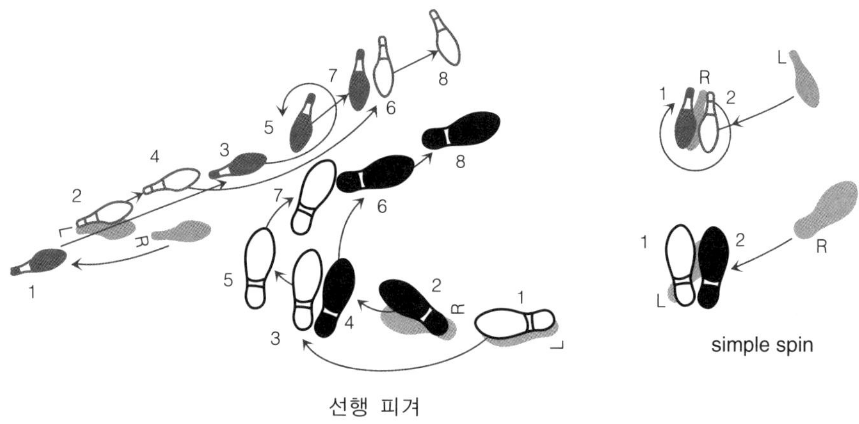

스텝(카운트)	[남]	[여]
1(1)보	왼발 제자리	오른발 제자리에서 우로 1회전
2(2)보	오른발을 왼발에 모음	왼발을 오른발에 모음

심플 스핀은 오버 턴 체인지 오브 플레이스 레프트 투 라이트[Over turn change of place left to right]의 6~8보에 남성은 1/8 우회전을 하고 여성은 5/8 좌회전을 하면서 사선 전방으로 향한 후 심플 스핀 1~2보를 한다. 뉴욕 위드 스프링[new york with spring]도 선행 피겨가 오버 턴 체인지 오브 플레이스 레프트 투 라이트인데 심플 스핀과 다른 점은 6~8보에 남녀가 똑바로 마주 본다.

남성은 1보에 1/4 좌회선 후 왼발 세사리 스텝을 하면서 L to R의 맞잡은 왼손을 왼쪽으로 빠르게 낚아채며 여성을 우회전시킨다.

· 심플 스핀과 뉴욕 위드 스프링의 리드 방법

두 피겨 모두 오픈 포지션에서 오버 턴 체인지 오브 플레이스 레프트 투 라이트[1 2 3 a 4 5 a 6]로 속행한 후 연결한다.

① 심플 스핀[1 2]

오버 턴 체인지 오브 플레이스 레프트 투 라이트에서 남녀 모두 5 a 6, 즉 6에 사선 전방을 향한다. 남자는 오른발이 전방을 향하고 여자는 왼발이 전방을 향한다.

〈심플 스핀〉

- · 1 : 전방을 향한 발, 즉 체중이 있는 발[남 : 오른발, 여 : 왼발]로 스위블하여 180도 회전[남 : 좌회전, 여 : 우회전]
- · 2 : 남성은 왼발로 체중 옮기면서 270도 좌회전 후 곧바로 오른발

로 체중이동. 여성은 오른발로 체중 옮기면서 270도 우회전 후
곧바로 왼발로 체중이동

〈마무리〉

· 3 : 남성은 왼발을 론데하여 오른발 뒤로. 여성은 오른발을 론데하
여 왼발 뒤로.

· a : 남녀의 론데한 발|남 : 왼발, 여 : 오른발|을 체중이 있는 발 뒤로 포인트

· 4 : 남녀 체중이 있는 발|남 : 오른발, 여 : 왼발| 제자리 스텝

론데를 하지 않고 남녀 모두 1 2 1 |록| 2 |&|로 마무리할 수도 있다. 또
여자만 스핀하고 남자는 스핀을 하지 않고 제자리에서 1 2로 마무리할
수도 있다.

② 뉴욕 위드 스프링 |1 2 3 2 2 3 1 2 3 a 4|

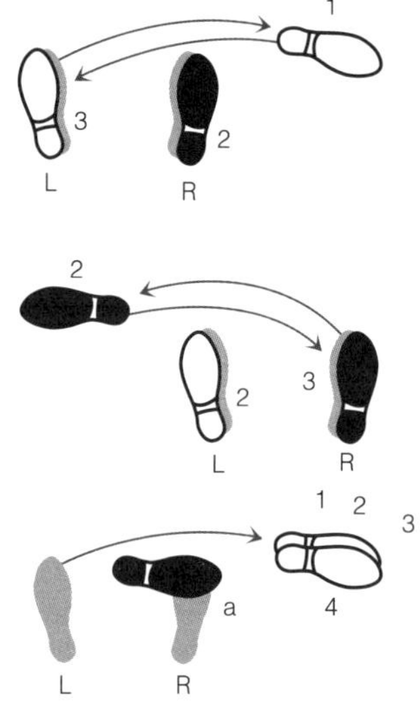

*여성은 남성과 대칭

오버 턴 체인지 오브 플레이스 레프트 투 라이트에서 심플 스핀과 같이 전방을 향해 보지 않고 5 a 6에 남녀가 마주 보고 선다.

통통 튀면서 두 번 뉴욕을 한다[1 2 3 2 2 3]. 세 번째 뉴욕[1 2 3 a 4]에서 1 2 3까지 브레이크[break], 즉 발[남성 : 왼발, 여성 : 오른발]을 멈춘 후 a에 오른발[여성 : 왼발]을 왼발[여성 : 오른발] 뒤에서 들었다 놓고 4에 왼발[여성 : 오른발]을 제자리에서 들어다 놓는다.

마무리 방법으로 QaQ[5a6]카운트를 사용한다. 5a6에 남성은 오른발 전진 샤세를 하고 여성은 5에 왼발이 앞으로 나가면서 1/2 우회전하며 a6에 후진 샤세를 하면서 서로 마주 보고 1[rock] 2[&]로 마무리한다.

(31) 치킨 워크[chicken walk]

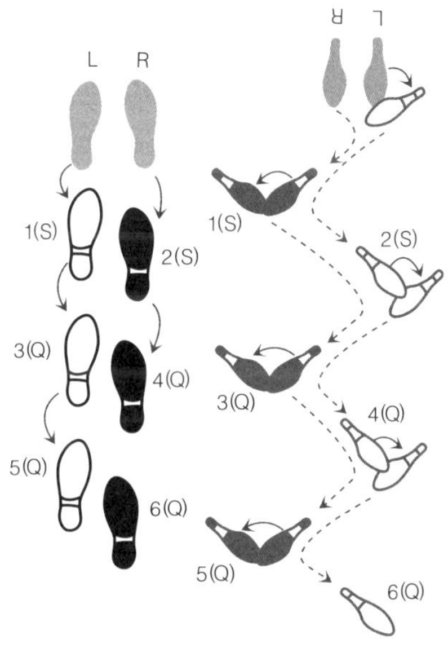

스텝(카운트)	[남]	[여]
1(S=1 2)보	왼발 후진(오른발 발 끝은 뒤로)	1/8 우회전 후 오른발 전진
2(S=1 2)보	오른발 후진(왼발 발 끝은 뒤로)	1/4 좌회전 후 왼발 전진
3(1)보	왼발 작게 후진	1/4 우회전 후 오른발 전진
4(2)보	오른발 작게 후진	1/4 좌회전 후 왼발 전진
5(3)보	왼발 작게 후진	1/4 우회전 후 오른발 전진
6(4)보	오른발 작게 후진	1/8 좌회전 후 왼발 전진

선행 피겨는 체인지 오브 플레이스 라이트 투 레프트와 폴어웨이 스로어웨이다. 폴어웨이 스로어웨이의 경우는 통상의 경우보다 회전을 많이 하도록 리드한다. 이를 오버턴드 폴어웨이 스로어웨이 [overturned fallaway throwaway : 1 2 3a4 5a6]라 하고 여성을 리드할 때 제일 중요한 타이밍이 5보째이다. 여성은 남성의 리드를 받아 5보에서 회전을 강하게 하면서 오른발을 축으로 스파이럴 액션을 취한다. 이때 남성은 여성의 손목을 살짝 돌려 손바닥이 바깥쪽으로 보이게 한다. 여성의 6~8보는 전진 샤세를 하면서 8보의 왼발에 체중을 완전히 옮기고 정면을 향한다. 여기까지가 치킨 워크의 선행 동작이다.

치킨 워크 1보 [S]에서 남성이 여성의 손을 잡아당기면 여성은 1/2 우회전을 하며 오른발을 내딛는다. 이하 같은 방법으로 스텝한다. 여성의 전진 스텝은 스위블과 브러쉬의 복합 동작이 작용한다.

여성 스텝의 회전량은 1보 [S]는 1/8 우회전, 3보와 5보는 1/4 우회전이고 2보 [S]와 4보는 1/4 좌회전, 5보는 1/8 좌회전을 한다.

치킨 워크의 방법은 여러 가지가 있지만 여기서는 기본적인 것을 소개한다. 기본적인 것을 잘 소화할 수 있다면 어려운 베리에이션을 충분히 익힐 수 있다.

마무리는 3a4 5a6 1 2 카운트로 아메리칸 스핀을 할 수 있고 단순히 클로즈드 포지션으로 끝낼 수 있다.

(32) 컬리 휩 |curly whip|

컬리 휩은 오픈 포지션에서 시작하는 방법과 클로즈드 포지션에서
시작하는 방법이 있다. 통상 '휩 - 컬리 휩 - 휩 스로어웨이'로 연결하는
피겨 조합으로 설명한다.

· 클로즈드 포지션에서 시작

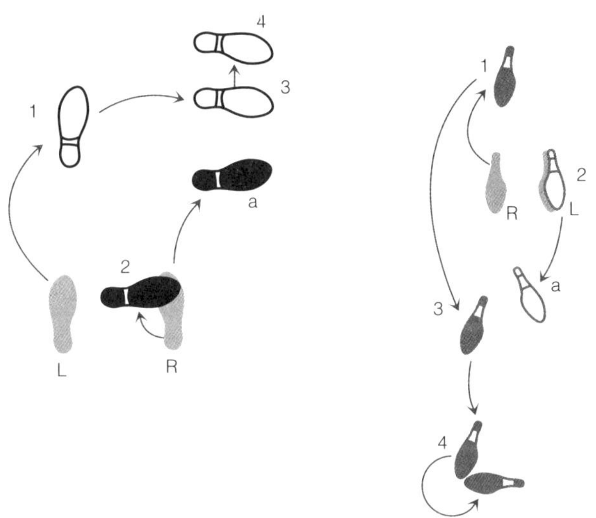

스텝(카운트)	[남]	[여]
1(1)보	왼발 전진	오른발 후진
2(2)보	오른발 제자리, 1/4 우회전	왼발 제자리
3~5(3a4)보	왼쪽 샤세(LRL)	오른쪽 샤세(RLR) 1/4 좌회전, 5보 끝에 1/2 좌회전

5보 링크[1 2 3a4] 후 휩[1 2]을 하고 남성 오른쪽 샤세 [3a4 : 여성은 왼쪽 샤세를 하면서 클로즈드 홀드가 된다. 여기서 컬리 휩으로 연결한다 [족형도의 발 위치 참고]. 남성은 1보에서 여성이 후진하도록 밀고 2보에 오른쪽으로 회전하기 시작하면서 여성을 좌회전으로 리드한다. 클로즈드 홀드에서 남성의 왼발이 여성을 밀고 들어오면 여성은 컬리 휩이라는 것을 알아차려야 한다. 3~5보에서는 손을 들어 여성을 좌회전시키고 2~5보 사이의 우회전량은 1/4로 하고 여성의 회전이 끝날 무렵 들었던 왼손을 내리며 클로즈드 홀드로 원위치 한다. 여성은 2~5보 사이에 3/4 좌회전한다.

여성이 3~5보에 왼쪽으로 회전할 때 남성은 클로즈드 홀드보다 좀 더 느슨한 상태를 이루어 여성이 남성의 양팔 안에서 편안히 돌 수 있도록 배려한다. 오른손은 위치만 지킬 뿐 여성이 회전할 때는 손이 닿았는지 안 닿았는지 모를 정도로 여성을 편안히 움직인다. 마무리로 휩 스로어웨이[1 2 3a4]를 하면서 오픈 포지션이 되도록 한다.

· 오픈 포지션에서 시작

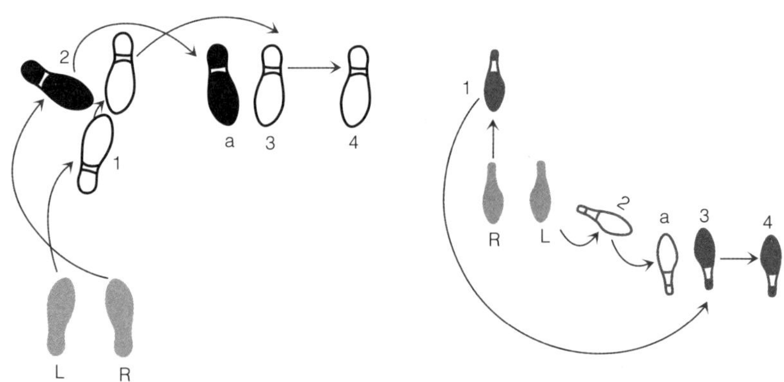

스텝(카운트)	[남]	[여]
1(1)보	왼발 전진	오른발 후진
2(2)보	오른발을 왼발 뒤로 교차	왼발 약간 왼쪽 사선 앞으로
3~5(3a4)보	좌로 샤세(LRL)	우로 샤세(RLR)

이 스텝은 오픈 포지션에서 바로 컬리 휩으로 속행하는 것이다.

(33) 토 힐 스위블 |toe heel swivel|

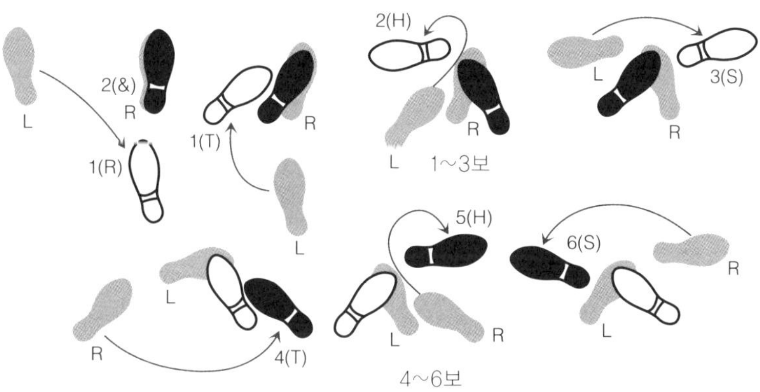

스텝(카운트)	[남]
1(1, T)보	오른발 볼로 1/8 우회전, 왼발 토를 오른발 볼 옆에 내리꽂음
2(2, H)보	오른발 볼로 1/4 좌회전, 왼발 힐로 옆으로
3(3, S)보	오른발 볼로 1/4 우회전, 왼발을 오른발 교차하여 딛음
4(4, T)보	왼발 볼로 1/4 좌회전, 오른발 토를 왼발 볼 옆에 내리꽂음
5(5, H)보	왼발 볼로 1/4우회전, 오른발 옆으로
6(6, S)보	왼발 볼로 1/4 좌회전, 오른발을 왼발 교차하여 딛음
7(7, T)보	1보와 같음
8(8, H)보	2보와 같음
9(9, S)보	3보와 같음
10(10, T)보	4보와 같음
11(11, H)보	5보와 같음
12(12, S)보	6보와 같음

스텝(카운트)	[여]
1~12보	남성과 대칭

토 힐 스위블은 더블 홀드 상태에서 하게 되므로 신호가 필요하다. 그 신호는 1 |rock| 2 |&|할 때 양 손목을 안쪽으로 틀어 손가락이 안쪽으로 마주하게 한다.

· 토 힐 스위블의 종류와 리드 방법

① 가장 보편적인 방법

리드 방법이 사람마다 다르긴 하지만 통상적으로 많이 사용하는 방법을 남성 기준으로 설명한다.

· 선행 피겨가 끝날 때 양손을 잡는다.
· 1 |rock|에서 양손 잡고 '록 |rock|할 때 양팔 |또는 손|을 밀면서 남녀 앞으로 잡은 손 4개를 한군데로 모은다.
· 2 |&| : 오른발 제자리, 여 왼발 제자리. 모은 손은 그대로.
· 1 : 왼발 |여자 오른발. 이하 여자는 남자의 반대|을 체중이동 없이 오른발 옆에 토로 포인트
· 2 : 오른발 옆에 포인트한 1의 왼발을 왼쪽 옆으로 옮기면서 체중이동. 모은 손을 옆으로 벌리되 왼손은 아래로 오른손은 위로 경사지게 벌린다.
· 3 : 오른발을 왼발 뒤로 교차
· a : 왼발을 왼쪽 옆으로.
· 4 : 오른발을 오른쪽 옆으로 이동하면서 체중이동

리드하기 편하게 남녀 서로 마주 잡은 양손을 몸 앞으로 옮겨 서로 텐션을 느끼기 적당한 간격을 유지한다. 이때 남자는 왼발은 왼쪽 옆으로 토 - 포인트이고, 오른발에 체중이 있으며 스트레칭 상태가 된다. 1 카운트에 토를 힐로 바꾸면서 바로 스위블, 토 힐로 들어간다.

· H [1] S [2] T [3] H [4] S [5] T [6] H [7] S [8] T [9] H [10] S [11] T [12]. 리듬은
  모두 Q이다.

· 마무리
제1방법 : 13카운트는 왼발 옆으로, 약간 뒤로 포인트 |체중이동 없음|한
          후 즉시 왼발을 오른발 옆으로 끌어온 후 |13카운트에 모든 발동
          작이 이루어져야 한다| 왼쪽 샤세 |QaQ|와 오른쪽 샤세를 하고
          1 |록| 2 |&|으로 마무리한다.
제2방법 : 13보는 왼발을 오른발 뒤로 론데, 그리고 a카운트에 론데
          한 왼발을 오른발 뒤로 딛고 4카운트에 오른발을 제자리에
          서 들었다 놓는다. 그런 다음에 왼쪽으로 샤세 |QaQ|, 오른
          쪽으로 샤세 후 1 |록| 2 |&|으로 마무리한다.
제3방법 : 13보는 왼발 옆으로, 약간 뒤로 뻗음과 동시에 오른발은
          제자리에서 뛰어오른 후 바닥에 딛는다. 이때 왼발 오른발
          함께 뛰어오른다. 그리고 레프트 & 라이트 샤세를 하고 마
          무리한다.

② 1 |록| 2 |&| 다음에 토 힐 스위블로 들어가는 방법
· 우선 선행 피겨를 끝내면서 양손을 잡고 1 |록| 2 |&| 다음에 바로 토

힐 스위블로 들어간다.

· T [1] H [2] S [3] T [4] H [5] S [6] T [7] H [8] S [9] T [10] H [11] S [12]를 순차적
으로 한다. 리듬은 모두 Q이다.

· 마무리

제1방법 : S [12] 다음에 플릭 인투 브레이크 [flick into break]로 속행한다.

제2방법 : T [13]를 한 다음 ①의 세 가지 방법으로 마무리할 수도 있다.

제3방법 : S [12] 다음에 3을 브레이크한 다음에 a카운트에 왼발 제자
　　　　리, 4카운트에 오른발 제자리 스텝. 그러고 나서 치킨 워
　　　　크 [3a4 3a4]로 속행한다.

③ 1 [록] 2 [&] 다음에 토 힐 스위블로 들어가지만 슬로우 리듬이 있는
　경우

· ②와 같이 하되 슬로우 리듬이 있다.

· T [Q] H [Q] S [S] T [Q] H [Q] S [S] T [1] H [2] S [3] T [4] H [5] S [6]

· ②의 세 가지 방법으로 마무리할 수 있다. 물론 폴어웨이 스로어
웨이로 속행할 수 있고 다른 피겨로 속행할 수도 있다.

㉞ 플릭 인투 브레이크 |flick into break|

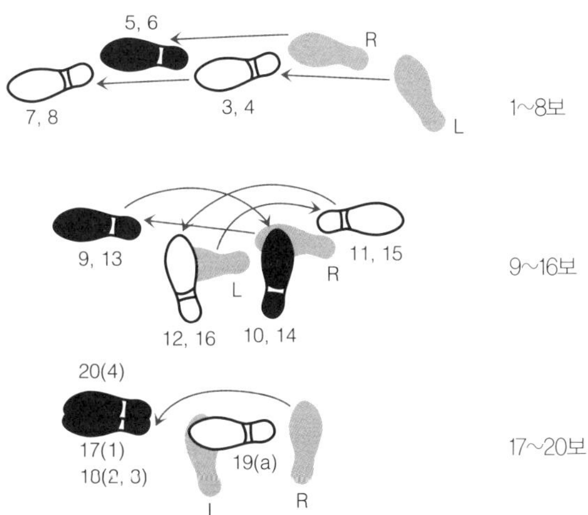

*여성은 남성과 대칭

스텝(카운트)	[남]	[여]
1(1)보	1/8 좌회전하면서 왼발 후진	1/8 우회전하면서 오른발 후진
2(2)보	오른발 제자리(PP 상태)	왼발 제자리(PP 상태)
3(1)보	왼발 토 옆으로 포인트 (왼쪽 스웨이)	오른발 토 옆으로 포인트 (오른쪽 스웨이)
4(2)보	왼발 제자리 체중이동 (몸 똑바로)	오른발 제자리 체중이동 (몸 똑바로)
5(3)보	오른발 왼발 교차하여 포인트 (오른쪽 스웨이)	왼발 오른발 교차하여 포인트 (왼쪽 스웨이)
6(4)보	오른발 제자리 체중이동 (몸 똑바로)	왼발 제자리 체중이동 (몸 똑바로)
7~8(5~6)보	3~4보와 같음	3~4보와 같음
9(1)보	오른발 앞으로 킥	왼발 앞으로 킥
10(2)보	오른발을 왼발 가까이 모음	왼발을 오른발 가까이 모음
11(3)보	1/4 우회전 후 왼발 교차하여 킥	1/4 좌회전 후 오른발 교차하여 킥
12보(4)보	왼발을 오른발 가까이 모음	오른발을 왼발 가까이 모음
13~16(5~8)보	9~12보와 같음	9~12보와 같음

스텝(카운트)	[남]	[여]
17(1)보	오른발을 왼발 교차하여 전진	왼발을 오른발 교차하여 전진
18(2, 3)보	17보의 홀드 상태 그대로 유지	17보의 홀드 상태 그대로 유지
19(a)보	뒤의 왼발에 체중이동	뒤의 오른발에 체중이동
20(4)보	오른발에 체중이동	왼발에 체중이동

*1~2보는 폴어웨이 록 1, 2보이다.

자이브에 있어서 flick이란 발끝으로 바닥을 톡톡 건드리듯 살짝 딛는 동작을 말하고 break란 스텝의 동작을 진행하는 동안 갑자기 동작을 멈추었다가 다시 진행하는 것을 말한다. 남성은 3~4보에 왼손은 아래로 오른손은 위로, 5~6보에 왼손은 위로 오른손은 아래로, 시선은 뒤로 한다. 9, 11보와 13, 15보의 킥할 때의 시선은 항상 차는 방향을 향한다.

후행 피겨로는 over turn fallaway throwaway – chicken walks로 연결할 수 있다.

(35) 무치 |mooch|

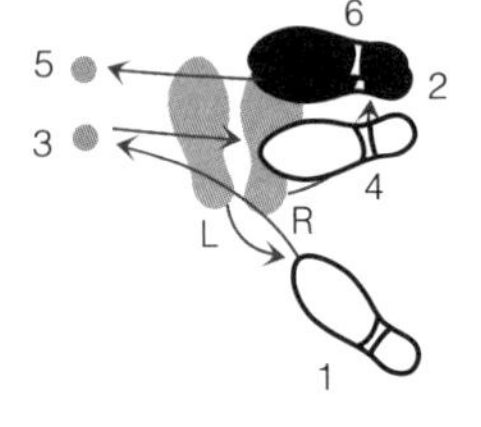

*여성은 남성과 대칭

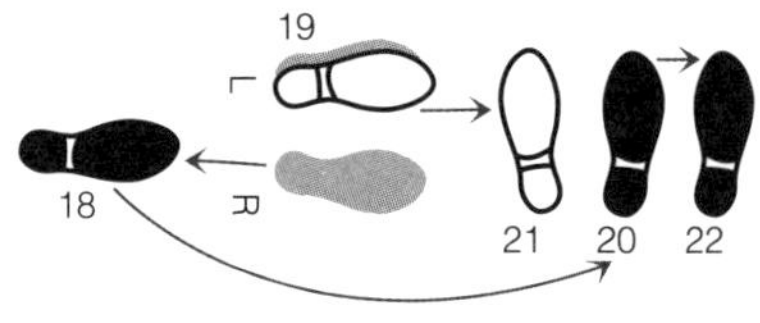

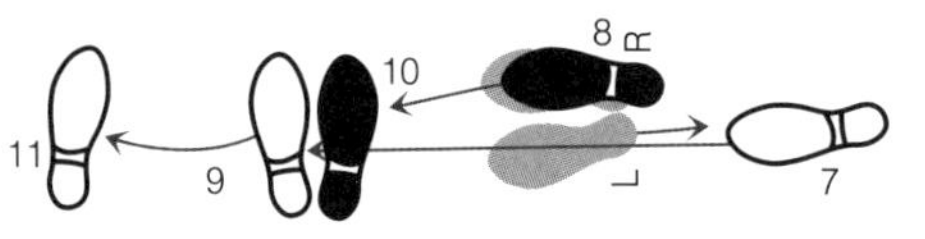

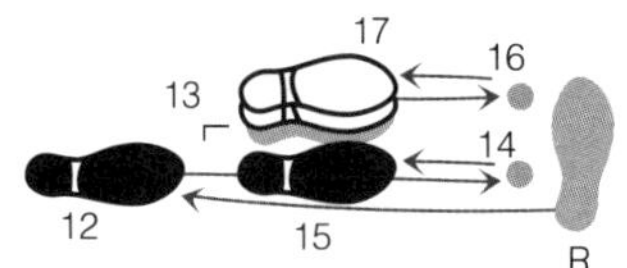

스텝(카운트)	[남]	[여]
1(1)보	1/4 좌회전하면서 왼발 후진	1/4 우회전하면서 오른발 후진
2(2)보	오른발 제자리	왼발 제자리
3(1)보	왼발 킥	오른발 킥
4(2)보	왼발을 오른발에 모음	오른발을 왼발에 모음
5(3)보	오른발 킥	왼발 킥
6(4)보	오른발을 왼발에 모음	왼발을 오른발에 모음
7(1)보	왼발 후진	오른발 후진
8(2)보	오른발 제자리	왼발 제자리
9~11(3a4)보	왼쪽으로 샤세(LRL)	오른쪽으로 샤세(RLR)
12(1)보	1/4 우회전 후 오른발 후진	1/4 좌회전 후 왼발 후진
13(2)보	왼발 제자리	오른발 제자리
14(1)보	오른발 킥	왼발 킥
15(2)보	오른발을 왼발에 모음	왼발을 오른발에 모음
16(3)보	왼발 킥	오른발 킥
17(4)보	왼발을 오른발에 모음	오른발을 왼발에 모음
18(1)보	오른발 후진	왼발 후진
19(2)보	왼발 제자리	오른발 제자리
20~22(5a6)보	오른쪽으로 샤세(RLR)	왼쪽으로 샤세(LRL)

클로즈드 포지션에서 시작한다. 남성은 1보에서 왼손의 텐션으로 여성을 우회전시키고 남녀 똑같이 전방을 향한다.

후행 피겨로는 basic in place, fallaway rock, fallaway throwaway, change of place right to left, promenade walks 등이 온다.

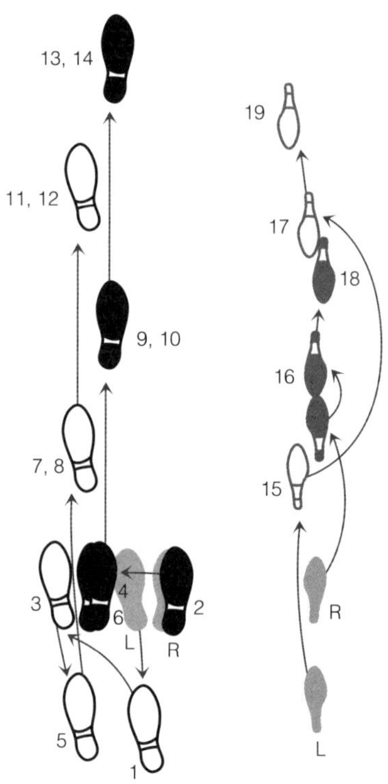

스텝(카운트)	[남]	[여]
1(1)보	왼발 후진	오른발 후진
2(2)보	오른발 제자리	왼발 제자리
3(3)보	왼발을 오른발에 모음	3a4 : 오른발 전진하면서
4(4)보	오른발을 왼발에 모음	좌로 1/2회전하는 샤세(RLR)
5(1)보	왼발 후진	남성과 같음
6(2)보	오른발 제자리	남성과 같음
7(1)보	왼발 앞으로 토 포인트	남성과 같음
8(2)보	왼발 체중이동 딛고	남성과 같음
9(3)보	오른발 앞으로 토 포인트	남성과 같음

스텝(카운트)	[남]	[여]
10(4)보	오른발 체중이동 딛고	남성과 같음
11(5)보	7보와 같음	남성과 같음
12(6)보	8보와 같음	남성과 같음
13(7)보	9보와 같음	남성과 같음
14(8)보	10보와 같음	남성과 같음
15~16(1a2)보	1a2 : 왼발 전진 샤세(LRL)	15보 : 왼발 전진 16보 : 오른발 전진 후 1/2 좌회전
17~19(3a4)보	오른발 전진 샤세(RLR)	왼발 후진 샤세(LRL)

오픈 포지션 |L to R|에서 R to R로 바꿔 잡고 남성은 오른손을 여성의 허리로 가져가면서 여성을 왼쪽으로 1/2회전을 유도하면서 남성의 오른쪽에 오도록 한다.

남성은 3, 4보에 풋 체인지를 하여 남녀가 함께 같은 쪽 발을 움직이도록 만들고, 여성은 15, 16보에서 풋 체인지를 한다.

15~19보로 마무리하면서 클로즈드 홀드를 한 후 적당한 피겨로 연결한다.

(37) 코카 롤라 |coca rola|

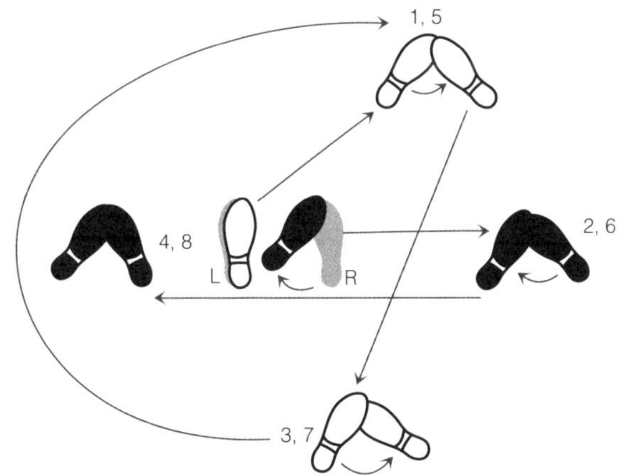

선행 피겨

스텝(카운트)	[남]	[여]
1(1)보	왼발 후진	오른발 후진
2(2)보	오른발 제자리, 1/4 우회전	왼발 제자리
3(3)보	왼발을 오른발에 모음	3a4 : 오른발 전진 샤세하면서
4(4)보	오른발 제자리	4에 1/4 좌회전

코카 롤라 – 다이아몬드 스텝

스텝(카운트)	[남 또는 여]
1(1)보	오른발 오른쪽으로 스위블하면서 왼발을 오른발 앞에 교차하여 딛음
2(2)보	왼발을 왼쪽으로 스위블하면서 오른발을 뒤쪽으로 딛음
3(3)보	오른발을 오른쪽으로 스위블하면서 왼발을 뒤쪽으로 딛음
4(4)보	왼발 왼쪽으로 스위블하면서 오른발을 왼발 앞으로 가로질러 딛음
5(5)보	1보와 같음
6(6)보	2보와 같음
7(7)보	3보와 같음
8(8)보	4보와 같음

· 마무리

스텝(카운트)	[남]	[여]
1~3(3a4)보	왼발을 오른발에 모으며 제자리 샤세(LRL)	1 : 왼발 전진 2 : 1/2 좌회전하면서 오른발 후진
4~6(5a6)보	제자리 샤세(RLR)	왼발 후진 샤세(LRL)
1(rock)보	왼발 후진	오른발 후진
2(&)보	오른발 제자리	왼발 제자리

남성은 선행 피겨 3~4보에 풋 체인지를 하면서 여성을 남성 앞을 지나 남성의 오른쪽으로 보낸다. 여성 5보에 남성의 오른편에 서게 한다. 이때 여성의 카운트는 3a4 ^{남성은 3 4}다.

위 피겨가 코카 롤라 1번이다.

|코카 롤라 1번|

· 카운트 정리

남 : 1 2 1 2 1 2 3 4 5 6 7 8 3a4 3a4 rock &

여 : 1 2 3a4 1 2 3 4 5 6 7 8 1 2 3a4 rock &

1번 코카 롤라가 끝나면 다른 피겨로 연결할 수 있지만 2, 3, 4, 5번을 계속해서 연결할 수 있다. 이하 족형도는 생략.

|코카 롤라 2번|

· 카운트 정리

남 : 1 2 1 2 1 2 3 4 5 6 7 8 3a4 3a4 1a2 3a4 3a4 1 2 3 a4 3a4 3a4
　　rock &

여 : 1 2 3a4 1 2 3 4 5 6 7 8 1 2 3a4 1a2 3a4 3a4 1 2 3 a4 3a4 3a4
　　rock &

〔남〕: 1 2 ^{rock &} 1 2 ^{풋 체인지} 1 2 3 4 ^{diamond} 5 6 7 8 ^{diamond} 3a4 ^{전진 샤세} 3a4 ^{전진 샤세} 1a2 ^킥 3a4 ^킥 3a4 ^{전진 샤세 후 4의 끝에 90도 좌회전} 1 ^{오른발 킥} 2 ^{오른발 뒤로 놓고} 3 ^{3까지 오른발 break, 즉 쉬고}a ^{왼발을 오른발 뒤로 론데}4 ^{오른발 제자리} 3a4 3a4 ^{전진 샤세} 후 rock &으로 마무리한다.

〔여〕: 1 2 |rock &| 3a4 |전진 샤세| 1 2 3 4 |diamond| 5 6 7 8 |diamond| 1 |왼쪽으로 돌면서 왼발 앞으로 딛고| 2 |계속 왼쪽으로 돌면서 오른발 약간 뒤로 딛는다, 풋 체인지| 3a4 |후진 샤세| 1a2 |킥| 3a4 |킥| 3a4 |전진 샤세 후 4의 끝에 90도 우회전| 1 |왼발 킥| 2 |왼발 뒤로 놓고| 3 |3까지 왼발 break, 즉 쉬고|a |오른발을 왼발 뒤로 론데|4 |왼발 제자리| 3a4 |왼쪽으로 돌면서 전진 샤세, 남성을 마주 본다| 3a4 |후진 또는 제자리 샤세| 후 rock &로 마무리하면서 다음 피겨로 속행한다.

|코카 롤라 3번|

· 카운트 정리

남 : 1 2 1 2 1 2 3 4 5 6 7 8 3a4 1 2 3 4 3a4 1 2 3 4 5 6 7 8 3a4 1 2
　　 3 3a4 1 2 rock &

여 : 1 2 3a4 1 2 3 4 5 6 7 8 3a4 1 2 3 4 3a4 1 2 3 4 5 6 7 8 3a4 1 2
　　 3 3a4 3a4 rock &

〔남〕: 1 2 |rock &| 1 2 |풋 체인지| 1 2 3 4 |diamond| 5 6 7 8 |diamond| 3a4 |전진 샤세| 1 |오른발 옆으로 킥| 2 |오른발 오므린다| 3 |차고| 4 |1/2 우회전| 3a4 |전진 샤세| 1 2 3 4 |diamond| 5 6 7 8 |diamond| 3a4 |전진 샤세| 1 |오른발 옆으로 킥| 2 |오른발 오므린다| 3 |1/2 우회전| 3a4 |전진 샤세| 1 2 |풋 체인지| rock &으로 마무리한다.

〔여〕: 1 2 |rock &| 3a4 |전진 샤세| 1 2 3 4 |diamond| 5 6 7 8 |diamond| 3a4 |전진 샤세| 1 2 3 |남성과 같은 동작, 1/2 우회전| 3a4 |전진 샤세| 1 2 3 4 |diamond| 5 6 7 8 |diamond| 3a4 |전진 샤세| 1 2 3 4 |남성과 같은 동작, 1/2 우회전| 3a4 |전진 샤세| 3a4 |왼쪽으로 돌면서 샤세, 남성을 마주 본다| rock &로 마무리한다.

|코카 롤라 4번|

· 카운트 정리

남 : 1 2 3a4 3a4 1 2 3a4 3a4 1 2 3 4 1 2 3 4 5 6 7 8 1 2 3 4 5 6 7 8
　　　1 2 3 4 5 6 7 8 3a4 3a4 rock &

여 : 1 2 3a4 3a4 1 2 3a4 1 2 3 4 5 6 1 2 3 4 5 6 7 8 1 2 3 4 5 6 7 8
　　　1 2 3 4 5 6 7 8 1 2 3a4 rock &

[남] : 1 2 3a4 3a4 |8보 링크| 1 2 |rock &| 3a4 3a4 |전진 샤세 2회| 1 2 3 4 |전진 스텝 후 4 &의 &타임에 1/4 우회전| 1 2 3 4 |diamond| 5 6 7 8 |diamond| 1 2 3 4 5 6 7 8 |merenge step| 1 2 3 4 |diamond| 5 6 / 8 |diamond| 3a4 3a4 |전진 샤세 2회| rock &로 마무리한다.

[여] : 1 2 3a4 3a4 |8보 링크| 1 2 |rock &| 3a4 |전진 샤세 1회| 1 2 3 4 5 6 |전진 스텝 후 6 &의 &타임에 1/4 우회전| 1 2 3 4 |diamond| 5 6 7 8 |diamond| 1 2 3 4 5 6 7 8 |merenge step| 1 2 3 4 |diamond| 5 6 7 8 |diamond| 1 2 |풋 체인지|3a4 |후진 또는 거의 제자리 샤세| rock &로 마무리한다.

|코카 롤라 5번|

· 카운트 정리

남 : 1 2 1 2 1 2 3 4, 5 6 7 8 1 2 3 4 5 6 7 8 1 2 3 4 3a4 1 2 rock &

여 : 1 2 3a4 1 2 3 4, 5 6 7 8 1 2 3 4 5 6 7 8 1 2 3 4 3a4 3a4 rock &

[남] : 1 2 |rock &| 1 2 |풋 체인지| 1 2 3 4 |diamond| 5 6 7 8 |diamond| 1 2 3 4 5 6 7 8 |제자리에서 발을 차면서 놓기 4회 반복| 1 2 |오른발 뒤로 뻗고| 3 4 |뒤로 뻗은

오른발을 당겨 왼발에 클로즈, 체중은 옮기지 않음│ 3a4 │거의 제자리 샤세│ 1 2 │풋 체인지│ rock &로 마무리한다.

　[여] : 1 2 │rock &│ 3a4 │전진 샤세│ 1 2 3 4 │diamond│ 5 6 7 8 │diamond│ 1 2 3 4 5 6 7 8 │제자리에서 발을 차면서 놓기 4회 반복│ 1 2 │오른발 뒤로 뻗고│ 3 4 │뒤로 뻗은 오른발을 당겨 왼발에 클로즈, 체중은 옮기지 않음│ 3a4 3a4 │거의 제자리 샤세를 하면서 1/2 회전하여 남성과 마주 본다│ rock &로 마무리한다.

　남녀가 가까이 있을 때는 rock &를 하고 바로 클로즈드 포지션으로 마무리하면 되지만, 멀리 떨어져 있을 때에는 메디슨 킥 │madison kick│을 하고 전진 샤세를 2회 하여 남녀가 가까이 접근한 다음 클로즈드 홀드를 하거나 코카 롤라 2번처럼 마무리할 수도 있다.

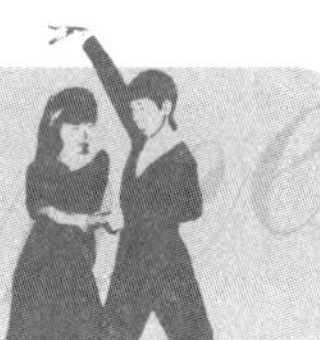

5. 삼바 |Samba|

1) 삼바의 기원

삼바는 강렬하고 생동감 넘치는 춤으로, 브라질 사탕수수농장에서 일하던 아프리카 흑인 노예들에 의해서 브라질 북부 지방으로 보급되어 오늘날 브라질의 대표적인 춤이 되었다. '배꼽'이라는 뜻을 지닌 삼바는 매우 독특한 리듬을 갖고 있는데 '말발굽소리' 같은 이 리듬은 탐보린 |Tamborin|, 초칼호 |Chocalho|, 레코 레코 |reco-reco|, 카바나 |Cabana| 등과 같은 브라질 고유 악기로 연주될 때 더욱 빛을 발하며 브라질에서는 리우데자네이루 |Rio de janeiro|에서 벌어지는 리오 카니발 |Rio carnival|이 전 세계적으로 유명한 삼바축제이기도 하다.

삼바는 미국과 프랑스를 경유하여 영국으로 건너가 인터내셔널 삼바 |international samba|가 되었으며 1950년대 영국 마거릿 |Margaret| 공주에 의해 인기를 모았고 1956년 국제적 보급을 위해 영국의 피에르 |Pierre|와 라벨르 |Lavelle|가 표준화하였으며 그 후 이 춤의 이론적 정립을 위해 영국의 무도연구가인 월터 레이드 |Walter Laied|가 노력하였는데 브라질의 삼바와는 사뭇 다르다.

2) 삼바의 특징

· 2/4박자가 주로 사용되지만 4/4박자가 사용될 때도 있다.

· 체중은 앞에 두고 전진은 토로, 상체는 곧게 유지한다.

· 허리와 어깨를 많이 사용하는 발랄하고 활달한 댄스로 즐겁고 정열적이다.

· 대부분의 피겨들이 골반의 자유로운 동작을 필요로 한다.

· 여러 가지 다른 리듬을 가진 삼바 카운트가 많다.

삼바 워크 |samba walk| : S S =1 1

리버스 베이식 |reverse basic| : 1a2 =3/4 1/4 1

볼타 |volta| : 1a2a3a4 =3/4 1/4 3/4 1/4 3/4 1/4 1

클로즈드 록 |closed rock| : S Q Q =1 1/2 1/2

삼바 록 |samba rock| : Q Q S =1/2 1/2 1

코르타 자카 |corta jaca| : S Q Q Q Q Q Q =1 1/2 1/2 1/2 1/2 1/2 1/2

크루제이더 웍스 & 록 |cruzador walks & lock| : S S Q Q S =1 1 1/2 1/2 1

3) 1 a 2의 박자 길이 |beat value| 분석

· 2/4박자=1박 1박=1 |3/4 +1/4| 1 =3/4 1/4 1 =1 |3/4| a |1/4| 2 |1|

· 1 a 2=& 1 & a 2 & =& |down-up| 1 |strait| & |down-up| a |strait| 2 |strait| & |down-up|

1 a 2의 스텝 특히 'a'스텝의 주의할 점은 미리 발을 옮기는 것이 아니라 최대한 음악을 기다렸다가 a카운트의 마지막에 신속히 발을 옮기는 것이다. 1 a 2 박자의 시간 길이는 1＝3/4박, a＝1/4박, 2＝1박이다.

초급자는 1 a 2 스텝 연습시 통상 1＝1/2박, a＝1/2박, 2＝1박의 길이로 발을 움직이는 경향이 있는데, 절대로 그렇게 해서는 안 된다. 1 a 2를 구분동작으로 세분하여 설명하면 다음과 같다.

1 a 2＝& 1 & a 2 & =&①1&②a2&③

· &① : 선행 스텝의 마지막에 다운에서 라이즈

· 1 : 무릎을 펴고, 스트레이트

· &② : 무릎을 굽힌 다음 라이즈

· a : 무릎을 펴고, 스트레이트

· 2 : 무릎을 펴고, 스트레이트

· &③ : 무릎을 굽힌 다음 라이즈

4) 굴신 운동

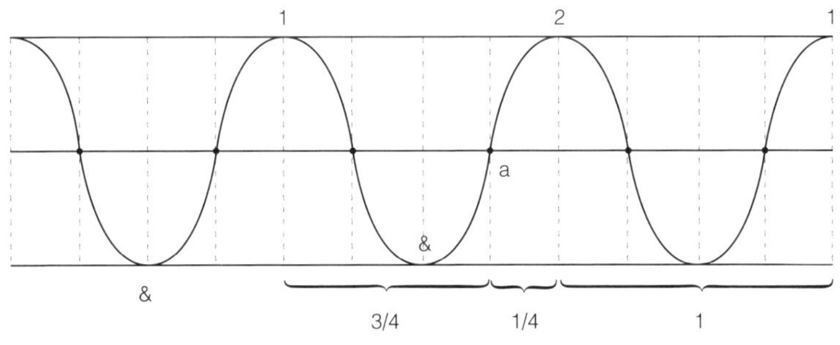

초급자

· 우선 발을 11자로 모으고 똑바로 선다. 발뒤꿈치를 벽면에 붙이고 등과 뒷머리를 벽에 딱 붙이고 서 있다고 생각한다.
· 골반 |또는 히프|을 뒤로 올린다. 뒤로 올린 골반을 앞으로 내민다. 골반만 앞뒤로 까딱까딱하는 운동을 한다.
· 위의 골반 운동에 이번엔 무릎을 함께 구부린다. 무릎은 되도록 많이 구부린다. 이때 상체는 위로 똑바로 곧게 유지한다.

삼바는 2/4박자 춤이므로 한 마디에 4분음표(♩)가 2개 들어가 있다. 기본 리듬은 '쿵|1| 작|2|'이지만 8분음표(♪)가 4개 들어가 있으면 리듬이 '말발굽소리'처럼 들린다. 아무튼 2박자 춤이므로 한 마디에 2번 굴신 운동을 하게 된다. 첫 박자를 '1|1/2박|+&|1/2박|', 2번째 박자를 '2|1/2박|+&|1/2박|'으로 쪼개서 1에 무릎을 펴고 &에 무릎을 구부린다. 마찬가지로 2에 무릎을 펴고 &에 무릎을 편다.

중·상급자

· 바운스는 무릎과 발목으로 한다. 따라서 어깨와 상체를 출렁거리거나 히프를 좌우로 과장되게 흔들어서는 안 된다. 바운스는 부드럽고 섬세하게 한다.
· 허벅다리 앞쪽을 앞으로 끌어올린다.
· 이때 힐이 들리면서 무릎이 꺾이고 앞으로 나간다.
· 배는 뒤로 넣고 아랫배를 꺾어 올리는 동작을 동시에 한다.
· 무릎을 단순히 구부리는 것이 아니라 아랫배를 늑골 안으로 쑥 밀어 넣은 상태에서 아랫배가 접힌다는 느낌으로 아랫배를 들어 올

린다. 이 힘으로 허벅다리 윗 부분을 위로 올린다는 느낌으로 무릎의 굴신 운동을 한다.

이때 주의할 점은 앞으로의 굴신 운동은 어느 정도 되지만 원위치 할 때 히프를 일부러 뒤로 보내서는 안 된다. 즉 히프만 앞뒤로 흔들어서는 안 된다는 뜻이다. 원위치 할 때는 굽힌 다리를 쭉 펴면서 히프를 포함한 몸 전체를 자연스럽게 뒤로 보낸다는 느낌으로 스트레칭하면 히프가 자동적으로 뒤로 움직인다.

처음 바운스 운동을 할 때 잘 안 되면 무릎을 많이 굽히고 상체는 곧게 아래위로 움직이며서 연습한다. 무릎을 많이 굽히고 히프를 앞으로 민다는 느낌으로 바운스 연습을 한다.

전진 스텝은 체중 있는 쪽의 허벅다리를 앞으로 끌어올린 후[&], 반대쪽 다리가 앞으로 끌려온 후 토로 전진한다.

스폿 볼타 턴[1a2]도 다른 피겨와 마찬가지로 일단은 로어한 후에 스텝한다. 회전할 때는 리드하는 팔은 벌리고 다른 팔은 허리 뒤로 열중쉬어 자세처럼 한 다음 회전이 완료할 무렵에 벌린다. 이렇게 하면 실제 춤출 때 회전이 아름답게 보인다.

5) 위스크[whisk]의 연습 방법

위스크에는 위스크 투 레프트와 위스크 투 라이트가 있다. 위스크를 효과적으로 연습하려면 우선 훌라후프로 허리 운동부터 한다. 좌우 양쪽으로 돌리는 연습을 하면 삼바의 히프 무브먼트에 상당한 도움이 된다.

위스크 투 레프트 |whisk to left : 1a2|

· 1(1)보 : 11자로 선 상태에서 업한 후 왼발 왼쪽 옆으로 딛으면서 다운한다 |볼 플랫|. 이때 왼쪽 골반을 왼쪽 전방 사선 방향으로 회전을 시작하여 왼쪽으로 돌린다. 훌라후프를 왼쪽으로 돌릴 때 히프의 운동 방향과 같다.

· 2(a)보 : 오른발을 왼발 뒤로 놓으면서 몸을 업하고 동시에 스트레칭하면서 히프를 최대한 뒤로 뺀다. a카운트의 2보는 오른쪽 발을 최대한 시간을 끌면서 약간 론데하듯 왼발 뒤로 교차하면서 몸을 스트레치한다. 잘못하면 a |1/4|가 안 되고 & |1/2|가 되기 쉽다. 자이브 샤세 QaQ |또는 3a4|을 연습할 때 |퀵-익 아퀵--익|처럼 삼바의 위스크 1a2도 같은 요령 |원-- 아투--|으로 연습하는 것이 효과적이다.

· 3(2)보 : 다시 다운하면서 한 번 더 1보와 같은 히프 운동을 한다. 이때 오른 무릎을 굽히면서 왼 무릎을 눌러준다. 볼타를 할 때도 마찬가지로 눌러준다. 이때 프로 선수들의 왼발을 보면 약간 오른쪽으로 옮긴다. a카운트 후 3보를 딛을 때 관성의 법칙 때문에 왼발이 왼쪽으로 약간 이동되기 때문에 양다리가 교차되지 않고 벌어져 보기 싫게 된다. 그러나 3보 왼쪽 발을 약간 오른쪽으로 옮기면 왼쪽 다리 뒤에 오른쪽 다리가 교차 |라틴 크로스 또는 큐번 크로스|된다.

위스크 투 라이트 |whisk to right : 1a2|

훌라후프를 오른쪽으로 회전하는 방법으로 위스크 투 레프트와 같은 요령으로 한다.

6) 크리스 크로스 볼타 |criss cross voltas : 1a2a3a4|

우선 양발을 어깨 넓이만큼 벌리고 선다.

① 왼쪽에서 오른쪽으로 — 오른발에 체중을 둔다.

· 1(1)보 : 왼발을 오른발 앞으로 볼 플랫, 라틴 크로스가 되도록 놓
는다. 히프 무브먼트 |골반을 앞으로 내민다는 느낌이 중요하다|는 위스크처
럼 훌라후프를 왼쪽으로 돌리는 요령으로 한다.

· 2(a)보 : 1보의 크로스 상태에서 오른발 볼 옆으로.

이하 반복.

② 오른쪽에서 왼쪽으로 — 왼발에 체중을 둔다.

· 왼쪽에서 오른쪽으로의 크리스 크로스 볼타가 끝난 후 오른발을
왼발 앞으로 라틴 크로스를 만든다. 히프 무브먼트도 위와 같으나
다만 훌라후프를 오른쪽으로 돌리는 요령으로 한다.

7) 삼바의 시작 방법

초·중급자

모든 춤의 시작은 바로 피겨나 스텝으로 들어가는 것이 아니라 예비
동작을 먼저 한다. 초·중급자는 삼바를 시작할 때 예비동작으로 클로
즈드 홀드를 하고 바운스를 먼저 한 후 피겨를 시작한다.

· 예비동작 |바운스|의 카운트 요령 : 굴신 운동을 하면서 1 2 3 4 5 6 7
8 또는 ~5 6 7 8을 세면서 8 후에 위스크로 진행한다.

상급자

음악이 나오면 남성이 왼쪽|여성 : 오른쪽|으로 보디 쉐이크|body shake|를 좌·우로 2번 한 다음 남성은 위스크로 전진하고 여성은 바투카다|batucada| 리듬으로 후진한다.

남성 '벽사면'으로, 여성 '벽사배면'으로 약간 떨어져서 선 다음 보디 쉐이크로 예비동작을 한다.

(1) 보디 쉐이크

스텝(카운트)	[남]
1(1)보	어깨를 앞뒤로 흔들면서 왼발 왼쪽 옆으로
2(2)보	어깨를 앞뒤로 흔들면서 오른발을 왼발에 모음
3(3)보	어깨를 앞뒤로 흔들면서 왼발 왼쪽 옆으로
4(4)보	어깨를 앞뒤로 흔들면서 오른발을 왼발에 체중 없이 모음
5(5)보	어깨를 좌우로 흔들면서 오른발 옆으로
6(6)보	어깨를 좌우로 흔들면서 왼발을 오른발에 모음
7(7)보	어깨를 좌우로 흔들면서 오른발 옆으로
8(8)보	어깨를 좌우로 흔들면서 왼발을 오른발에 체중 없이 모음

스텝(카운트)	[여]
1~8보	남성과 대칭

(2) 남성 위스크

· 1~3(1a2)보 : 왼쪽 위스크

· 4~6(3a4)보 : 오른쪽 위스크 |약간 사선으로 여성을 따라가면서|

· 7~9(5a6)보 : 왼쪽 위스크

· 10~12(7a8)보 : 오른쪽 위스크 |약간 사선으로 여성을 따라가면서|

(3) 여성 바투카다 리듬

- · 1~3(1&a)보 : 오른발을 왼발 뒤로 후진[1] 후 왼발로 체중이동[&] 했다가 다시 오른발로 체중이동[a]
- · 4~6(2&a)보 : 왼발을 오른발 뒤로 후진[2] 후 오른발로 체중이동[&] 했다가 다시 왼발로 체중이동[a]
- · 7~9(3&a)보 : 1~3보와 같다.
- · 10~12(4&a)보 : 4~6보와 같다.

마지막 10~12보에 클로즈드 홀드를 하고 춤을 시작한다.

8) 댄스파티에서 루틴 없이 삼바 추는 요령

기본 베이식을 충분히 연습한다

(1) 리버스 베이식 |reverse basic|

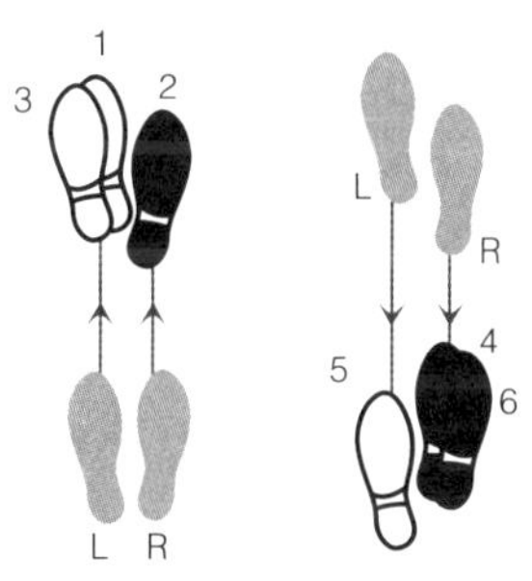

스텝(카운트)	[남]	[여]
1(1)보	왼발 전진	오른발 후진
2(a)보	오른발 왼발에 모음	왼발을 오른발에 모음
3(2)보	왼발 제자리	오른발 제자리
4(3)보	오른발 후진	왼발 전진
5(a)보	왼발을 오른발에 모음	오른발 왼발에 모음
6(4)보	오른발 제자리	왼발 제자리

(2) 사이드 베이식 |side basic|

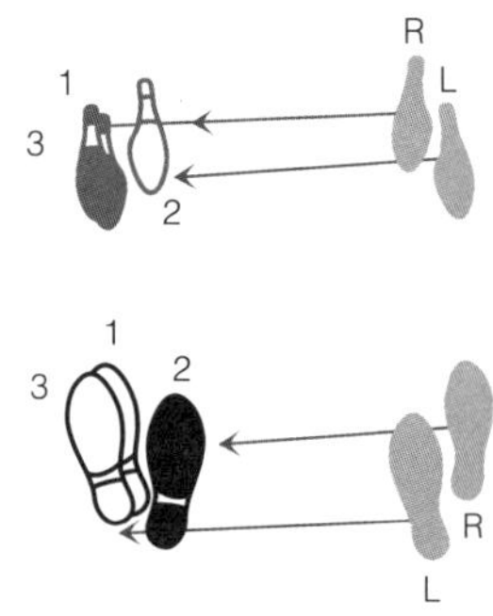

스텝(카운트)	[남]	[여]
1(1)보	왼발 옆으로	오른발 옆으로
2(a)보	오른발 왼발에 모음	왼발을 오른발에 모음
3(2)보	왼발 제자리	오른발 제자리

(3) 내추럴 베이식 |natural basic|

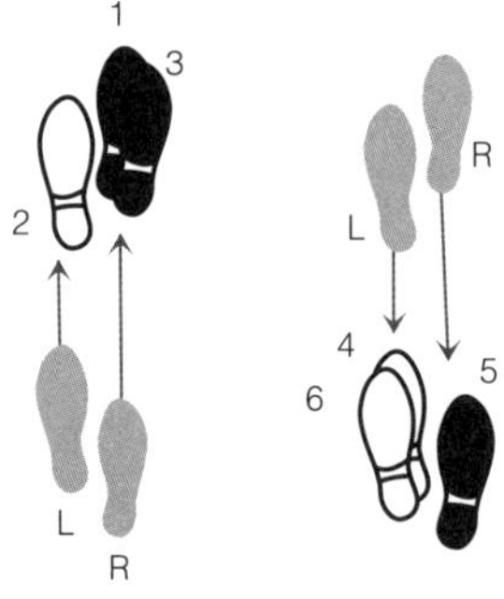

스텝(카운트)	[남]	[여]
1(1)보	오른발 전진	왼발 후진
2(a)보	왼발을 오른발에 모음	오른발을 왼발에 모음
3(2)보	오른발 제자리	왼발 제자리
4(3)보	왼발 후진	오른발 전진
5(a)보	오른발을 왼발에 모음	왼발을 오른발에 모음
6(4)보	왼발 제자리	오른발 제자리

(4)아웃사이드 베이식 |outside basic|

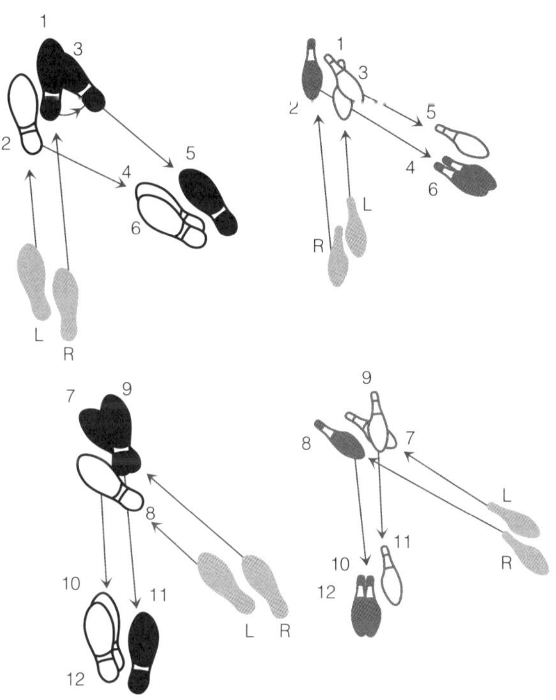

스텝(카운트)	[남]	[여]
1(1)보	오른발 전진	왼발 후진
2(a)보	왼발을 오른발에 모음	오른발을 왼발에 모음
3(2)보	1/8 좌회전 후 오른발 제자리	1/8 우회전 후 왼발 제자리
4(3)보	왼발 후진	오른발 전진
5(a)보	오른발을 왼발에 모음	왼발을 오른발에 모음
6(4)보	왼발 제자리	오른발 제자리
7(5)보	오른발 전진	왼발 후진
8(a)보	왼발을 오른발에 모음	오른발을 왼발에 모음
9(6)보	1/8 우회전 후 오른발 제자리	1/8 우회전 후 왼발 제자리
10(7)보	왼발 후진	오른발 전진
11(a)보	오른발을 왼발에 모음	왼발을 오른발에 모음
12(8)보	왼발 제자리	오른발 제자리

(5) 프로그레시브 베이식 |progressive basic|

· 1~3보 : 내추럴베이식 123

· 4~6보 : 사이드베이식 123

· 7~9보 : 내추럴베이식 123

스텝(카운트)	[남]	[여]
1(1)보	오른발 전진	왼발 후진
2(a)보	왼발을 오른발에 모음	오른발을 왼발에 모음
3(2)보	오른발 제자리	왼발 제자리
4(1)보	왼발 옆으로	오른발 옆으로
5(a)보	오른발을 왼발에 모음	왼발을 오른발에 모음
6(2)보	왼발 제자리	오른발 제자리
7(1)보	오른발 전진	왼발 후진
8(a)보	왼발을 오른발에 모음	오른발을 왼발에 모음
9(2)보	오른발 제자리	왼발 제자리

위 5가지 베이식은 실제로 춤을 출 때는 잘 사용하지 않는 피겨지만 초급자는 위 베이식 피겨로 삼바의 특징인 바운스와 스텝 및 박자 길이를 숙달시키는 것이 좋다. 간혹 링크 역할로 요긴하게 쓰일 때가 있으니 정확히 알아두도록 한다.

(6) 리듬 바운스 |rhythm bounce|

① 왼발 리듬 바운스

스텝(카운트)	[남]
1(1)보	왼발 옆으로 왼쪽 무릎 조금 구부린다.
2(a)보	홀드 자세를 그대로 유지하고 왼쪽 무릎을 조금 편다.
3(2)보	홀드 자세를 그대로 유지하고 왼쪽 무릎을 조금 구부린다.

스텝(카운트)	[여]
1(1)보	오른발 옆으로 오른쪽 무릎 조금 구부린다.
2(a)보	홀드 자세를 그대로 유지하고 오른쪽 무릎을 조금 편다.
3(2)보	홀드 자세를 그대로 유지하고 오른쪽 무릎을 조금 구부린다.

② 오른발 리듬 바운스

스텝(카운트)	[남]
1(1)보	오른발 옆으로 오른쪽 무릎 조금 구부린다.
2(a)보	홀드 자세를 그대로 유지하고 오른쪽 무릎을 조금 편다.
3(2)보	홀드 자세를 그대로 유지하고 오른쪽 무릎을 조금 구부린다.

스텝(카운트)	[남]
1(1)보	왼발 옆으로 왼쪽 무릎 조금 구부린다.
2(a)보	홀드 자세를 그대로 유지하고 왼쪽 무릎을 조금 편다.
3(2)보	홀드 자세를 그대로 유지하고 왼쪽 무릎을 조금 구부린다.

리듬 바운스는 한 번[1a2] 할 수도 있고 두 번[1a2a3a4] 반복할 수도 있다.

링크 역할을 하는 위스크를 잘 이용한다

(1) 위스크[whisk]

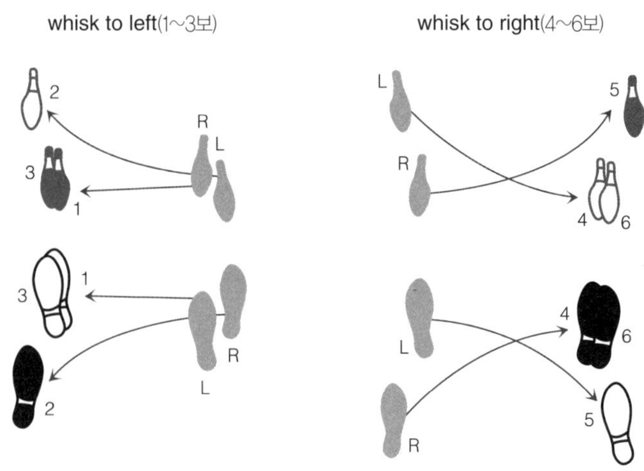

스텝(카운트)	[남]	[여]
1(1)보	왼발 옆으로	오른발 옆으로
2(a)보	오른발을 왼발 뒤로	왼발을 오른발 뒤로
3(2)보	왼발 제자리	오른발 제자리
4(3)보	오른발 옆으로	왼발 옆으로
5(a)보	왼발을 오른발 뒤로	오른발을 왼발 뒤로
6(4)보	오른발 제자리	왼발 제자리

삼바에서 위스크는 매우 중요한 피겨다. 위스크에는 왼쪽, 오른쪽 두 가지가 있다. 왼쪽 오른쪽 구별은 남성을 기준으로 한다. 따라서 오른쪽 위스크는 남성이 오른발 옆으로, 여성이 왼발 옆으로 스텝을 밟는

다. 이 두 가지 위스크를 잘 활용하면 여러 가지 후행 피겨로 연결할 수 있다. 각각의 후행 피겨를 숙달될 때까지 반복 연습한다.

- 왼쪽 위스크의 후행 피겨 : natural basic, whisk to right, corta jaca, solo spot volta to right, volta travelling to left
- 오른쪽 위스크의 후행 피겨 : reverse basic, whisk to left, left foot samba walk in PP, solo spot volta to left, bota fogos to PP & CPP

(2) PP로 끝나는 위스크 |whisk ended in PP|

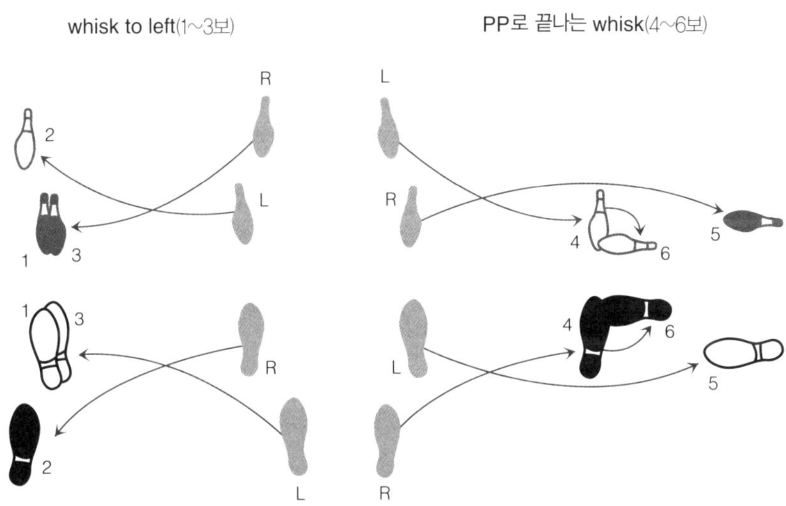

스텝(카운트)	[남]	[여]
1(1)보	왼발 옆으로	오른발 옆으로
2(a)보	오른발을 왼발 뒤로	왼발을 오른발 뒤로
3(2)보	왼발 제자리	오른발 제자리
4(3)보	오른발 옆으로	왼발 옆으로
5(a)보	1/4 좌회전 후 왼발 뒤로	1/4 우회전 후 오른발 뒤로
6(4)보	오른발 제자리	왼발 제자리

PP로 끝나는 위스크에서 연결할 수 있는 피겨는 promenade samba walks - side samba walks, stationary samba walks, promenade run, cruzador lock & walks and samba lock 등이다. 매우 중요한 링크 역할을 한다. 꼭 외워서 숙달시켜두자.

삼바 워크를 정확히 알아둔다

(1) 프로머네이드 삼바 웍스 |promenade samba walks|

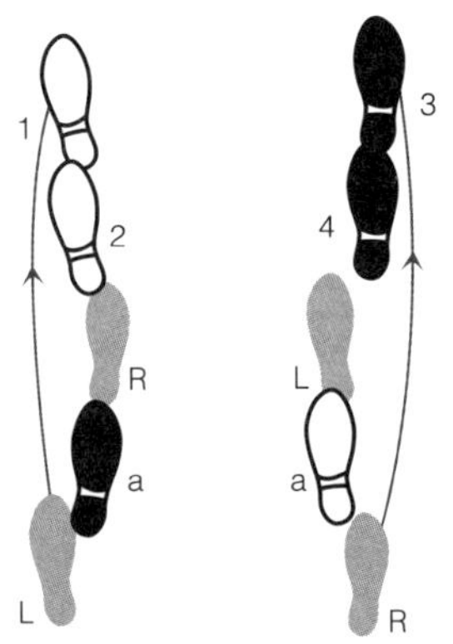

1~3보(여:4~6보)   4~6보(여:1~3보)

스텝(카운트)	[남]	[여]
1(1)보	왼발 전진	오른발 전진
2(a)보	오른발 뒤로 토 턴 아웃	왼발 뒤로 토 턴 아웃
3(2)보	왼발 약간 뒤로	오른발 약간 뒤로
4(3)보	오른발 전진	왼발 전진
5(a)보	왼발 뒤로 토 턴 아웃	오른발 뒤로 토 턴 아웃
6(4)보	오른발 약간 뒤로	왼발 약간 뒤로

프로머네이드 삼바 웍스는 PP 자세에서 시작한다. 3, 6보를 '약간 뒤로'라고 한 것은 2보에서 후진하는 발의 관성의 법칙에 의해 몸이 약간 뒤로 밀리기 때문이다.

(2) 스테이셔너리 삼바 웍스 |stationary samba walks|

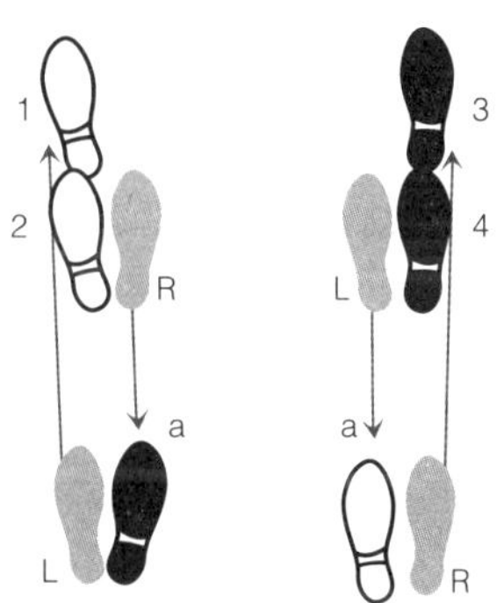

1~3보(여:4~6보)   4~6보(여:1~3보)

스텝(카운트)	[남]	[여]
1(1)보	왼발을 오른발에 모음	오른발을 왼발에 모음
2(a)보	오른발 뒤로 토 턴 아웃	왼발 뒤로 토 턴 아웃
3(2)보	왼발 약간 뒤로	오른발 약간 뒤로
4(3)보	오른발을 왼발에 모으고 약간 전진	왼발을 오늘발에 모으고 약간 전진
5(a)보	왼발 뒤로 토 턴 아웃	오른발 뒤로 토 턴 아웃
6(4)보	오른발 약간 뒤로	왼발 약간 뒤로

프로머네이드 삼바 웍스[PSW]와 스테이셔너리 삼바 웍스[SSW]의 스텝 형태는 거의 비슷하지만 PSW는 L.O.D. 방향으로 진행하고 SSW는 남녀가 서로 마주 보고 클로즈드 홀드에서 제자리 스텝을 한다. 클로즈드 홀드이지만 L to R 한 손으로 잡고 해도 상관없다. 물론 SSW를 L.O.D. 방향으로 보고 해도 틀린 것은 아니다.

그리고 PSW는 앞으로 진행하여 나아가지만 SSW는 거의 제자리에서 움직인다. 그래서 4보에 '약간 전진'이란 표현을 사용하였다.

(3) 사이드 삼바 웍스[side samba walks]

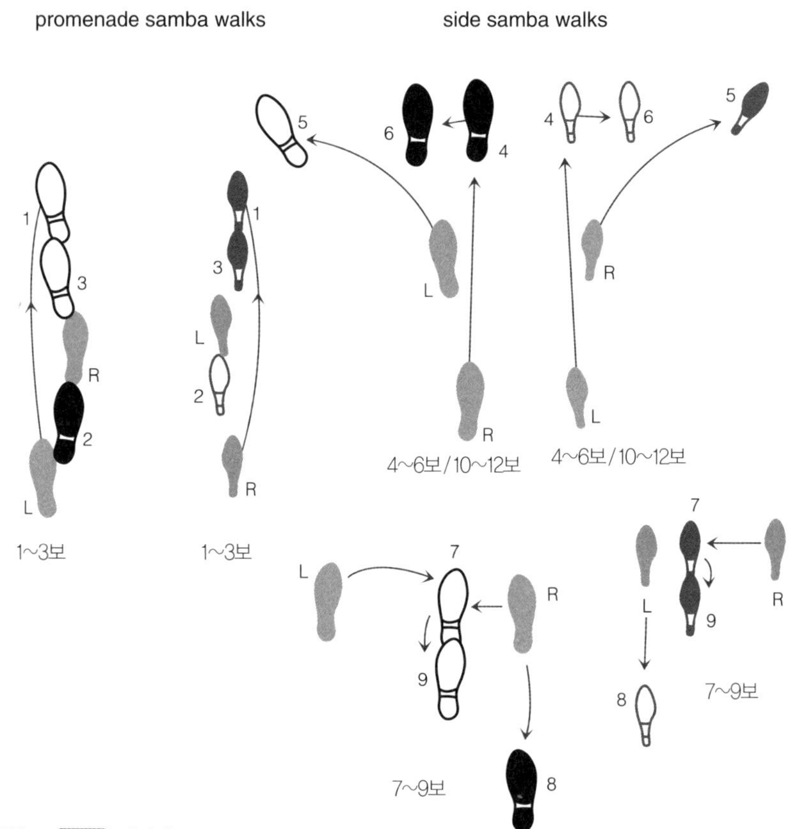

스텝(카운트)	[남]	[여]
1(1)보	왼발 전진	오른발 전진
2(a)보	오른발 뒤로 토 턴 아웃	왼발 뒤로 토 턴 아웃
3(2)보	왼발 약간 뒤로	오른발 약간 뒤로
4(3)보	오른발 전진(왼발에 모음)	왼발 전진(오른발에 모음)
5(a)보	왼발 옆으로(토)	오른발 옆으로(토)
6(4)보	오른발 약간 왼쪽 옆으로	왼발 약간 오른쪽 옆으로
7(5)보	왼발을 오른발에 모음	오른발을 왼발에 모음
8(a)보	오른발 뒤로 토 턴 아웃	왼발 뒤로 토 턴 아웃
9(6)보	왼발 약간 뒤로	오른발 약간 뒤로
10(7)보	4보와 같음	4보와 같음
11(a)보	5보와 같음	5보와 같음
12(8)보	6보와 같음	6보와 같음

사이드 삼바 윅스는 PSW와 같이 연결해서 많이 사용되므로 같이 연습하는 것이 좋다. 6보에서 '약간 옆으로'라고 표현한 것은 관성의 법칙 때문이다.

보타 포고스의 피겨를 정확히 알아둔다

(1) 트레블링 포워드 보타 포고스 |travelling forward bota fogos|

스텝(카운트)	[남]	[여]
1(1)보	왼발 전진	오른발 후진
2(a)보	오른발 2시 지점 딛음	왼발 8시 지점 딛음
3(2)보	1/8 좌회전 후 왼발 제자리	1/8 좌회전 후 오른발 제자리
4(3)보	오른발 전진	왼발 후진
5(a)보	왼발 11시 지점 딛음	오른발 5시 지점 딛음
6(4)보	1/4 우회전 후 오른발 제자리	1/4 우회전 후 왼발 제자리
7(5)보	왼발 전진	오른발 후진
8(a)보	오른발 1시 지점 딛음	왼발 7시 지점 딛음

스텝(카운트)	[남]	[여]
9(6)보	1/4 우회전 후 왼발 제자리	1/4 좌회전 후 오른발 제자리
10(7)보	1/8 좌회전 후 오른발 전진	1/8 우회전 후 왼발 후진
11(a)보	왼발을 오른발에 모음	오른발을 왼발에 모음
12(8)보	오른발 제자리	왼발 제자리

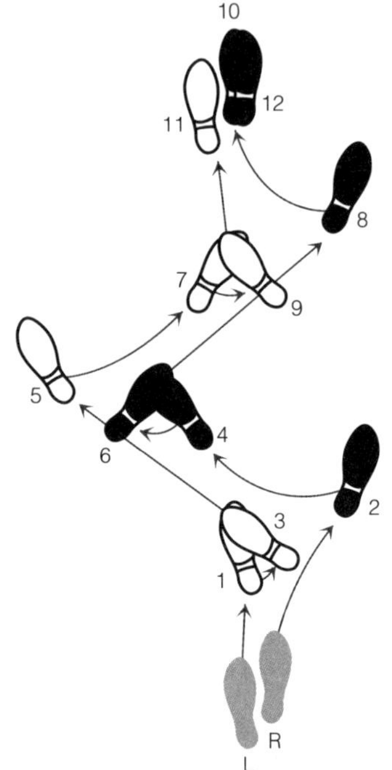

여 : 남성 트레블링 백워드
보타 포고스와 같음.

　남성 3, 9보는 오른쪽 아웃사이드 포지션, 6보는 왼쪽 아웃사이드 포
지션, 10보에 클로즈드 홀드를 한다.

(2) 트레블링 백워드 보타 포고스 |travelling backward bota fogos|

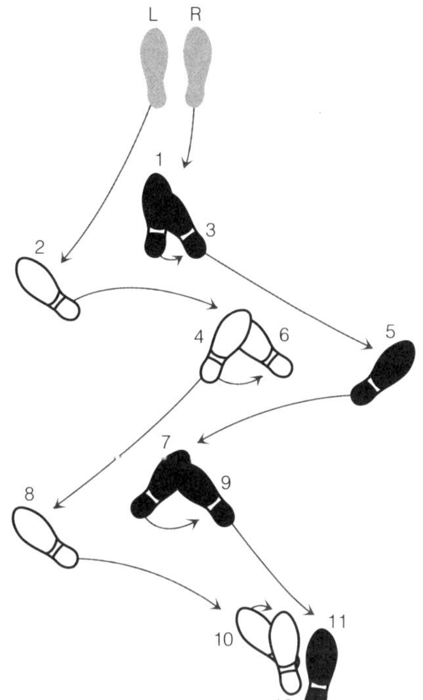

여 : 남성 트레블링 포워드
보타 포고스와 같음.

스텝(카운트)	[남]
1~12보	트레블링 포워드 보타 포고스의 여성 스텝과 같다.

스텝(카운트)	[여]
1~12보	트레블링 포워드 보타 포고스의 남성 스텝과 같다.

물론 선행 피겨의 마지막 스텝이 어느 발로 끝나느냐에 따라 남성 후
진 |여성 전진|하는 발이 달라질 수 있다.

(3) 섀도 보타 포고스 |shadow bota fogos or criss cross bota fogos|

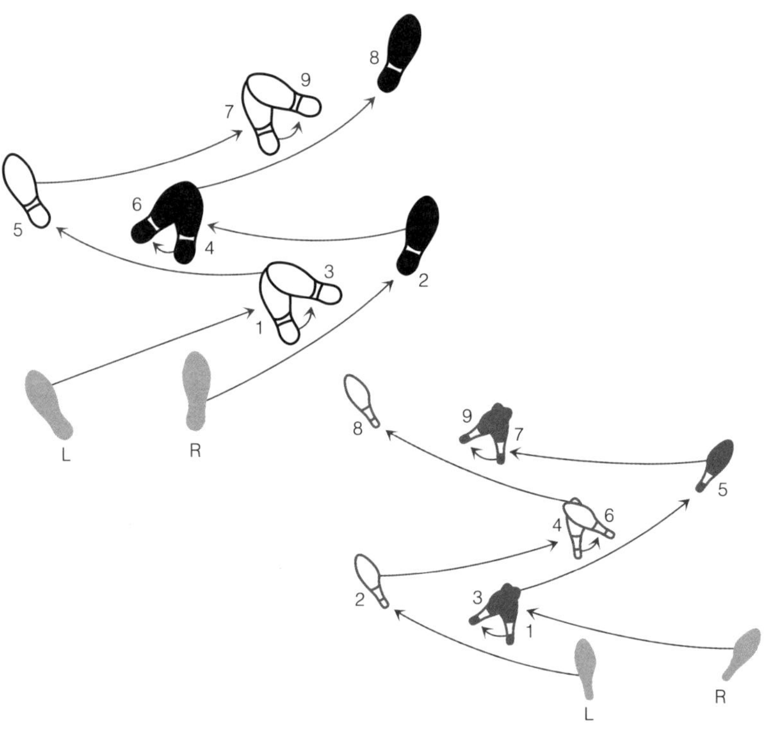

스텝(카운트)	[남]	[여]
1(1)보	왼발을 오른발 교차하여 딛음	오른발을 왼발 교차하여 딛음
2(a)보	오른발 볼 옆으로	왼발 볼 옆으로
3(2)보	1/8 좌회전 후 왼발 제자리	1/8 우회전 후 오른발 제자리
4(3)보	1/8 우회전 후 오른발을 왼발 교차하여 딛음	1/8 좌회전 후 왼발을 오른발 교차하여 딛음
5(a)보	왼발 볼 옆으로	오른발 볼 옆으로
6(4)보	1/8 우회전 후 오른발 제자리	1/8 좌회전 후 왼발 제자리
7(5)보	1/8 좌회전 후 왼발을 오른발 교차하여 딛음	1/8 우회전 후 오른발을 왼발 교차하여 딛음
8(a)보	오른발 볼 옆으로	왼발 볼 옆으로
9(6)보	1/8 좌회전 후 왼발 제자리	1/8 우회전 후 오른발 제자리

남성은 1, 4, 7보에 왼손을 높이 들어 여성이 남성 앞에서 팔 밑을 지나가도록 리드한다. 새도 보타 포고스는 여성이 남성의 언더암 턴, 남성이 여성의 언더암 턴하는 두 가지 방법이 있다. 후행 피겨로 크리스크로스 |criss cross or travelling volta, 다리를 꼬고 허벅지가 벌어져서는 안 된다. 그리고 체중이 있는 발을 밀어서 a카운트에 발을 보낸다|로 속행한다. 이 피겨는 남녀가 마주보고 옆으로 진행한다.

(4)보타 포고스 투 프로머네이드 & 카운터 프로머네이드 포지션
|bota fogos to promenade & counter promenade position|

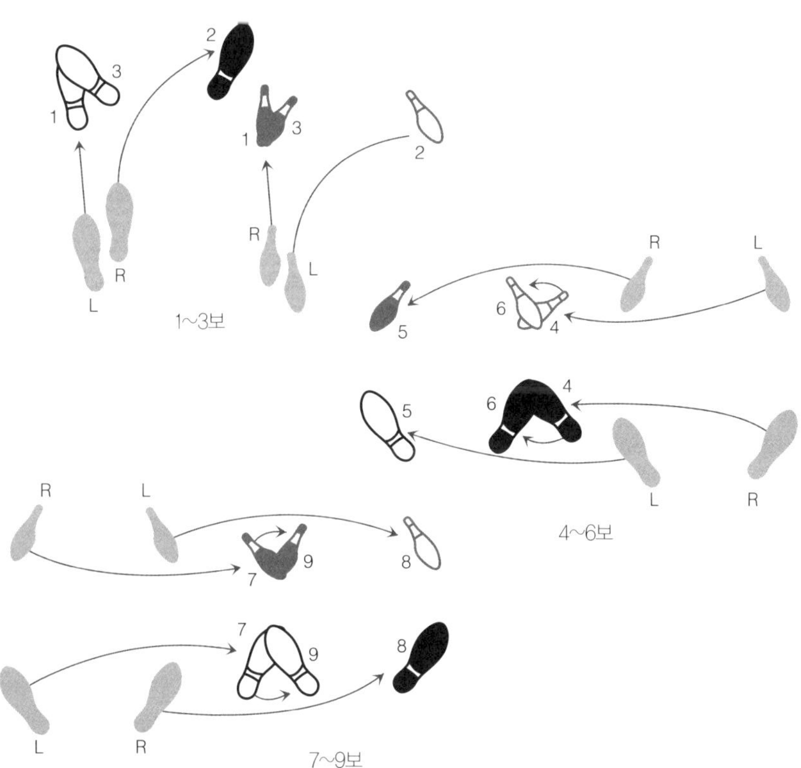

스텝(카운트)	[남]	[여]
1(1)보	왼발 전진	오른발 후진
2(a)보	오른발 옆으로, 볼 찍고	왼발 옆으로, 볼 찍고
3(2)보	1/8 좌회전 후 왼발 제자리	1/8 우회전 후 오른발 제자리
4(3)보	오른발 전진	왼발 전진
5(a)보	왼발 옆으로, 볼 찍고	오른발 옆으로, 볼 찍고
6(4)보	1/4 우회전 후 오른발 제자리	1/4 좌회전 후 왼발 제자리
7(5)보	왼발 전진	오른발 전진
8(a)보	오른발 옆으로, 볼 찍고	왼발 옆으로, 볼 찍고
9(6)보	1/4 좌회전 후 왼발 제자리	1/4 우회전 후 오른발 제자리

남녀는 3보에 PP를 만들고 6보에 CPP를 만든다. 선행 피겨는 whisk to right, stationary samba walks, natural basic 1~3보, reverse basic 등이며 클로즈드 포지션에서 시작한다.

오른쪽 위스크에서 bota fogos to promenade & counter prome nade position로 연결하려면 남성이 왼발 전진[1]하면서 여성을 뒤로 밀고 오른발을 오른쪽 옆으로[a] 딛고 1/8 좌회전하면서 체중을 왼발에 옮기면서 PP로 만든다.

(5) 콘트라 보타 포고스 |contra bota fogos|

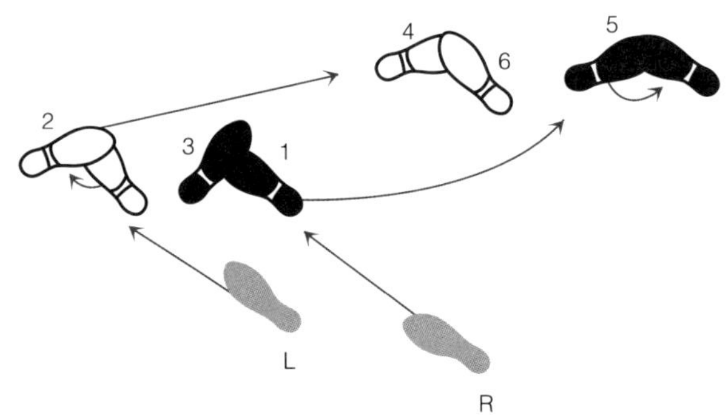

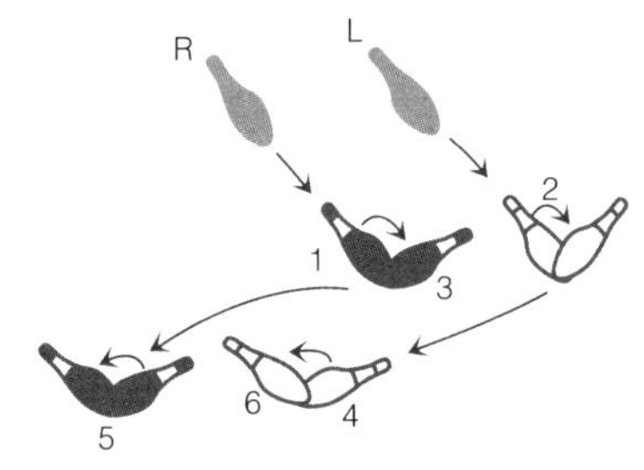

스텝(카운트)	[남]	[여]
1(1)보	오른발 전진	오른발 전진
2(a)보	왼발 옆으로	왼발 옆으로
3(2)보	1/8 우회전 후 오른발 체중이동	1/8 우회전 후 오른발 체중이동
4(3)보	왼발 선신	왼발 전진
5(a)보	오른발 옆으로	오른발 옆으로
6(4)보	1/4 좌회전 후 왼발 체중이동	1/4 좌회전 후 왼발 체중이동

선행 피겨 bota fogos to PP에서 남성이 풋 체인지를 한 다음 콘트라 보타 포고스를 한다. 여성은 CPP를 만든다.

|풋 체인지 요령|

· 1(1)보 : 왼발에 체중을 두고 오른발을 들어 앞으로 찬다.

· 2(a)보 : 오른발 토 뒤로, 체중을 잠시 둠.

· 3(2)보 : 왼발 제자리에서 체중을 옮김.

볼타의 피겨를 정확히 알아둔다

(1) 크리스 크로스 볼타 라이트 & 레프트 |criss cross volta or travelling volta right & left|

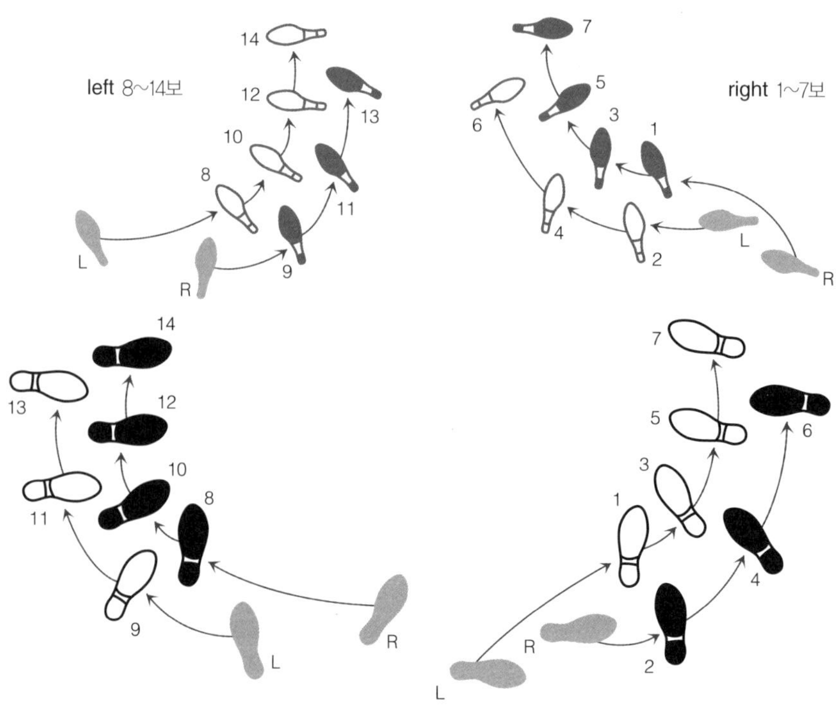

스텝(카운트)	[남]	[여]
1(1)보	여성 뒤에서 왼발을 오른발에 교차하여 딛음	남성 앞에서 오른발을 왼발에 교차하여 딛음
2(a)보	오른발 뒤로 비스듬히 옆으로	왼발 뒤로 비스듬히 옆으로
3(2)보	왼발을 오른발 앞으로 (라틴 크로스)	오른발을 왼발 앞으로 (라틴 크로스)
4(a)보	오른발 뒤로 비스듬히 옆으로	왼발 뒤로 비스듬히 옆으로

스텝(카운트)	[남]	[여]
5(3)보	왼발을 오른발 앞으로 (라틴 크로스)	오른발을 왼발 앞으로 (라틴 크로스)
6(a)보	오른발 뒤로 비스듬히 옆으로	왼발 뒤로 비스듬히 옆으로
7(4)보	왼발을 오른발 앞으로 (라틴 크로스)	오른발을 왼발 앞으로 (라틴 크로스)
8(5)보	여성 뒤에서 오른발을 왼발에 교차하여 딛음	남성 앞에서 왼발을 오른발에 교차하여 딛음
9(a)보	왼발 뒤로 비스듬히 옆으로	오른발 뒤로 비스듬히 옆으로
10(6)보	오른발을 왼발 앞으로 (라틴 크로스)	왼발을 오른발 앞으로 (라틴 크로스)
11(a)보	왼발 뒤로 비스듬히 옆으로	오른발 뒤로 비스듬히 옆으로
12(7)보	오른발을 왼발 앞으로 (라틴 크로스)	왼발을 오른발 앞으로 (라틴 크로스)
13(a)보	왼발 뒤로 비스듬히 옆으로	오른발 뒤로 비스듬히 옆으로
14(8)보	오른발을 왼발 앞으로 (라틴 크로스)	왼발을 오른발 앞으로 (라틴 크로스)

open PP에서 L to R의 홀드로 시작한다. 이때 남성은 오른손을 위로 번쩍 들어 크리스 크로스 볼타를 하겠다는 신호를 한다. 그리고 왼팔을 들어 여성을 팔 밑으로 지나가도록 리드한다. 남성이 여성의 팔 밑을 지나 여성 앞으로 지나갈 수도 있다. 1~7보는 1/4 좌회전|여성 : 우회전| 8~14보는 3/8 우회전|여성 : 좌회전|이다.

(2) 솔로 스폿 볼타 레프트 & 라이트 |solo spot volta left & right|

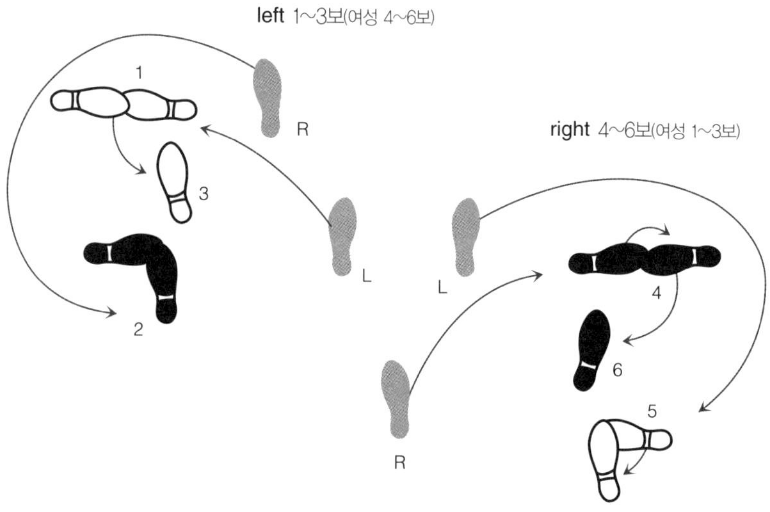

스텝(카운트)	[남]	[여]
1(1)보	왼발을 오른발 옆으로, 좌회전 시작	오른발을 왼발 옆으로
2(a)보	오른발 뒤쪽 비스듬히 옆으로	왼발 뒤쪽 비스듬히 옆으로
3(2)보	왼발에 체중이동(라틴 크로스)	오른발에 체중이동(라틴 크로스)
4(3)보	오른발을 왼발 옆으로	왼발을 오른발 옆으로
5(a)보	왼발 뒤쪽으로 비스듬히 옆으로	오른발 뒤쪽 비스듬히 옆으로
6(4)보	오른발에 체중이동(라틴 크로스)	왼발에 체중이동(라틴 크로스)

1~3보는 솔로 스폿 볼타 레프트, 4~6보는 솔로 스폿 볼타 라이트이다. 1보에 1/2 좌회전 |여성 : 우회전| 2~3보에 1/2 좌회전 |여성 : 우회전|하여 1회전을 한다.

솔로 스폿 볼타는 한쪽으로 연속해서 회전할 수 있다.

|카운트|

1, 2, 3, 4, 5, 6, 7보=1a2a3a4

8, 9, 10, 11, 12, 13, 14보=5a6a7a8

연속 회전의 경우 남성은 1보|8보|를 1/4 좌회전|우회전| 후 왼발|오른발|을 앞으로 딛은 후 왼발|오른발|을 볼 축으로 시계 반대방향|시계 방향|으로 오른발|왼발|을 한 걸음씩 1/2회전을 한다. 여성은 남성의 반대로 하면 된다.

(3) 섀도 트레블링 볼타 |shadow travelling volta right & left|

스텝(카운트)	[남] [여]
1(1)보	왼발을 오른발 앞으로
2(a)보	오른발을 뒤쪽으로 비스듬히 옆으로
3(2)보	왼발을 오른발 앞으로
4(a)보	오른발을 뒤쪽으로 비스듬히 옆으로
5(3)보	왼발을 오른발 앞으로
6(a)보	오른발을 뒤쪽으로 비스듬히 옆으로
7(4)보	왼발을 오른발 앞으로
8(5)보	오른발을 왼발 앞으로
9(a)보	왼발을 뒤쪽으로 비스듬히 옆으로
10(6)보	오른발을 왼발 앞으로
11(a)보	왼발을 뒤쪽으로 비스듬히 옆으로
12(7)보	오른발을 왼발 앞으로
13(a)보	왼발을 뒤쪽으로 비스듬히 옆으로
14(8)보	오른발을 왼발 앞으로

*족형도 생략

1~7보는 트레블링 볼타 라이트, 8~14보는 트레블링 볼타 레프트이다. 새도 포지션에서 시작하기 때문에 춤을 진행하다가 새도 포지션을 만들어야 한다. 만드는 요령은 남성이 풋 체인지를 한다. 예컨대 보타 포고스 투 프로머네이드 & 카운터 프로머네이드 포지션을 하다가 PP |또는 CPP| 에 남성은 풋 체인지를 하고 여성은 삼바 워크 |1(1)보 : 왼발을 오른발에 모음, 2(a)보 : 오른발 뒤로, 3(2)보 : 왼발 제자리|를 한다. 그러면 남녀가 같은 발이 움직이게 되고 트레블링 볼타를 하면 새도 포지션이 된다.

(4) 새도 서큘러 볼타 |shadow circular volta|

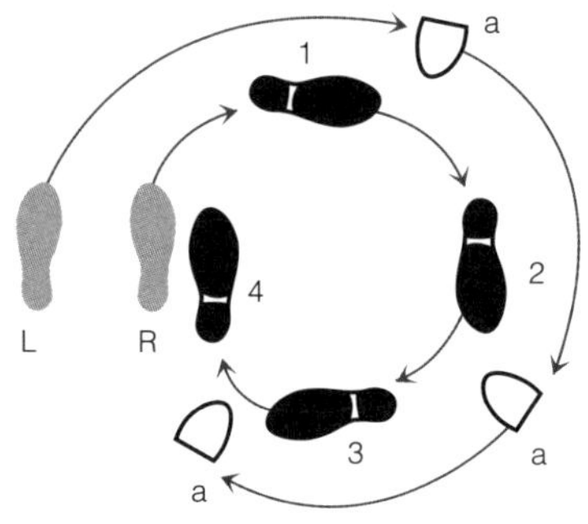

오른발은 체중이 없는 상태, a카운트에 체중이 옮겨진다.

남녀가 새도 포지션 |여성은 남성의 오른쪽에 클로즈하여 선다. 마주 보는 것이 아니라 남녀가 같이 전방을 본다|에서 시작한다.

1a2a3a4 카운트에 원을 따라 볼타 액션을 하며 원위치로 돌아온다. 족형도는 남성 스텝만 그렸지만 남성의 오른쪽 앞에 여성이 바싹 붙어 남성과 똑같은 스텝 |shadow circular volta|을 한다. 7(4)보에는 왼발에 체중

이 있고 오른발에 체중이 없기 때문에 다음 피겨를 오른발부터 시작할 수 있다.

· 연습

◇ rolling off the arm [1a2 3a4(남 : 3 4로 풋 체인지)] - shadow circular volta [1a2a3a4] - reverse roll [SQQ SQQ SQQ SQQ] - cruzador walks [SSQQS SSQQS SSQQS] -

크리스 크로스 볼타는 볼타 액션을 하면서 직선으로 이동하는데, 섀 두 서큘러 볼타는 볼타 액션을 하며 원을 그리면서 이동한다.

(5) 라운드어바웃 [roundabout]

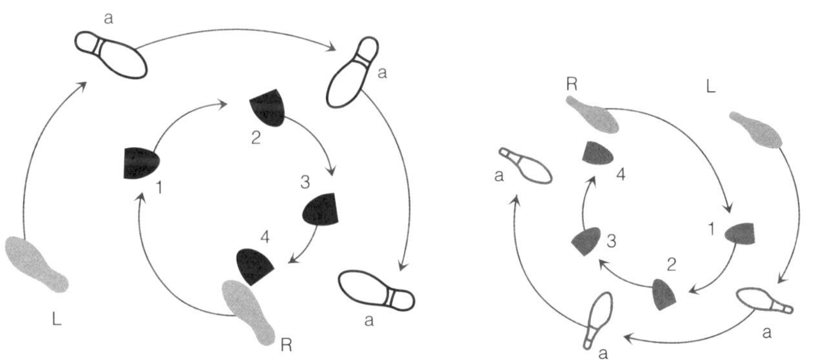

남녀 모두 5a6a7a8은 반대로 같은 요령으로 한다.

라운드어바웃은 둥근 원을 뜻하는데 남녀가 서로 마주 보고 둥근 원을 따라 서큘러 볼타^{|circular volta|}를 하는 피겨다. 남녀 스텝이 같다. 콘트라 보타 포고스 상태에서 클로즈 홀드 또는 양손을 잡고 시작한다. 남녀가 마주 보고 왼발에 체중을 두고 오른발은 뒤로 포인트한다.

〈1~7보 ^{|1a2a3a4|}〉

· 1(1)보 : 오른발을 왼발 앞으로 교차

· 2(a)보 : 왼발 옆으로.

1, 3, 5, 7보는 1, 2, 3, 4 카운트에 오른발을 왼발 앞으로 교차하고 a카운트에 왼발 옆으로 이동하되 가상의 원을 따라 움직인다.

〈8~14보 ^{|5a6a7a8|}〉

· 8(5)보 : 왼발을 오른발 앞으로 교차

· 9(a)보 : 오른발 옆으로.

8보, 10보, 12보, 14보는 5, 6, 7, 8 카운트에 왼발을 오른발 앞으로 교차하고 a카운트에 오른발 옆으로 이동하되 가상의 원을 따라 움직인다. 라운드어바웃은 어려운 피겨는 아니지만 실재로 춤출 때 선·후행 피겨를 연결해서 추는 것이 그리 수월하지만은 않다. 이런 경우는 피겨 조합을 만들어 외워두면 좋다.

· 연습

◇ whisk to right ^{|1a2|} - bota fogos to promenade & counter promenade position ^{|1a2 3a4 5a6|} - counter promenade position ^{|여성|}, foot change ^{|남성 : 1a2|} - contra bota fogos ^{|1a2 3a4 5a6 7a8|} -

roundabout ^{|1a2a3a4 5a6a7a8|} - contra bota fogos ^{|1a2 3a4|} - bota fogos to promenade ^{|여성|}, foot change ^{|남성 : 1a2|} - promenade samba walks - side samba walks -

피겨의 리드 방법 및 후행 피겨

(1)내추럴 롤^{|natural roll|}

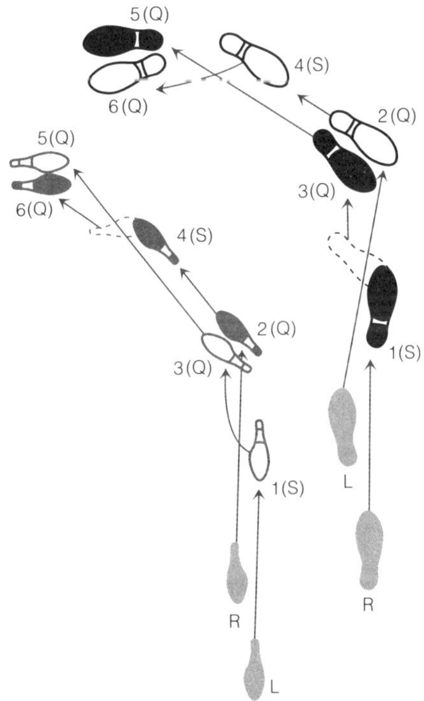

스텝(카운트)	[남]	[여]
1(S)보	오른발 전진(몸 똑바로)	왼발 후진(몸 똑바로)
2(Q)보	왼발 옆으로(오른쪽 스웨이)	오른발 옆으로(왼쪽 스웨이)
3(Q)보	오른발을 왼발에 모음(오른쪽 스웨이)	왼발을 오른발에 모음(왼쪽 스웨이)
4(S)보	왼발 후진(몸 똑바로)	오른발 전진(몸 똑바로)
5(Q)보	오른발 옆으로(왼쪽 스웨이)	왼발 옆으로(오른쪽 스웨이)
6(Q)보	왼발을 오른발에 모음(왼쪽 스웨이)	오른발을 왼발에 모음(오른쪽 스웨이)

처음부터 끝까지 남녀가 몸을 밀착시켜 춤을 춘다. 보통 홀드보다 왼 팔을 높이 유지하는 클로즈드 홀드를 한다. 남성은 '벽면'|여성은 '벽배 면'|으로 시작하고 3보에 'L.O.D. 배면|여성은 'L.O.D. 면'|하고 6보에 '중 앙면|여성은 '중앙배면'|하여 끝난다. 회전량은 1~3보에 1/4 우회전, 4~6 보에 1/4 우회전을 한다. 풋워크는 남녀 모두 볼 플랫이나 남성 1보와 여성 4보는 힐 플랫으로 할 수도 있다.

몸의 기울기|body inclination|는 1~3보에 남성은 뒤로 젖히고 여성은 앞 으로 구부린다. 즉 남성은 배를 내밀어 등이 뒤로 활처럼 휘게 하여 여 성의 상체가 남성의 가슴에 얹히게 한다. 4~6보에는 남성이 앞으로 구 부리고 여성은 뒤로 젖힌다.

박자값은 S=1, Q=1/2이다. 즉 S Q Q=1 /12 1/2이다. SQQ 카운 트이므로 바운스가 없다.

내추럴 롤을 짝수 회전|2회전 또는 4회전|한 후 클로즈드 록|closed rocks|으 로 속행한다.

(2) 리버스 롤 |reverse roll|

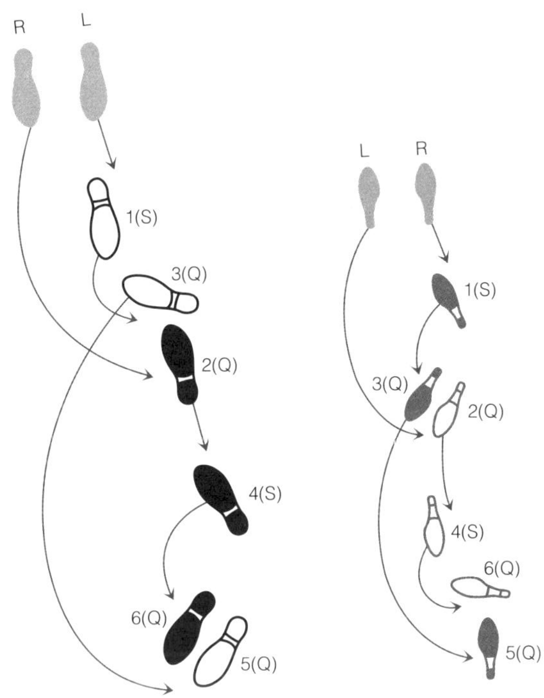

스텝(카운트)	[남]	[여]
1(S)보	왼발 전진	오른발 후진
2(Q)보	오른발 옆으로, 약간 뒤로 토 턴 아웃(왼쪽 스웨이)	왼발 옆으로(오른쪽 스웨이)
3(Q)보	왼발을 오른발 앞으로 교차 (라틴 크로스, 왼쪽 스웨이)	오른발을 왼발에 모음 (오른쪽 스웨이)
4(S)보	오른발 후진	왼발 전진
5(Q)보	왼발 옆으로(오른쪽 스웨이)	오른발 옆으로, 약간 뒤로 토 턴 아웃(왼쪽 스웨이)
6(Q)보	오른발을 왼발에 모음 (오른쪽 스웨이)	왼발을 오른발 앞으로 교차 (라틴 트로스, 왼쪽 스웨이)

리버스 롤의 홀딩에는 두 가지 방법이 있다. 남녀가 마주 보고 홀딩하는 방법과 같은 방향을 보고 남성이 여성의 왼쪽 뒤에서 홀딩하는 방법이 있다. 같은 방향으로 홀딩하는 방법은 L to L은 남녀가 같이 앞쪽으로 쭉 뻗어서 여성의 손바닥이 위로 가도록 하면 남성은 아래에서 여성의 손등을 가볍게 감싸쥔다. 남성의 오른손을 여성의 오른쪽 앞 허리에 대면 여성은 오른손을 남성의 오른손 위에 살짝 올려놓는다. 여기서는 마주 보는 홀딩의 스텝을 설명한다.

전체적인 회전량은 1~3보에 1/4 좌회전, 4~6보에 1/4 좌회전을 한다.

SQQ SQQ 카운트이므로 바운스는 없고 몸의 기울기는 1~3보는 뒤로 |여성은 앞으로|, 4~6보는 앞으로 |여성은 뒤로| 기운다.

선행 피겨는 오른발로 끝나는 reverse basic movement나 natural basic movement 123, close rocks 123, open rocks 123에서 연결할 수 있으나 같은 방향으로 향하는 홀드는 미리 약속을 하든지 떨어졌다가 다시 만날 때 쉐이핑 포지션 |shaping position|으로 한다.

주의할 점은 스웨이와 몸의 기울기가 동시에 이루어지기 때문에 많이 연습하지 않으면 밸런스가 불안하게 된다. 따라서 무리하게 파트너의 팔이나 몸에 힘을 줘서 롤 |Roll|을 하면 안 된다. 초·중급자의 경우는 남녀가 각자 자기 스텝과 몸동작만을 충실하게 한다는 생각으로 하면 무난할 것이다.

전진하는 사람은 외각 턴이 되므로 보폭을 크게 하고 후진하는 사람은 내각 턴이라 보폭을 줄이고 뒤가 아닌 약간 옆으로 빠져주면 외각 턴으로 전진하는 사람이 쉽게 롤을 할 수 있다.

(3) 섀도 리버스 롤 |shadow reverse roll|

남녀 같다. 여성이 남성의 오른쪽에 밀착해 서서 전방의 같은 방향을
본다. 1~6보 사이에 거의 360도 회전한다.

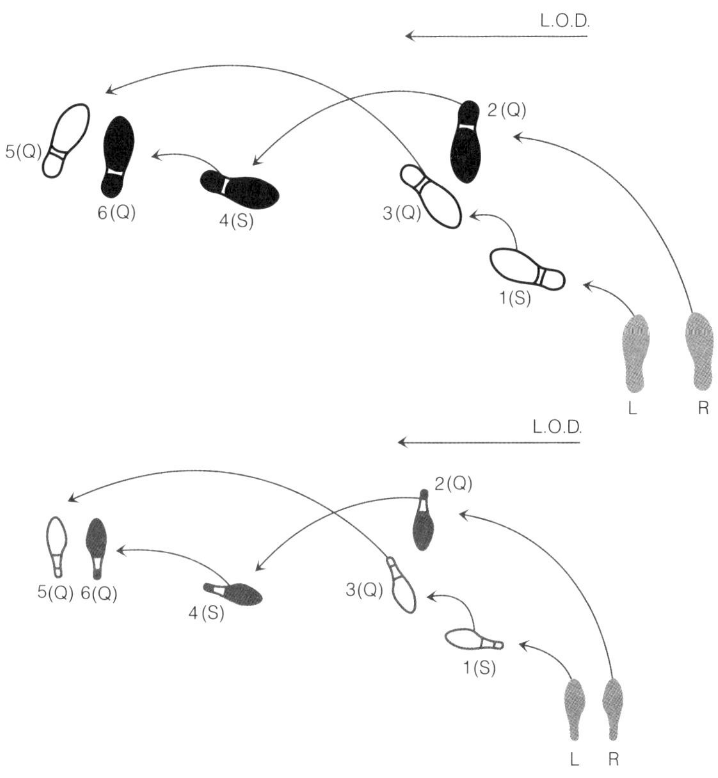

스텝(카운트)	[남 또는 여]
1(S)보	좌회전하며, 왼발 좌측으로 전진
2(Q)보	왼발 볼 축으로 계속 좌회전하며 오른발 옆으로
3(Q)보	왼발 오른발 앞으로 교차
4(S)보	좌회전을 계속하며 거의 L.O.D.와 비슷하게 오른발 후진
5(Q)보	계속 좌회전하며 왼발 옆으로
6(Q)보	오른발을 왼발에 모음

(4) 리버스 턴 |reverse turn|

스텝(카운트)	[남]	[여]
1(1)보	왼발 전진	오른발 후진
2(a)보	오른발 옆으로	왼발 옆으로
3(2)보	왼발을 오른발 앞으로 교차	오른발을 왼발에 모음
4(3)보	오른발 후진	왼발 전진
5(a)보	왼발 옆으로	오른발 옆으로
6(4)보	오른발을 왼발에 모음	왼발을 오른발 앞으로 교차

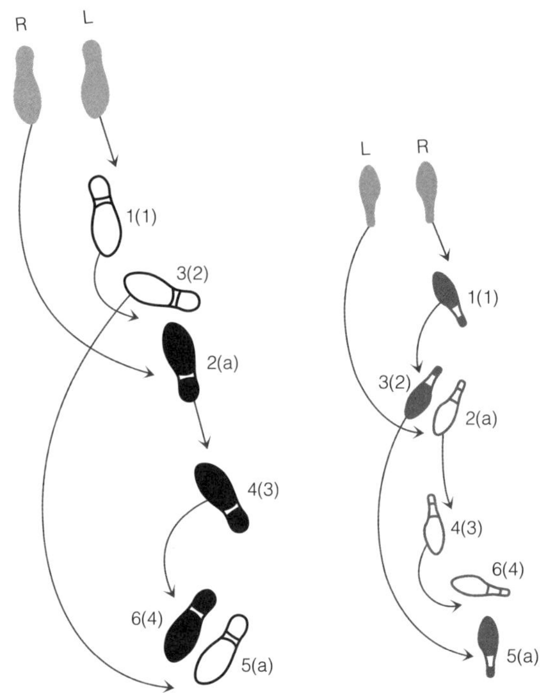

남성은 1보에 1/8, 2보에 1/8, 3보에 1/8, 4보에 1/4, 5~6보에 1/4 좌
회전을 하고 여성은 1보에 1/8, 2~3보에 1/4, 4보에 1/8, 5보에 1/4, 6

보에 1/8 좌회전을 한다.

일반적으로 DC 면하여 시작하고 회전량은 1~3보에서 3/8 좌회전하고 3보가 끝나면 L.O.D. 배면 방향이 되고 4~6보의 회전량은 1/4 좌회전이고 6보가 끝나면 벽면으로 된다.

회전량은 절대적이 아니므로 루틴에 따라 회전량을 적당히 조절할 수 있다.

전진하는 사람은 아웃사이드 턴이 되어 큰 보폭으로 가고 후진하는 사람은 인사이드 턴이므로 전진하는 사람이 쉽게 건너서 돌아들어갈 수 있도록 보폭을 작게 한다.

비엔나왈츠의 리버스 턴과 비슷하나 1a2의 삼바 바운스와 상체를 앞·뒤로 구부려주는 몸의 기울기와 옆으로 기울여주는 스웨이가 동반된다.

선행 피겨로 reverse basic movement, natural basic movement의 전반부 123, close rocks의 전반부 123, open rocks의 전반부 123 등이 있다.

후행 피겨로는 reverse turn, reverse basic movement, promenade bota fogos, samba whisk to L 등이 있다.

(5) 클로즈드 록 |closed rocks|

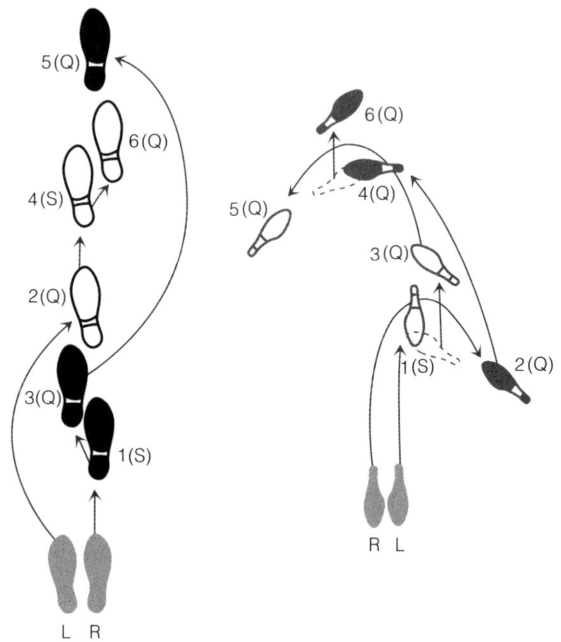

스텝(카운트)	[남]	[여]
1(S)보	오른발 전진	왼발 후진 후 3/8 우회전
2(Q)보	왼발 토 앞으로 찍고	오른발 토 뒤로 찍고
3(Q)보	오른발을 왼발 뒤 교차	왼발을 오른발 앞으로 교차
4(S)보	왼발 전진	오른발 전진 후 6/8 좌회전
5(Q)보	오른발 토 앞으로 찍고	왼발 토 뒤로 찍고
6(Q)보	왼발을 오른발 뒤 교차	오른발을 왼발 앞으로 교차

남성은 1보에 오른발 전진하며 왼팔을 뻗어 여성이 회전하도록 리드
하고 4보에 왼발 전진하며 왼팔을 왼쪽으로 당기고 오른손을 앞으로

밀어 여성의 회전을 돕는다. 클로즈드 록 다음에 리버스 턴을 연결하면
된다.

(6) 오픈 록 |open rocks|

스텝(카운트)	[남]	[여]
1(S)보	오른발 전진	왼발 전진, 6/8 우회전
2(Q)보	왼발 토 앞으로 찍고	오른발 토 뒤로 찍고
3(Q)보	오른발을 왼발 뒤로 교차	왼발을 오른발 앞으로 교차
4(S)보	왼발 전진	오른발 전진 후 6/8 좌회전
5(Q)보	오른발 토 앞으로 찍고	왼발 토 뒤로 찍고
6(Q)보	오른발을 왼발 뒤 교차	오른발을 왼발 앞으로 교차
7(S)보	오른발 전진	왼발 전진, 6/8 우회전
8(Q)보	왼발 토 앞으로 찍고	오른발 토 뒤로 찍고
9(Q)보	오른발을 왼발 뒤로 교차	왼발을 오른발 앞으로 교차

오픈 록은 스텝의 요령은 클로즈드 록와 같다. 다만 손을 놓고 여성
이 회전하기 때문에 회전량이 많다. 통상 클로즈 록 다음에 오픈 록으
로 바로 연결한다. 남성은 1보에서 왼팔을 오른쪽으로 밀어 여성이 회
전하도록 리드하고 잡은 손을 놓는다. 4보에 오른손으로 여성의 등을
왼쪽으로 강하게 밀어 여성이 쉽게 남성을 건너오면서 회전하도록 리
드한다. 5보에서는 왼손으로 여성의 등을 받쳐준다. 7보에서는 반대로
오른손으로 여성의 등을 강하게 밀고 8보에는 왼손으로 여성의 등을
받친다.

여성은 2, 8보에 오른팔을 오른쪽 위로 뻗고 4보에는 오른손을 남성
의 목뒤로 얹는다. 5보에는 왼팔을 왼쪽 위로 뻗고 7보에는 왼손을 남
성의 목뒤로 얹는다.

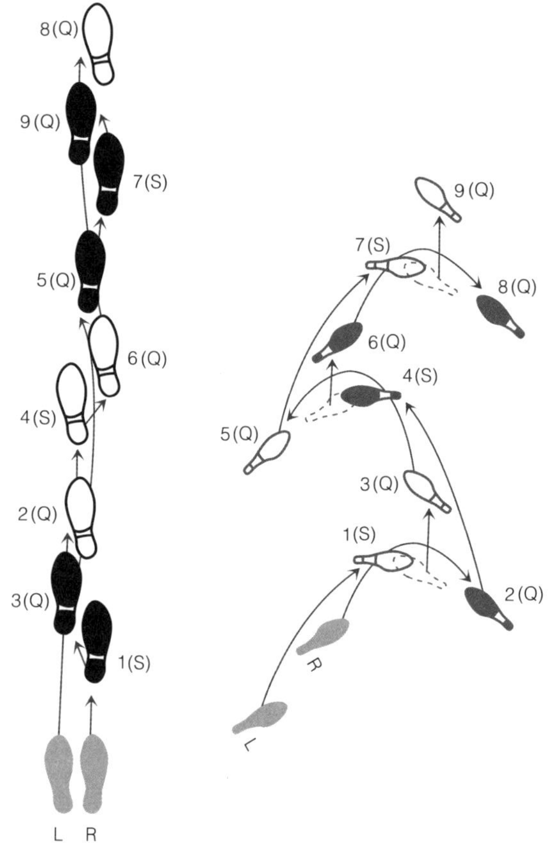

오픈 록 다음의 후행 피겨로는 리버스 턴을 많이 사용한다.

· left whisk - corta jaca - natural roll - closed rock & open rock
- reverse turn - back rock - plait -

위와 같은 아말가메이션은 외워두면 댄스파티에서 유용하게 사용할
수 있다.

(7) 백 록 |back rocks|

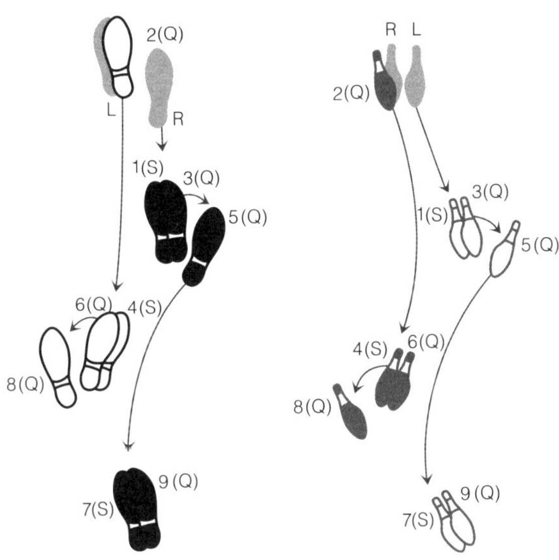

스텝(카운트)	[남]	[여]
1(S)보	1/8 좌회전 후 오른발 후진	1/8 좌회전 후 왼발 전진
2(Q)보	왼발 제자리	오른발 제자리
3(Q)보	오른발 제자리	왼발 제자리
4(S)보	1/4 우회전 후 왼발 후진	1/4 우회전 후 오른발 전진
5(Q)보	오른발 제자리	왼발 제자리
6(Q)보	왼발 제자리	오른발 제자리
7(S)보	1/4 좌회전 후 오른발 후진	1/4 좌회전 후 왼발 전진
8(Q)보	왼발 제자리	오른발 제자리
9(Q)보	오른발 제자리	왼발 제자리

정확한 체중이동과 텐션에 의해 리드해야 한다. 백 록 다음에는 플레이트 |plait|를 연결할 수 있다.

(8) 아르헨티나 크로스 |Argentine cross|

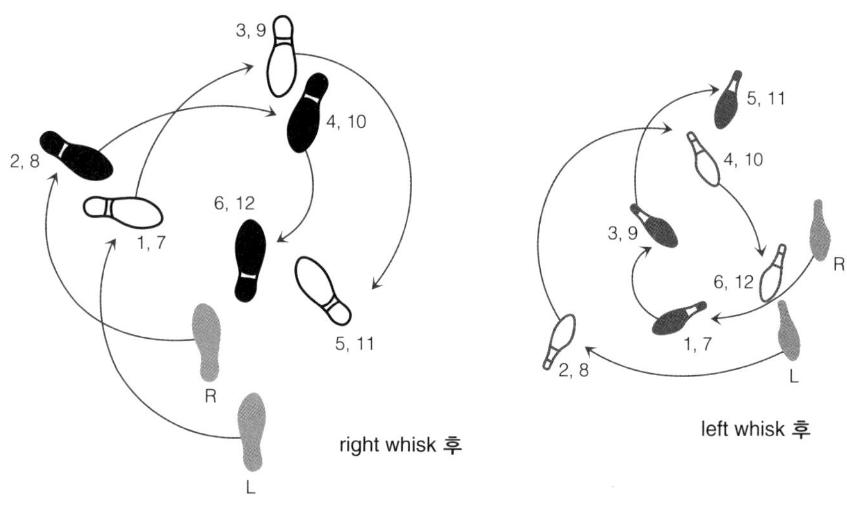

스텝(카운트)	[남]
1(Q)보	왼발 전진(토 턴 아웃. 가상의 원둘레를 생각하며 전진, 약간 옆으로, 왼쪽 스웨이)
2(Q)보	오른발을 왼발 뒤로(큐번 크로스, 왼쪽 스웨이)
3(S)보	왼발을 옆으로, 약간 앞으로(왼쪽 스웨이)
4(Q)보	오른발을 작은 스텝으로 왼발 앞으로 교차(토 턴 아웃, 오른쪽 스웨이)
5(Q)보	왼발 옆으로, 약간 뒤에(오른쪽 스웨이)
6(S)보	4보와 같음(오른쪽 스웨이)
7(Q)보	왼발 전진(가상의 원둘레를 생각하며 전진, 약간 옆으로, 토 턴 아웃, 왼쪽 스웨이)
8(Q)보	오른발을 왼발 뒤로(큐번 크로스, 왼쪽 스웨이)
9(S)보	왼발 옆으로, 약간 앞에(왼쪽 스웨이)
10(Q)보	4보와 같음(오른쪽 스웨이)
11(Q)보	5보와 같음(오른쪽 스웨이)
12(S)보	4보와 같음(오른쪽 스웨이)

스텝(카운트)	[여]
1(Q)보	오른발 작은 스텝으로 남성의 양발 사이로 전진(토 턴 아웃, 오른쪽 스웨이)
2(Q)보	왼발 옆으로, 약간 뒤로(오른쪽 스웨이)
3(S)보	1보와 같음(오른쪽 스웨이)
4(Q)보	왼발 전진(가상의 원둘레를 생각하며 전진, 약간 옆으로, 토 턴 아웃, 왼쪽 스웨이)
5(Q)보	오른발 왼발 뒤로(큐번 크로스, 왼쪽 스웨이)
6(S)보	왼발 옆으로, 약간 앞으로(왼쪽 스웨이)
7(Q)보	1보와 같음(오른쪽 스웨이)
8(Q)보	왼발 옆으로 그리고 약간 뒤로(오른쪽 스웨이)
9(S)보	1보와 같음(오른쪽 스웨이)
10(Q)보	4보와 같음(왼쪽 스웨이)
11(Q)보	5보와 같음(왼쪽 스웨이)
12(S)보	6보와 같음(왼쪽 스웨이)

여성의 경우는 4~6보와 10~12보는 스핀을 할 수 있다.

· 4(Q)보 : 왼발 옆으로.

· 5(Q)보 : 왼발 축으로 1/2 우회전하면서 오른발 딛음.

· 6(S)보 : 오른발을 축으로 1/2 우회전하면서 왼발 옆으로 딛음.

10~12보도 같은 요령으로 한다.

클로즈드 포지션으로 시작하고 카운트는 QQS의 반복으로 바운스는 없다. 손은 L to R로 잡는다. 큐번 크로스와 차차차 포워드 록[forward lock]을 방향 바꿔 좌우로 도는 복합 형태로 이해하고 스텝을 연습하자.

왼발부터 시작하는 피겨이므로 선행 피겨가 오른발로 끝나고 왼발은 뒤로 가 있는 동작들이면 아르헨티나 크로스를 하기 좋다. 남성을 기준으로 whisk to right, side samba walks, stationary samba walks, criss cross volta, solo spot volta to right 등을 하고 나서 들어가면 된다.

남성이 오른발로 끝나므로 왼발부터 시작하는 whisk to left, left foot stationary samba walks 등이 후행 피겨가 된다.

(9) 플레이트 |plait|

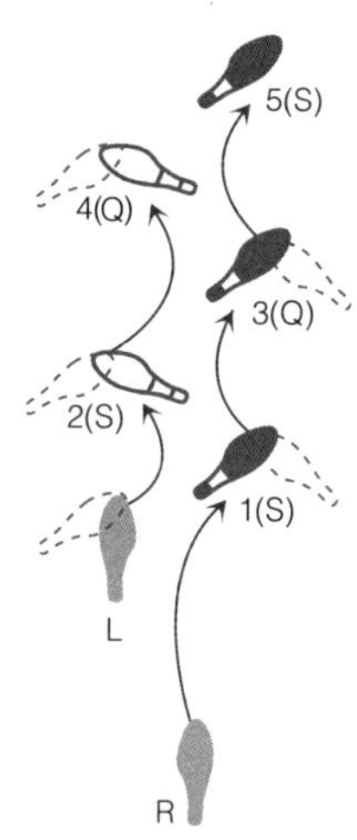

*남성 족형도 생략.

스텝(카운트)	[남]	[여]
1(S)보	왼발 후진	왼발 볼 축으로 1/8 우회전, 오른발 짧게 전진
2(S)보	오른발 후진	오른발 볼 축으로 1/4 좌회전, 왼발 짧게 전진
3(Q)보	왼발 후진	왼발 볼 축으로 1/4 우회전, 오른발 짧게 전진
4(Q)보	오른발 후진	2보와 같음
5(S)보	왼발 후진	3보와 같음
6(S)보	오른발 후진	2보와 같음
7(S)보	왼발 후진	3보와 같음
8(Q)보	오른발 후진	2보와 같음
9(Q)보	왼발 후진	3보와 같음
10(S)보	오른발 후진	2보와 같음

남성은 왼발 오른발을 교대로 뒤로 짧게 디디며 왼발을 디딜 때 잡은 왼손을 밀어서 여성을 트위스트시키고 오른발을 디딜 때는 잡은 왼손을 당겨서 여성의 트위스트를 돕는다.

여성은 모든 스텝에서 상체는 남성과 마주하고 하체만 트위스트한다. 오른발이 전진할 때 오른손을 밀고 왼발이 전진할 때 오른손을 당겨서 그 탄력으로 트위스트한다.

플레이트는 자이브의 치킨 워크와 거의 유사하여 삼바의 치킨 워크라고도 한다. 풋워크는 모두 토 플랫, 카운트는 SSQQS이고 남자는 회전이 없다. 각 스텝을 메렝게 액션으로 해주고 바운스는 없다. 여성의 풋워크는 모두 볼 플랫이고 무빙 풋은 서포팅 풋을 브러쉬하여 전진한다.

팔은 계속 들고 하기도 하고 들고 내리기를 반복하는 방법이 있다. 텐션은 팽팽하게 홀드한 상태에서 한 번 약간 당겨주고 한 번은 약간 밀어준다. 마무리는 위스크로 하면 무난하다.

플레이트는 오른발|여 : 왼발|부터 시작할 수 있다.

⑩ 메이폴|maypole|

① **레프트 위스크 후 메이폴** : 남성은 오른발로부터 시작하는 서큘러 볼타를 하면서 여성 둘레로 원을 그리면서 오른쪽으로 돈다. 여성은 팔 밑에서 왼쪽 스폿 볼타 턴을 한다.

② **라이트 위스크 후 메이폴** : 남성은 왼발로부터 시작하는 서큘러 볼타를 하면서 여성 둘레로 원을 그리면서 왼쪽으로 돈다. 여성은 팔 밑에서 오른쪽 스폿 볼타 턴을 한다.

여성의 메이폴을 좌우로 연속해서 할 수 있지만 여성에게 여유를 주기 위해 볼타 액션 또는 사이드 크로스를 중간에 링크 피겨로 넣어 사용하면 춤의 변화를 많이 줄 수 있다.

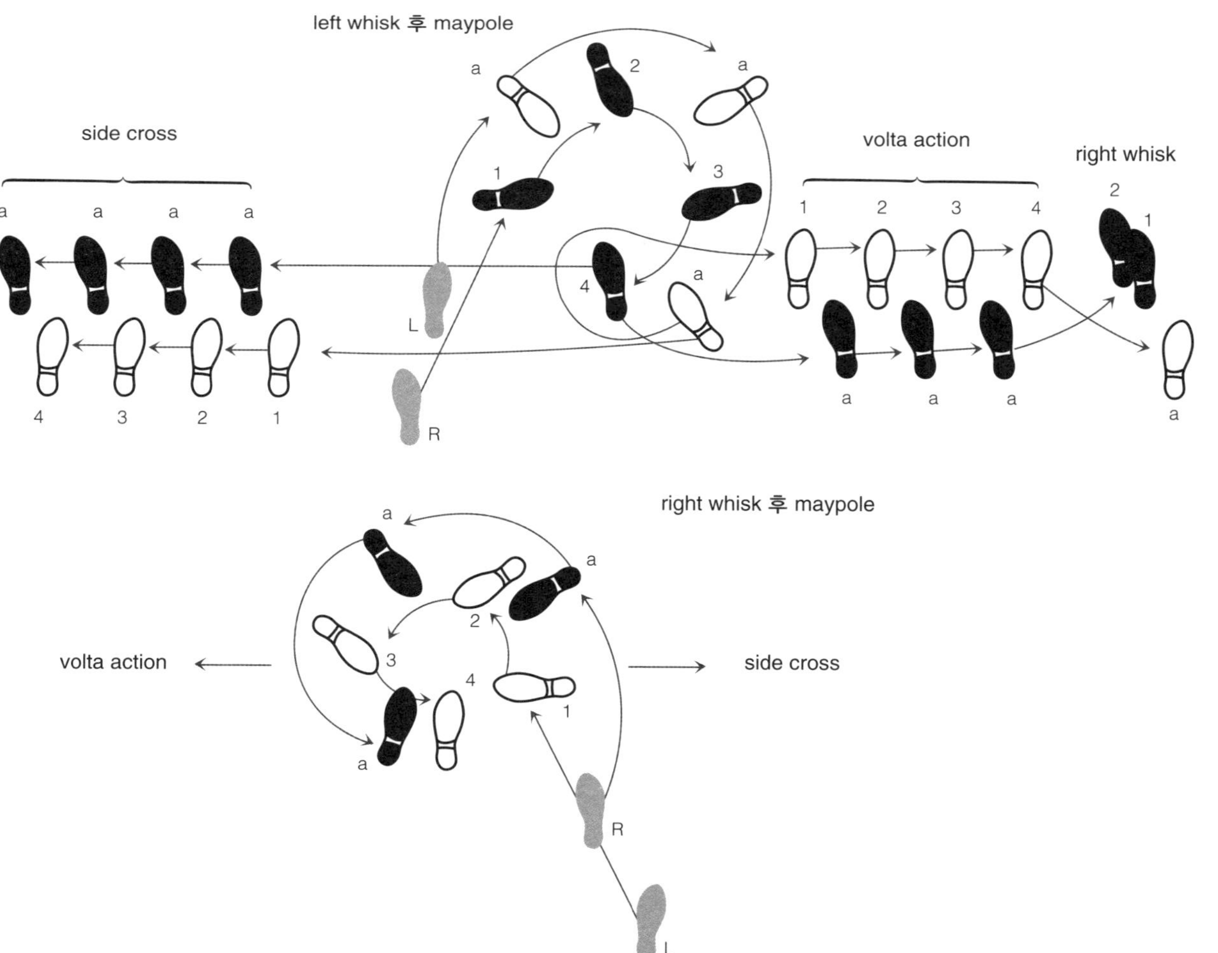

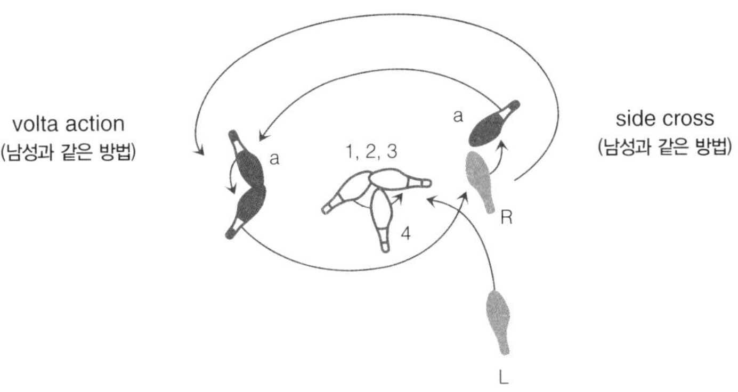

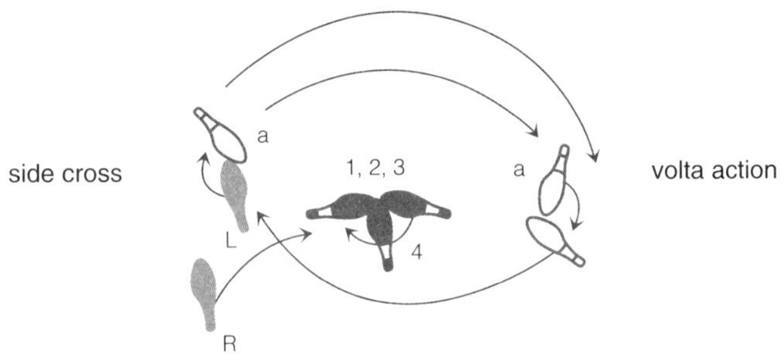

· 연습

◇ left whisk [1a2] - maypole [1a2a3a4] - volta action [1a2a3a4] - right whisk [1a2] - maypole [1a2a3a4] - volta action [1a2a3a4] -

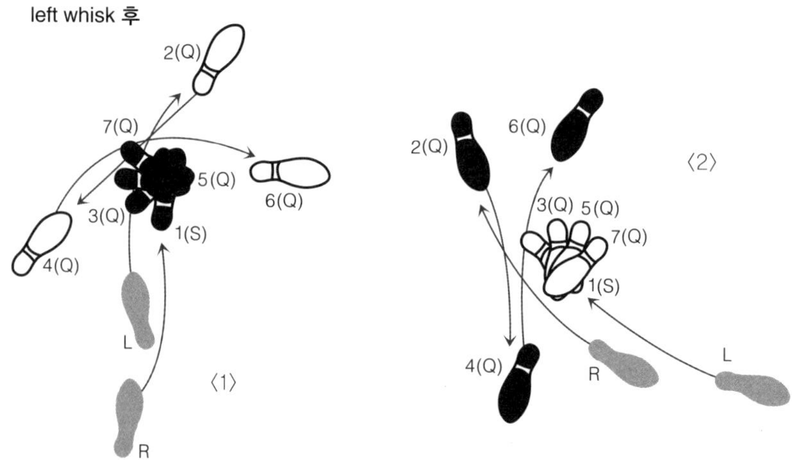

〈1〉

스텝(카운트)	[남]
1(S)보	오른발 앞으로. 오른발을 축으로 시계방향으로 돌면서 딛는다 총 회전량은 5/8 정도. 이때 왼발이 앞으로 나갈 때는 상체를 최대한 뒤로 젖히고 왼발이 뒤로 갈 때는 상체를 최대한 앞으로 기울인다.
2(Q)보	오른쪽으로 약간 회전, 왼발 힐로 전진 후 마룻바닥 찍고
3(Q)보	오른쪽으로 약간 회전, 오른발 제자리
4(Q)보	오른쪽으로 약간 회전, 왼발 토로 후진, 마룻바닥을 찍고
5(Q)보	오른쪽으로 약간 회전, 오른발 제자리
6(Q)보	오른쪽으로 약간 회전, 왼발 힐로 전진 후 마룻바닥을 찍고
7(Q)보	오른쪽으로 약간 회전, 오른발 제자리

연속해서 다음 동작으로 속행한다.

〈2〉

스텝(카운트)	[남]
1(S)보	왼발 뒤로. 왼발을 축으로 시계방향으로 돌면서 딛는다 총 회전량은 5/8 정도. 이때 오른발이 앞으로 나갈 때는 상체를 최대한 뒤로 젖히고, 오른발이 뒤로 갈 때는 상체를 최대한 앞으로 기울인다.
2(Q)보	오른쪽으로 약간 회전, 오른발 토로 후진, 마룻바닥 찍고
3(Q)보	오른쪽으로 약간 회전, 왼발 제자리
4(Q)보	오른쪽으로 약간 회전, 오른발 힐로 전진 후 마룻바닥 찍고
5(Q)보	오른쪽으로 약간 회전, 왼발 제자리
6(Q)보	오른쪽으로 약간 회전, 오른발 토로 후진, 마룻바닥 찍고
7(Q)보	오른쪽으로 약간 회전, 왼발 제자리

스텝(카운트)	[여]
1~7보	남성 스텝의 반대

선행 피겨로 남성 레프트 위스크|여성 라이트 위스크| 다음에 코르타 자카를 한다. 코르타 자카는 스페인어로 '짧은 다리의 조랑말'을 뜻한다. 후행 피겨는 내추럴 롤이 온다. 코르타 자카는 회전을 하지 않고 직선으로 좌우로 이동할 수도 있다.

⑿ 크루제이더 웍스 & 록 |cruzador walks & lock|

① 선행 피겨가 위스크인 경우

위스크를 PP로 끝내면서 바로 크루제이더 스텝으로 들어간다. 이 경우는 남녀가 각기 다른 쪽 발이다.

스텝(카운트)	[남]
1(S)보	왼발 전진
2(S)보	오른발 전진
3(Q)보	왼발 전진
4(Q)보	오른발을 왼발 뒤로 록
5(S)보	왼발 전진
6(S)보	오른발 전진
7(S)보	왼발 전진
8(Q)보	오른발 전진
9(Q)보	왼발을 오른발 뒤로 록
10(S)보	오른발 전진

스텝(카운트)	[여]
1~10보	남성과 대칭

· 연습

◇ cruzador walks & lock |SSQQS SSQQS| - side chasse |QQS| - samba lock |QQS| - [side chasse |QQS| - samba lock |QQS|] - left whisk -

② 남녀가 같은 발이 움직이는 경우

새도 포지션이 되면 남녀는 같은 쪽 발로 스텝하게 된다.

· 피겨 조합

◇ rolling off the arm |1a2 3a4 5a6 7a8, 남 : 7, 8에 풋 체인지| - cruzados
walks & locks with lady's three step turn |SSQQS SSQQS(여 : QQS
에 좌로 3스텝 턴) SSQQS(여 : QQS에 우로 3스텝 턴)| -

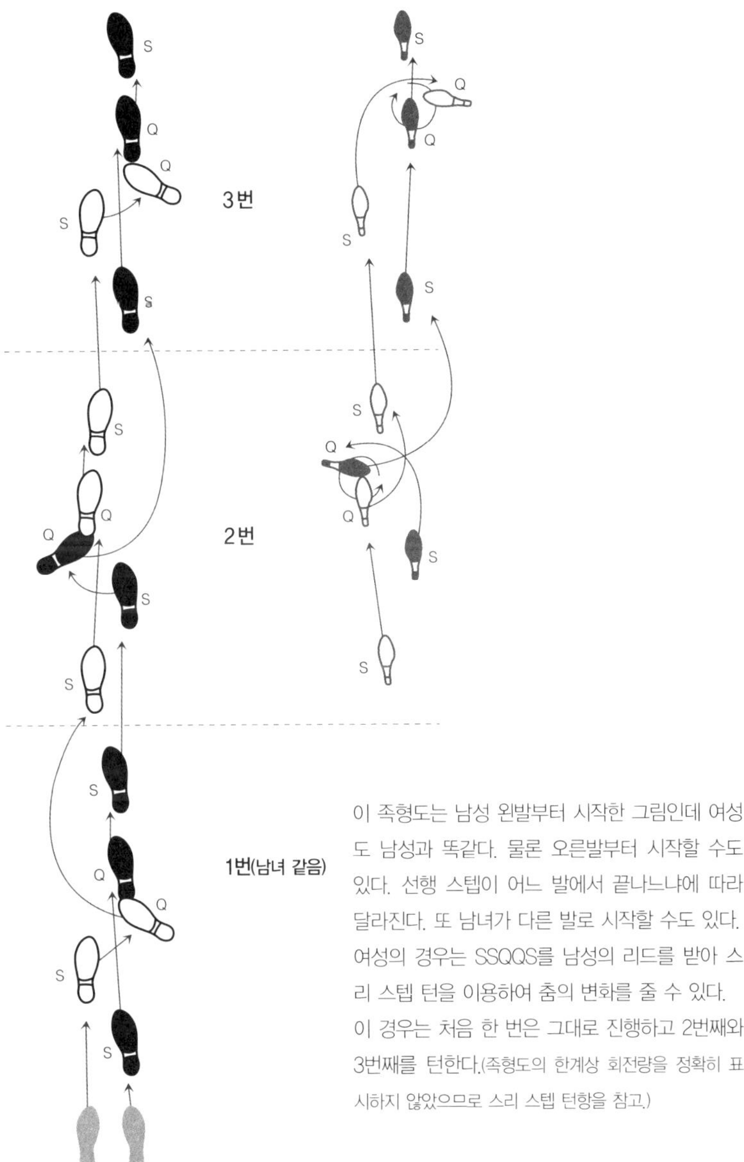

이 족형도는 남성 왼발부터 시작한 그림인데 여성
도 남성과 똑같다. 물론 오른발부터 시작할 수도
있다. 선행 스텝이 어느 발에서 끝나느냐에 따라
달라진다. 또 남녀가 다른 발로 시작할 수도 있다.
여성의 경우는 SSQQS를 남성의 리드를 받아 스
리 스텝 턴을 이용하여 춤의 변화를 줄 수 있다.
이 경우는 처음 한 번은 그대로 진행하고 2번째와
3번째를 턴한다.(족형도의 한계상 회전량을 정확히 표
시하지 않았으므로 스리 스텝 턴항을 참고.)

⒀ 크루제이더 웍스 & 록, 사이드 샤세 & 삼바 록 |cruzador walks & lock,

side chasse & samba lock|

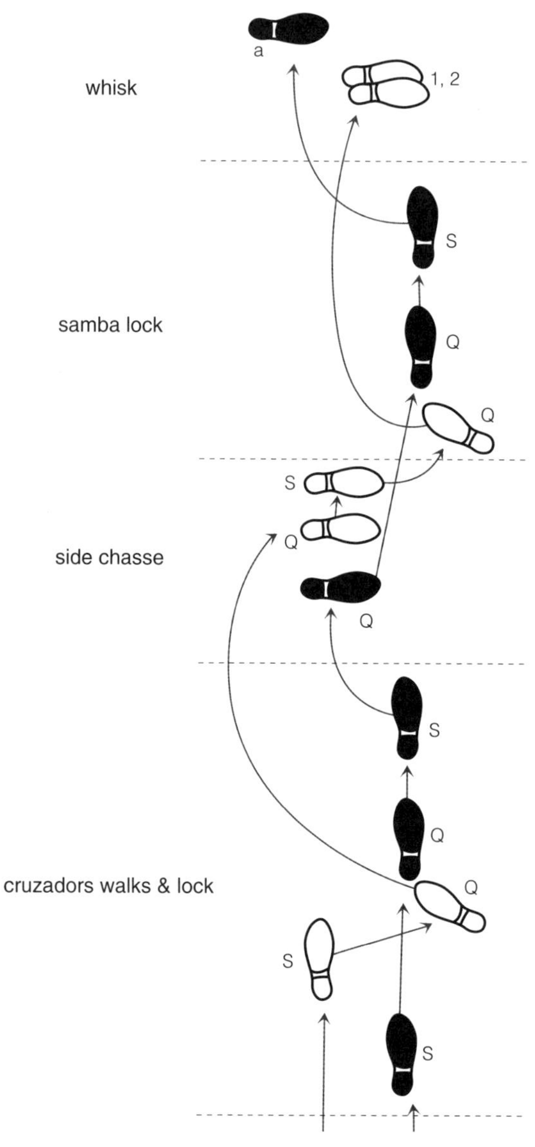

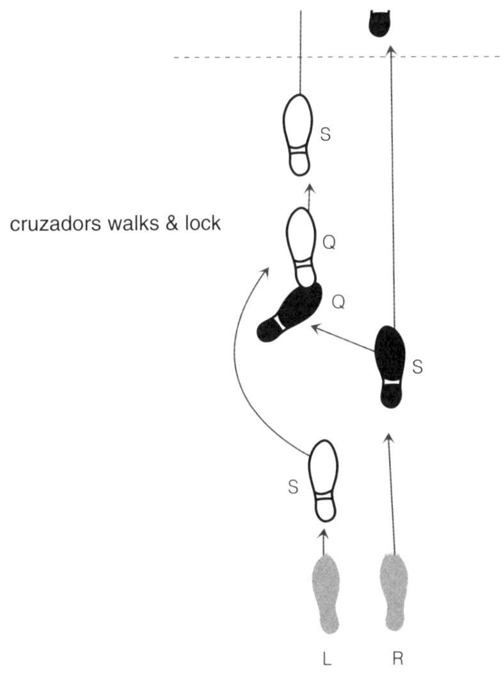

이것은 cruzadors walks & lock, side chasse, samba lock을 조합한 아말가메이션이다. 남성은 왼발부터 시작한다. 여성은 남성과 대칭으로 스텝한다.

· cruzador walks & look |ssQQs ssQQs| - side chasse |QQs| - samba lock |QQs| - left whisk |1a2| -

이 아말가메이션의 경우 사이드 샤세와 삼바 록을 적당히 몇 번 더 반복할 수 있다.

⒁ 삼바 록 |samba lock|

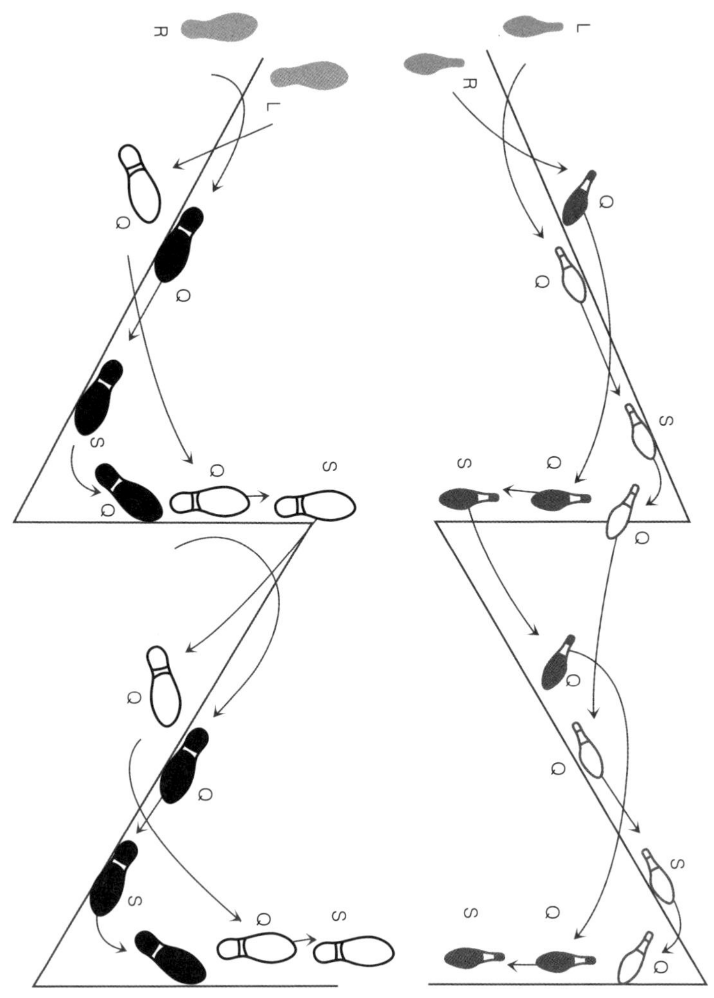

이것은 남성 left whisk, 여성 right whisk에서 시작한 것인데, 남성 right whisk,
여성 left whisk에서도 같은 요령으로 samba lock을 할 수 있다.
물론 samba lock을 zig zag가 아닌 진행방향(L.O.D.)으로 직진하면서 할 수 있다.

스텝(카운트)	[남]
1(Q)보	3/8 우회전하여 오른발 앞으로
2(Q)보	왼발을 오른발 뒤로 록
3(Q)보	오른발 앞으로
4(Q)보	3/8 좌회전하여 왼발 앞으로
5(Q)보	오른발을 왼발 뒤로 록
6(Q)보	왼발 앞으로
7~9(QQS)보	1~3보와 같음
10~12(QQS)보	4~6보와 같음

스텝(카운트)	[여]
1~12보	남성과 대칭

선행 피겨로 오른쪽 위스크에서 시작할 수도 있고 whisk ended in PP에서 L.O.D. 방향으로 진행할 수 있다.

· 연습

◇ left whisk |1a2| - samba lock |QQS QQS QQS QQS| - right whisk |1a2| -

(15) 롤링 오프 더 암 |rolling off the arm|

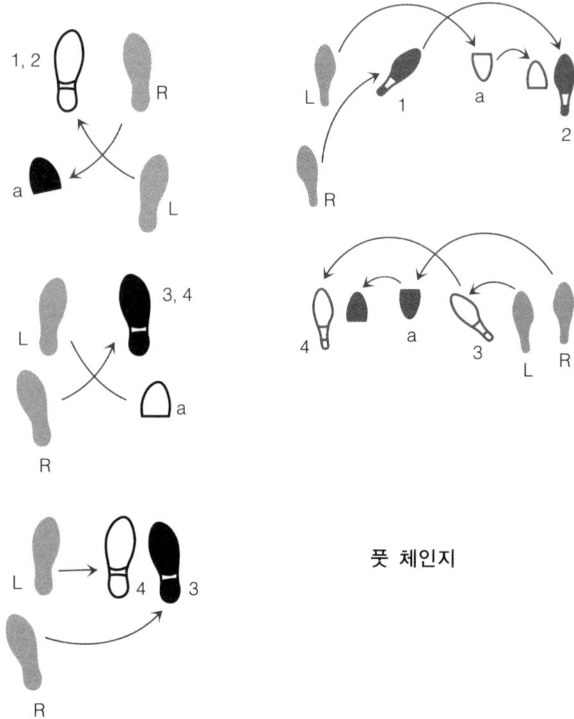

스텝(카운트)	[남]
위스크를 PP로 끝내고 롤링 오프 더 암으로 속행한다.	
1~3(1a2)보	왼쪽 위스크
4~6(3a4)보	오른쪽 위스크
4~6(3a4)보를 오른쪽 위스크 하지 않고 풋 체인지 하는 경우	
4(3)보	오른발 옆으로
5(4)보	왼발을 오른발에 모음

스텝(카운트)	[여]
1(1)보	오른발 옆으로, 우회전 시작
2(a)보	오른발 볼 축으로 1/2 우회전하여, 왼발 옆으로
3(2)보	왼발 볼 축으로 1/2 우회전하여, 오른발 옆으로
4(3)보	왼발 옆으로, 좌회전 시작
5(a)보	왼발 볼 축으로 1/2 좌회전하여, 오른발 옆으로
6(4)보	오른발 볼 축으로 1/2 좌회전하여, 왼발 옆으로

남성이 4~5보로 풋 체인지를 하고 여성이 왼쪽으로 롤링 오프 더 암을 하면 남녀 모두 왼발에 체중이 있어 다음 피겨를 남녀가 모두 같은 발인 오른발부터 진행할 수 있다.

· 연습

◇ 남성이 풋 체인지를 안 하는 경우 : rolling off the arm [1a2 3a4] - cruzadors walks [SSQQS SSQQS] - side chasse [QQS] - samba lock [QQS] - side chasse [QQS] - samba lock [QQS] - left whisk [1a2] -

◇ 남성이 풋 체인지를 하는 경우 : rolling off the arm [1a2 3a4, 남성: 3, 4에서 풋 체인지] - cruzadors walks [SSQQS SSQQS SSQQS QQQQQQS] - criss cross volta [1a2a3a4] - forward travelling bota fogos [1a2 3a4 5a6] - foot change [남성], spot volta turn [여성, 7a8] - forward walks [1a2] - promenade run [123 123 123 123] - left whisk [1a2] -

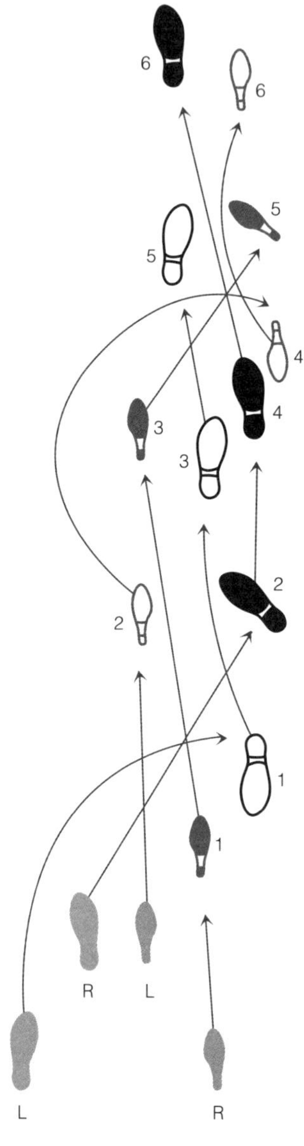

선행 피겨는 PP로 끝나는 위스크에서 바로 프로머네이드 런으로 진행한다. 구체적 리드 방법은 남성 기준으로 오른쪽 위스크를 할 때 1/4 턴하여 남녀 모두 같은 방향의 전방을 보도록 한다. 즉 위스크가 PP로 끝나면 남녀 모두 견갑골 쪽을 홀드하고 홀드하지 않은 손과 팔은 최대한 옆으로 쭉 편다. 이와 같은 요령으로 왼쪽, 오른쪽으로 한 번 더 한 다음 바로 프로머네이드 런으로 속행한다.

카운트는 통상 1 2 3로 하지만 박자값은 두 가지 |1 2 3 = 1 & 2 = 1/2, 1/2, 1과 1a2 = 3/4, 1/4, 1| 가 있다.

스텝(카운트)	[남]
1(1)보	왼발 저지, 오른쪽으로 여성을 막아선다.
2(a)보	오른발 옆으로, 남성 앞으로 여성을 보내면서 계속 우회전
3(2)보	왼발 진행방향으로 전진. 이때 시선은 오른쪽 사선 전방, 오른팔은 최대한 옆으로 뻗는다.
4(3)보	오른발 전진, 시선은 오른쪽 사선 전방, 왼팔은 최대한 왼쪽으로 뻗기 시작. 4보는 직진이 아니라 약간 왼쪽 사선으로 딛는다.
5(a)보	왼발 전진
6(4)보	오른발 전진

스텝(카운트)	[여]
1~3보	남성 4~6보와 같음
4~6보	남성 1~3보와 같음

이 피겨의 본래 명칭은 promenade & counter promenade run 또는 in & out promenade run이다.

연속동작에서 오른발 전진 |남 6보| 스텝은 여성보다 약간 앞에 딛는다. 그렇게 함으로써 다음 스텝 |남 1보|, 즉 왼발 전진함과 동시에 여성

을 가로막고 건너가는 것이 수월하다.

홀드한 팔의 손 위치는 남녀 각각 가까운 쪽 견갑골을 터치하고 최대한 멀리 벌린다. 연속동작의 여성 3보는 남성보다 약간 앞에 딛는다. 남성이 여성의 견갑골을 밀어 여성이 남성보다 약간 앞으로 전진하도록 한다.

· 피겨 조합

◇ whisk ended in PP - cruzador lock & walks |SSQQS, SSQQS| - samba lock Q(L)QS |side chasse| Q(R)QS |forward lock| Q(L)QS |side chasse| Q(R)QS |forward chasse| - whisk |whisk ended in PP| -

PP로 끝난 후 남녀는 각자 한쪽 팔을 벌리고 한쪽 팔은 서로 어깨동무하듯 같은 방향으로 앞을 본다. - promenade run |1a2 3a4 5a6 7a8 - promenade run을 몇 번이고 반복할 수 있다| - whisk |promenade run의 남성 전진 스텝이 끝난 다음 - 위 3a4 7a8 카운트에 해당 - whisk로 속행| -로 마무리한다.

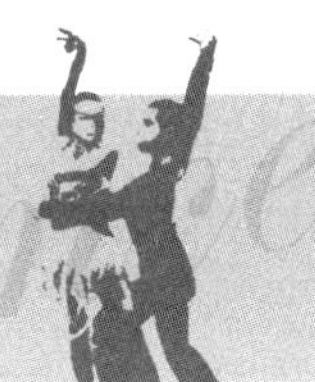

1) 파소도블레의 기원

파소도블레는 스페인 사람들의 일상과 관련된 스페인 민속춤의 하나이다. 이 춤을 유럽 전역에 널리 전파시킨 것은 집시들이다. 특히 파소도블레는 투우사 |Matador|가 투우장에 출장하여 소와 싸우는 동작으로 소와 투우사의 긴장된 순간순간의 드라마틱한 연출이 많은 사람들에게 호감을 주고 최근에는 일반인들에게도 많이 보급되었다.

이 춤은 스페인에서 발생하고 1930년대 스페인 상류층에서 유행하였지만 피겨의 명칭은 프랑스어가 많다.

2) 파소도블레의 특징

파소도블레는 스페인어로 paso는 step, doble는 double을 의미한다. 기본 박자는 2/4, 카운트는 1 2 1 2 1 2이며, 음악은 투우장에 입장할 때 연주되는 스타카토의 역동적 리듬의 행진곡 형식이다. 음악적 악센트는 각 소절의 첫 박자에 있고 시작도 각 소절의 첫 박자에 한다.

파소도블레의 춤 동작은 투우사의 동작을 기본으로 발전하였는데 남

성이 투우사의 동작을 흉내내고 여성은 투우사의 빨간 망토|Cape|나 황
소의 역할이나 남자의 그림자 역할을 한다. 따라서 성난 황소와 투우사
의 결투를 연상시키도록 강렬하고 격정적이고 박력 있게 춤을 추어야
한다.

　풋워크는 베이식 무브먼트는 항상 볼, 서 플레이스|sur place|는 토나
볼 플랫, PP 또는 전진 스텝에는 힐 플랫이다. 탱고의 풋워크 사용법과
비슷하다. 히프 무브먼트가 없으며 항상 공격|attack| 자세를 취한다.

　파소도블레는 통상 라틴댄스 수업의 마지막에 배우는 춤인데 그 이
유는 파트너 사이에 합의된 안무를 기본으로 하기 때문에 즉흥적으로
춤을 리드하고 연출하는 것이 어렵기 때문이다. 주로 경기용이나 시범
댄스용으로 많이 춘다. 다른 춤들에 비해 스텝이나 피겨는 비교적 쉽
다. 그러나 보디 라인을 만들기가 힘들기 때문에 매우 어려운 춤이다.

3) 춤의 시작

준비 자세

　남녀가 일반적인 라틴댄스 홀드를 하고 선다. 음악이 나오면 1 2 3 4
5 6 7 8 또는 ~5 6 7 8 카운트하면서 제자리걸음을 한다. 춤의 시작에
는 여러 가지 방법이 있다. 선수처럼 멀리 떨어져서 시작할 수 있지만
사전에 약속이 안 된 경우에는 클로즈드 홀드를 하고 시작하는 것이 리
드하기 편하다. 음악이 빠르므로 바짝 긴장하고 춤을 추어야 한다. 다
른 춤은 음악의 리듬을 듣고 춤출 수 있지만 파소도블레의 피겨는 4, 8,
16, 21, 28보 등으로 구성된 것이 많아 카운트에 신경을 쓰지 않으면
스텝을 잊어버리기 쉽다. 그러므로 남성은 항상 마음속으로 카운트를

세면서 스텝을 밟는 것이 좋다.

클로즈드 포지션에서 시작하는 요령

- 클로즈드 홀드로 베이식 무브먼트를 시작으로 춤을 춘다.
- 음악이 나오면 1 2 3 4 또는 ~5 6 7 8 카운트 후 1부터 제자리걸음을 한다.
- 남성은 오른발|여성 : 왼발|부터 시작, 준비자세에서 홀드한 손|또는 팔|을 1카운트에 아래로 힘차게 빨리 내렸다가 2 3 4 5 6 7 8 카운트를 세면서 서서히 올린다. 이때 무릎과 발목도 함께 굽히는데 굽힌 무릎과 발목은 서서히 편다.
- 베이식 무브먼트는 제자리에서 하거나 전·후진하면서 한다.
- 클로즈드 홀드에서 프로머네이드와 같은 피겨로 바로 시작할 수 있다.

오픈 포지션에서 시작하는 요령

〔남〕

① 체중을 왼발에 두고 오른발을 오른쪽 옆으로 포인트한다. 준비자세의 1 2 3 4카운트를 센 다음에 한 스텝에 2카운트를 사용하면서 시작한다. 오른발|1 2 : 오른발을 왼발 교차하여 딛고| – 왼발|3 4 : 왼발 옆으로| – 오른발|5 6 : 오른발을 왼발 교차하여 딛고| – 왼발|7 8:왼발 옆으로|로 순차적으로 옆으로 전진한다.

② 체중을 오른발에 두고 왼발은 왼쪽 옆으로 포인트한다. 준비자세의 마지막 카운트 4를 4+&로 나누어 &타임에 왼발을 오른발에 모은 후 ①과 같은 요령으로 옆으로 전진한다.

〔여〕 남성과 대칭

워크

· 남녀가 마주 보고 선다.

· 자세는 히프 – 허리 – 척추 – 등이 아치 형태를 이루도록 한다.

· 시선은 상대방을 공격하듯 매서운 눈초리로 바라본다.

· 얼굴은 똑바로 선 자세에서 옆으로 180도 돌리는데 남자는 오른쪽, 여자는 왼쪽이다.

· 양팔은 아래로 내린 상태에서 손바닥이 위로 향하게 하고 손을 10cm 정도 몸으로부터 떨어뜨려 최대한 팔을 둥글게 만든다. 둥글게 된 팔을 몸에서 약 15cm 정도 거리를 두고 최대한 옆으로 옮긴다|남 : 오른쪽 옆구리, 여 : 왼쪽 옆구리|. 물론 다른 모양으로 해도 상관없다.

· 왼발에 체중을 두고 오른발|여성 : 왼발|부터 진행하되 1보|오른발을 왼발 교차하여 전진|, 2보|왼발 전진|, 3보|1보와 같음|, 4보|2보와 같음|는 한 스텝마다 2카운트를 사용하고|1(1, 2)보 2(3, 4)보 3(5, 6)보 4(7, 8)보| 힐부터 나간다. 몸은 벽사를 향하고 L.O.D.를 따라 진행한다.

〔여〕 남성과 대칭

링크 역할을 하는 피겨

루틴 없이 춤을 추기 위해서는 피겨와 피겨를 연결하는 피겨를 잘 사용할 줄 알아야 한다. 파소도블레에서 특별히 링크라는 명칭이 붙어 있는 피겨는 promanade link가 있다. 그러나 basic movement, promanade close, fallaway whisk, chasse to right & left와 같은 비교적 간단한 피겨는 링크 역할을 하는 피겨로 사용된다.

(1) 베이식 무브먼트 |basic movement|

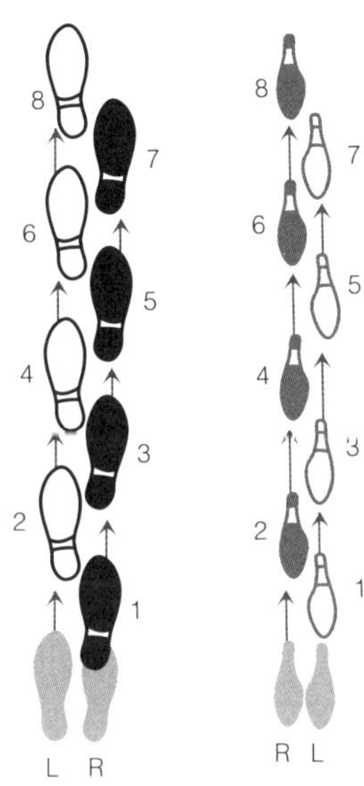

스텝(카운트)	[남]	[여]
1(1)보	오른발 약간 전진	왼발 약간 후진
2(2)보	왼발 약간 전진	오른발 약간 후진
3(3)보	오른발 약간 전진	왼발 약간 후진
4(4)보	왼발 약간 전진	오른발 약간 후진
5(5)보	오른발 약간 전진	왼발 약간 후진
6(6)보	왼발 약간 전진	오른발 약간 후진
7(7)보	오른발 약간 전진	왼발 약간 후진
8(8)보	왼발 약간 전진	오른발 약간 후진

남녀 마주 보고 클로즈드 포지션으로 선다. 리드 방법은 체중이동으로 하고 풋워크는 볼이다.

남성은 오른발, 여성은 왼발부터 시작하고 무릎을 가능하면 굽히지 않고 짧게 스텝을 밟는다.

회전량은 여러 가지인데 회전 없이 직진, 1/4 or 1/2, 물론 제자리에서 한다고 틀린 것은 아니다. 후진해도 상관없다.

(2) 서 플레이스 |sur place|

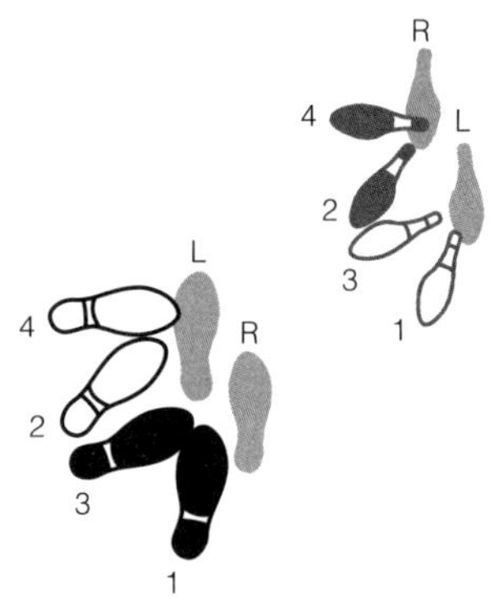

스텝(카운트)	[남]	[여]
1(1)보	오른발에 체중이동	왼발에 체중이동
2(2)보	왼발에 체중이동	오른발에 체중이동
3(3)보	오른발에 체중이동	왼발에 체중이동
4(4)보	왼발에 체중이동	오른발에 체중이동

볼로 위에서 아래로 내리찍듯이 볼을 바닥에 놓는다. 몸은 서서히 업한다.|elevation|. 팔은 기본 홀드를 하거나 깍지 끼고 점차 올린다. 엄지와

검지 사이를 낀다. 약지를 바깥으로 한다.

회전량은 1/4 우회전 또는 좌회전. 이때 한 걸음 디딜 때마다 1/16 내추럴 턴하며 딛는다. 회전 없이 스텝할 수도 있다. 리드 방법은 체중 이동이며 풋워크는 볼 또는 볼 플랫이다.

(3) 프로머네이드 링크 |promenade link|

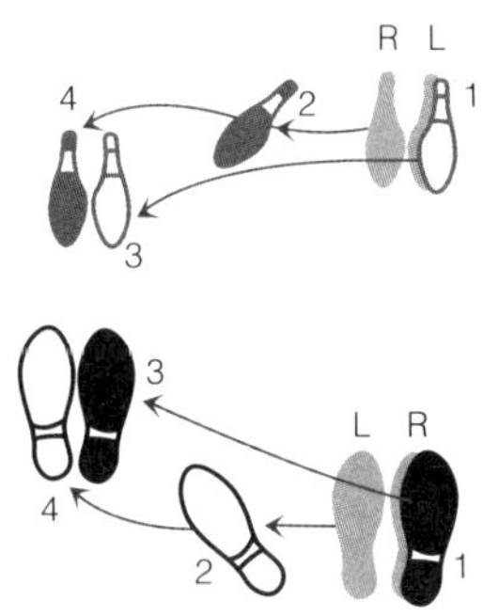

클로즈드 포지션에서 시작한다.

스텝(카운트)	[남]
1(1)보	오른발 아펠(appel : 제자리에서 마루를 쿵 딛는다), PP로 홀 풋(whole foot)
2(2)보	왼발 옆으로 디디며 1/8 리버스 턴, PP 자세, 힐 플랫
3(3)보	오른발 앞으로 1/8 리버스 턴, PP 자세 유지, CBMP, 힐 플랫
4(4)보	오른발을 볼 축으로 1/8 내추럴 턴, 왼발을 오른발에 클로즈. 클로즈드 포지션이 된다. 볼 또는 볼 플랫

스텝(카운트)	[여]
1(1)보	왼발 아펠, PP로 홀 풋
2(2)보	오른발 옆으로 디디며 1/8 내추럴 턴, PP 자세, 힐 플랫
3(3)보	오른발 앞으로 1/8 내추럴 턴, PP 자세 유지, CBMP, 힐 플랫
4(4)보	왼발을 볼 축으로 1/8 리버스 턴, 오른발을 왼발에 클로즈. 클로즈드 포지션이 된다. 볼 또는 볼 플랫

(4) 프로머네이드 클로즈 |promenade close|

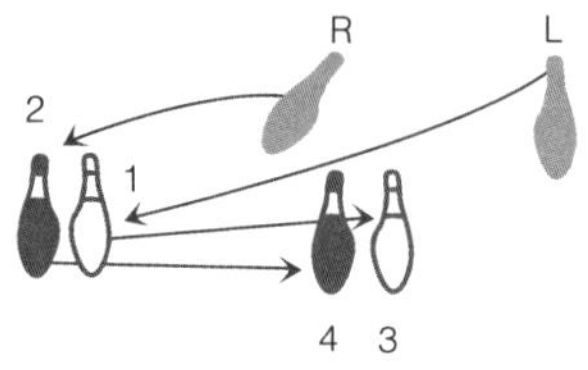

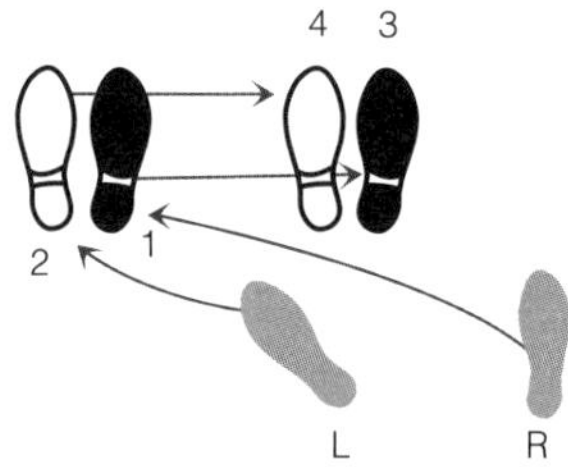

PP 자세에서 시작한다.

스텝(카운트)	[남]
1(1)보	오른발 앞으로. PP 자세인 경우는 왼발 가로질러 앞으로지만, 스패니쉬 라인 (spanish line)의 끝 동작처럼 남녀가 나란히 전방을 보고 있을 경우는 오른발을 그냥 앞으로 전진하면 된다.
2(2)보	오른발 볼 축으로 1/4 내추럴 턴하면서 왼발을 오른발에 모음
3(3)보	오른발 옆으로
4(4)보	왼발 오른발에 모음

스텝(카운트)	[여]
1(1)보	왼발 앞으로. PP 자세인 경우는 오른발 가로질러 앞으로지만, 스패니쉬 라인의 끝 동작처럼 남녀가 나란히 전방을 보고 있을 경우는 왼발을 그냥 앞으로 전진하면 된다.
2(2)보	왼발 볼 축으로 1/4 리버스 턴하면서 오른발을 왼발에 모음
3(3)보	왼발 옆으로
4(4)보	오른발 왼발에 모음

(5) 폴어웨이 위스크 |fallaway whisk|

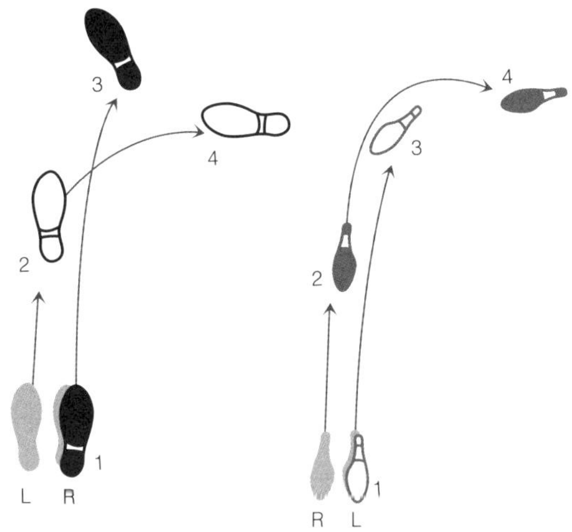

클로즈드 포지션에서 시작한다.

스텝(카운트)	[남]	[여]
1(1)보	오른발 아펠	왼발 아펠
2(2)보	왼발 앞으로	오른발 뒤로
3(3)보	오른발 옆으로, 2~3보 사이에 1/8 좌회전	왼발 옆으로, 2~3보 사이에 1/8 우회전
4(4)보	왼발 뒤로 (CBMP와 fallaway 자세로)	오른발 뒤로 (CBMP와 fallaway 자세로)

후행 피겨는 spanish line, grand circle 등이 있다.

(6) 샤세 투 라이트 |chasse to right|

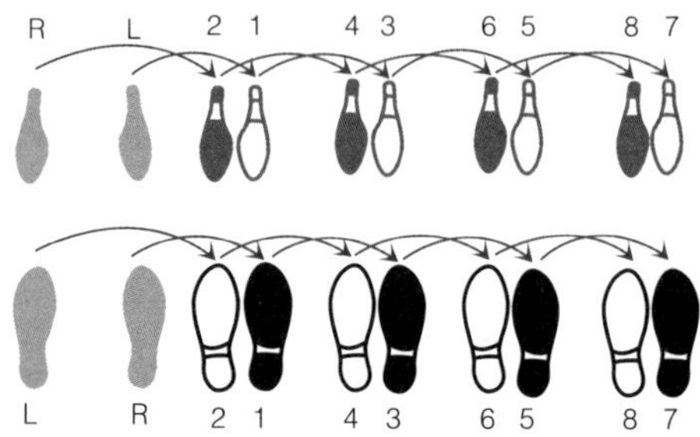

스텝(카운트)	[남]
1(1)보	오른발 옆으로
2(2)보	왼발을 오른발에 모음
3(3)보	오른발 옆으로
4(4)보	왼발을 오른발에 모음
5~8(5~8)보	오른쪽으로 계속 옆 걸음을 하되 5에서 왼쪽으로 기울였던 자세를 바로 하고 걷는다.

스텝(카운트)	[여]
1~8보	남성과 대칭

남성 1~4보까지는 오른쪽으로 옆 걸음을 하되 1보에 상체를 왼쪽으로 기울여서 4보까지 걷는다. 스웨이 없이도 할 수도 있다. 회전은 없는데 진행에 따라 변화를 줄 수 있다. 리드 방법은 체중이동이고 풋워크는 볼 또는 볼 플랫이다.

(7) 샤세 투 레프트 |chasse to left|

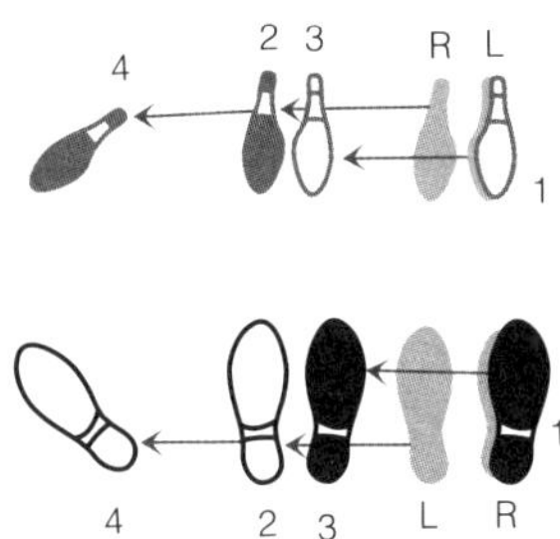

스텝(카운트)	[남]
1(1)보	오른발 아펠. 아펠할 때 오른 무릎을 약간 굽히게 되는데 이때 오른 무릎이 왼 무릎보다 앞으로 나오며 안 된다
2(2)보	왼발 옆으로
3(3)보	오른발을 왼발에 모음
4(4)보	왼발 옆으로 디디며 PP 자세

스텝(카운트)	[여]
1~4보	남성과 대칭

회전은 없는데 진행에 따라 변화를 줄 수 있다. 리드 방법은 체중이동이다. 풋워크는 1보 – 풀 풋 |full foot|, 2 3 4보 – 볼 또는 볼 플랫이다.

4) 피겨의 리드 방법 및 후행 피겨

(1) 드래그 |drag|

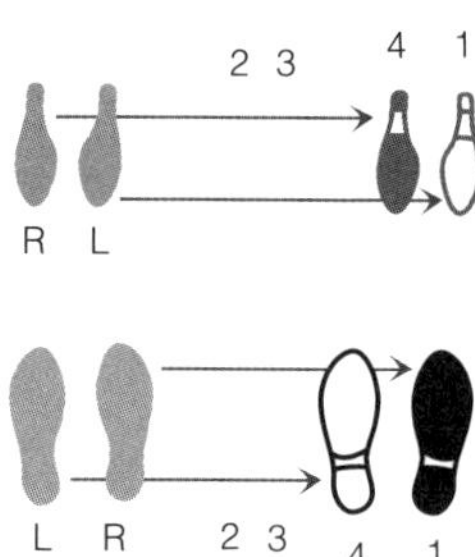

스텝(카운트)	[남]	[여]
1(1)보	양 무릎을 구부린 채 오른발 옆으로	양 무릎을 구부린채 왼발 옆으로
2(2 3)보	왼발을 오른발에 끌어당기면서 서서히 오른쪽 무릎 펴기	오른발을 왼발에 끌어당기면서 서서히 왼쪽 무릎 펴기
3(4)보	왼발을 오른발에 모음	오른발을 왼발에 모음

(2) 더 휴트 |the huit or cape|

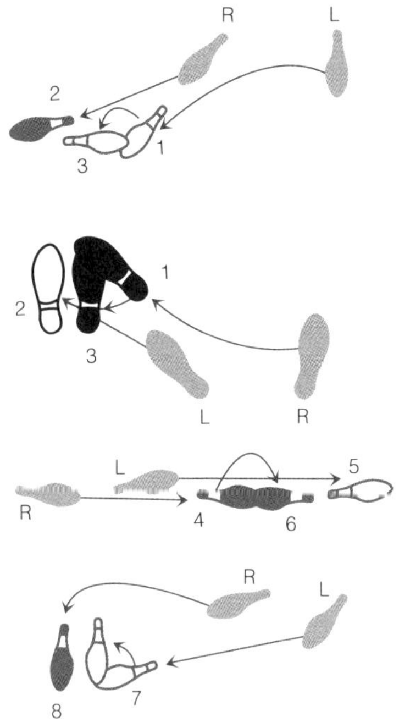

PP 자세에서 시작한다.

스텝(카운트)	[남]
1(1)보	오른발을 왼발 가로질러 전진
2(2)보	왼발을 오른발에 모으면서 1/4 우회전
3~8(3~8)보	제자리걸음. 8보에 클로즈드 포지션으로 돌아온다.

단, 2&, 5&, 8&의 &타임 때 여성의 회전을 도와주도록 리드한다. 2&의 &타임에 여성이 좌회전하도록 리드, 5&의 &타임에는 상체만 PP 자세로 바꾸어 여성이 우회전하도록 리드, 3보에 왼손을 위로 높이 들고 6

보에 왼손을 옆으로 약간 아래 사선으로 뻗는다. 8보에 홀드는 정 위치다. 남성은 1, 2, 8보에 여성이 회전하도록 분명히 리드를 해야 한다.

스텝(카운트)	[여]
1(1)보	왼발 전진
2(2)보	오른발 전진, &타임에 양발 볼 축으로 1/2 리버스 턴
3(3)보	왼발에 체중이동
4(4)보	오른발 전진
5(5)보	왼발 전진, &타임에 양발 볼 축으로 1/2 내추럴 턴
6(6)보	오른발에 체중이동
7(7)보	오른발 전진
8(8)보	오른발 볼 축으로 1/4 리버스 턴, 왼발 클로즈

(3) 프로머네이드 |promenade|

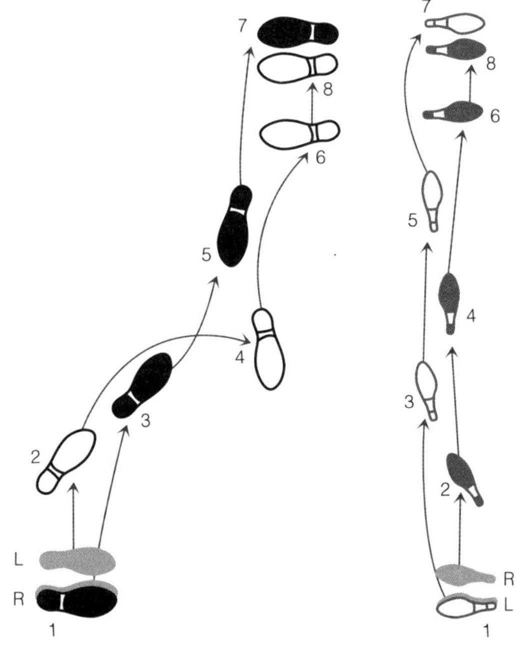

스텝(카운트)	[남]
1(1)보	오른발 아펠, 무릎이 앞으로 나오지 않게
2(2)보	왼발 옆으로, PP 자세
3(3)보	오른발 앞으로
4(4)보	오른발 볼 축으로 3/8 내추럴 턴, 왼발 옆으로 여성의 진행을 가로막는 모양이 된다.
5(5)보	오른발 후진, 오른쪽 어깨의 숄더 리드(사이드 리드). 아웃사이드 포지션
6(6)보	왼발 후진
7(7)보	왼발 볼 축으로 1/4 내추럴 턴, 오른발 옆으로
8(8)보	왼발을 오른발에 모음

스텝(카운트)	[여]
1(1)보	왼발 아펠, 무릎이 앞으로 나오지 않게
2(2)보	오른발 옆으로 디디며 PP
3(3)보	왼발 전진
4(4)보	오른발 전진
5(5)보	왼발 전진
6(6)보	오른발 전진
7(7)보	오른발 볼 축으로 1/4 내추럴 턴, 왼발 옆으로
8(8)보	오른발을 왼발에 모음

위 방법은 남녀가 마주 본 자세에서 아펠을 하고 PP로 진행하는 것
이다. 이외에 1카운트에 남녀가 슬립 아펠[slip appel]을 한 후 모두 전방
을 보고 진행하는 방법도 있다.

· 전방을 보고 진행하는 방법

스텝(카운트)	[남]
1(1)보	오른발 슬립 아펠, 남녀 모두 전방을 본다. 모던의 PP처럼 몸을 여는 것이 아니라 양 어깨도 모두 전방을 향하도록 한다.
2(2)보	왼발 전진
3(3)보	오른발 전진
4(4)보	왼발로 여성을 가로막는다. 3~4 사이에 1/2 우회전, 왼손은 위로, 오른손은 여성의 견갑골에, 상체와 머리는 최대한 멀리 벌린다. 체중은 왼발에 있고 오른발은 앞으로 뻗은 채 히프를 앞으로 쑥 내밀어 여성의 허벅지와 골반이 밀착되도록 한다.
5(5)보	오른발 후진, 오른쪽 사이드 리드, 여성이 OP 준비하도록 한다.
6~8보	앞 족형도 및 스텝 설명과 같음

스텝(카운트)	[여]
1~8보	1 : 왼발 슬립 아펠, 2~8 : 앞 족형도 및 스텝 설명과 같음

(4) 세퍼레이션 |separation|

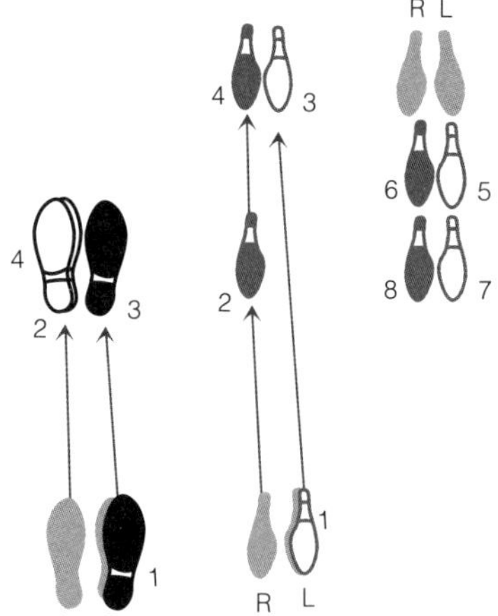

스텝(카운트)	[남]
1(1)보	오른발 제자리 아펠. 무릎이 앞으로 나오지 않게. 홀 풋
2(2)보	오른손을 놓고 왼손을 잡고 여성을 밀면서 왼발 길게 앞으로 전진. 힐 플랫
3(3)보	오른발을 왼발에 모음. 볼
4(4)보	왼발 제자리. 볼
5~7(5~7)보	제자리걸음(RLR). 볼
8(8)보	제자리걸음(L). 볼 플랫

5~8보에서는 짧은 보폭으로 약간 후진하여도 상관없다. 제자리걸음하며 멀어진 여성을 당겨 클로즈드 포지션을 한다.

스텝(카운트)	[여]
1(1)보	왼발로 제자리 아펠. 무릎이 앞으로 나오지 않게. 홀 풋
2(2)보	오른발을 뒤로 길게 딛고. 볼 플랫
3(3)보	왼발 뒤로. 볼
4(4)보	오른발 모음. 볼
5~8(5~8)보	왼발 오른발을 교대로 디디며 앞으로 전진. 무빙 풋을 들어서 서포팅 풋의 앞으로 교차하여 딛는다. 동작이 클수록 모양이 힘차고 보기 좋다. 마지막에 클로즈드 포지션. 5~7 : 볼, 8 : 볼 플랫

(5)세퍼레이션 위드 레이디즈 케이핑 웍스|separation with lady's caping walks|

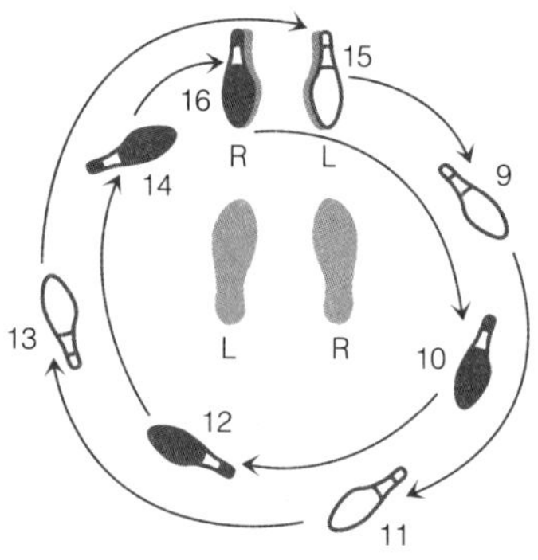

스텝(카운트)	[남]
1~8보	세퍼레이션(1~8보)과 같다.
9~14(1 2 3 4 5 6)보	오른발부터 제자리걸음하거나 두 발을 모아 제자리에 서 있다. 초급자는 제자리걸음을 하면서 카운트를 잊어버리지 않도록 한다.
15(7)보	오른발 옆으로(또는 제자리)
16(8)보	왼발을 오른발에 모은다.(또는 제자리)

스텝(카운트)	[여]
1~8보	세퍼레이션(1~8보)과 같다.
9~14(1 2 3 4 5 6)보	남성의 오른쪽에서 왼쪽으로 회전.(LRLRLR)
15(7)보	왼발 옆으로
16(8)보	오른발을 왼발에 모은다.

남성은 5~8보 때 왼팔을 위로 올려 여성을 오른쪽 전진하도록 리드하고, 9~14보에서는 왼손을 들어 오른쪽에서 왼쪽으로 여성을 회전시킨다. 15보에 클로즈드 홀드를 만든다.

(6) 폴어웨이 엔딩 투 세퍼레이션 |fallaway ending to separation|

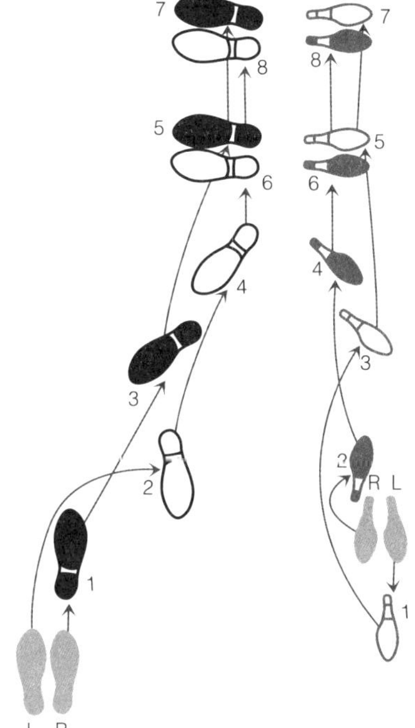

· 전반 1 2 3 4 5 6 7 8보 – 세퍼레이션의 스텝과 동일. 단, 4 5 6 7

보는 OP.

· 후반 1 2 3 4 5 6 7 8보

스텝(카운트)	[남]
1(1)보	오른발 전진 CPP 자세. 힐 플랫 또는 볼 플랫
2(2)보	오른발 볼 축으로 1/2 내추럴 턴, 왼발 옆으로. CPP 자세 유지. 힐 플랫 또는 볼 플랫. 이때 여성을 가로막는 모양이 된다.
3(3)보	왼발 볼 축으로 1/4 내추럴 턴, 오른발 옆으로. PP 자세. 볼 플랫
4(4)보	왼발 후진. PP 자세 유지. 볼 플랫

스텝(카운트)	[남]
5(5)보	오른발 옆으로. 클로즈드 포지션. 볼 또는 볼 플랫
6(6)보	왼발을 오른발 옆에 모음. 볼 또는 볼 플랫
7(7)보	오른발 옆으로. 볼 또는 볼 플랫
8(8)보	왼발을 오른발 옆에 모음. 볼 또는 볼 플랫

스텝(카운트)	[여]
1(1)보	왼발 전진
2(2)보	왼발 볼 축으로 1/2 내추럴 턴, 오른발 전진
3(3)보	오른발 볼 축으로 1/4 앞으로 내추럴 턴, 왼발 옆으로. PP 자세
4(4)보	오른발 후진
5(5)보	왼발 옆으로, 클로즈드 포지션
6(6)보	오른발을 왼발 옆에 모음.
7(7)보	왼발 옆으로
8(8)보	오른발을 왼발 옆에 모음.

(7) 식스틴 |sixteen|

· 전반 1 2 3 4 5 6 7 8보

· 후반 1 2 3 4 5 6 7 8보 : 남녀 모두 더 휴트와 같다.

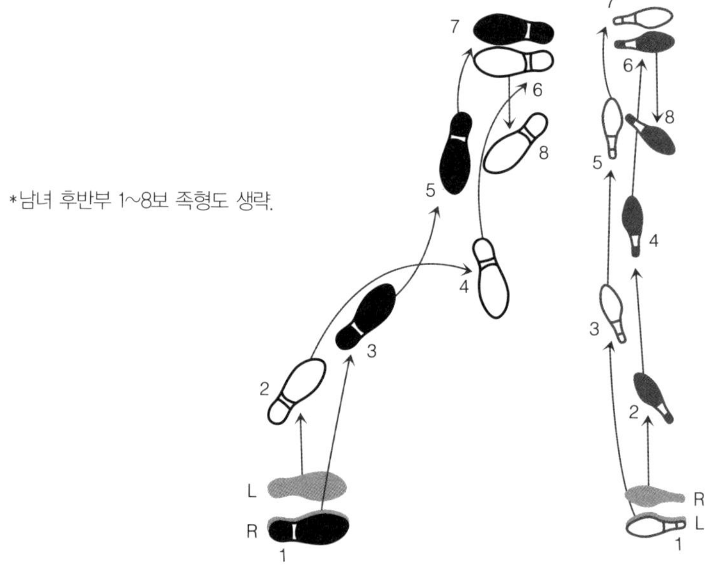

스텝(카운트)	[남]
1(1)보	오른발 제자리 아펠. PP 자세 시작, 홀 풋
2(2)보	왼발 옆으로 디디며 PP 자세 유지. 힐 플랫
3(3)보	오른발 앞으로. PP 자세 유지. 힐 플랫
4(4)보	오른발 볼 축으로 1/4 내추럴 턴, 왼발 옆으로. CPP 자세 시작. 볼 플랫. 이때 여성을 가로막는 모양이 된다.
5(5)보	오른발을 뒤로. 사이드 리드. CPP 자세. 볼 플랫
6(6)보	왼발 후진. 볼 플랫
7(7)보	왼발 볼 축으로 1/4 내추럴 턴, 오른발을 왼발 옆에 모음. PP 자세 시작. 볼 플랫
8(8)보	왼발을 옆으로 디디며 PP 자세. 볼 플랫

스텝(카운트)	[여]
1(1)보	왼발 제자리 아펠
2(2)보	오른발을 옆으로 디디며 PP 자세. 1~2 사이에 1/8 우회전
3(3)보	왼발 전진, 2~3 사이에 1/8 우회전
4(4)보	오른발 앞으로
5(5)보	왼발 전진
6(6)보	오른발 전진, OP
7(7)보	오른발 볼 축으로 1/4 내추럴 턴, 왼발을 오른발에 모음
8(8)보	오른발을 옆으로 디디며 PP 자세

(8) 더 트위스트 |the twist|

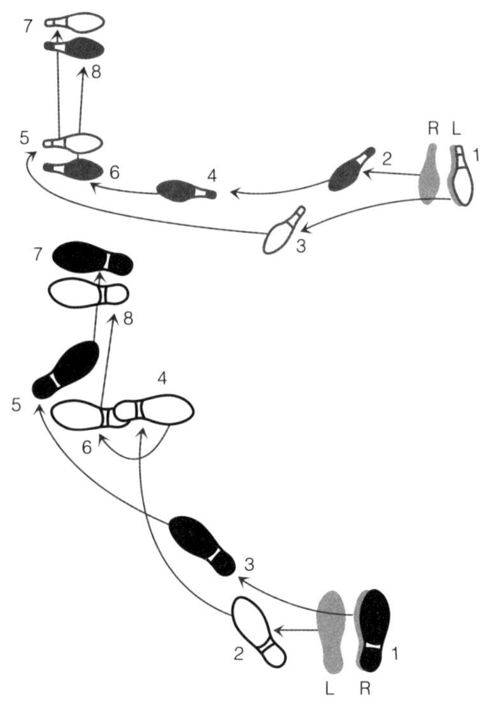

스텝(카운트)	[남]
1(1)보	오른발 제자리 아펠
2(2)보	왼발 옆으로 디디며 PP 자세
3(3)보	오른발 전진
4(4)보	오른발 볼 축으로 1/4 내추럴 턴, 왼발 옆으로. 여성을 가로막는 모양이 된다.
5(5)보	오른발 후진, 라틴 크로스. 사이드 리드
6(6)보	양발(오른발 볼과 왼발 힐)을 축으로 1/2 내추럴 턴, 왼발에 체중 둔다.
7(7)보	오른발 옆으로
8(8)보	왼발을 오른발 옆으로 모음

스텝(카운트)	[여]
1(1)보	왼발 제자리 아펠
2(2)보	오른발 옆으로 디디며 PP 자세
3(3)보	왼발 전진
4(4)보	오른발 전진 후 왼발 볼 축으로 1/4 내추럴 턴
5(5)보	왼발 옆으로
6(6)보	오른발을 왼발에 모음
7(7)보	왼발 옆으로
8(8)보	오른발을 왼발 옆으로 모음

(9) 어택/디플레이스먼트 |attack or deplacement|

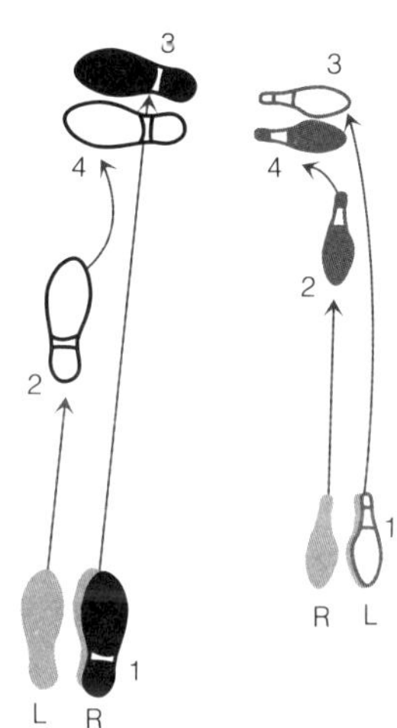

스텝(카운트)	[남]	[여]
1(1)보	오른발 제자리에서 아펠	왼발 제자리에서 아펠
2(2)보	왼발 길게 앞으로 전진	오른발 길게 뒤로 후진
3(3)보	오른발 전진	왼발 후진
4(4)보	오른발 볼 축으로 1/4 리버스 턴, 왼발을 오른발에 모음	왼발 볼 축으로 1/4 리버스 턴, 오른발을 왼발에 모음

⑽ 프로머네이드 & 카운터 프로머네이드 |promenade & counter promenade|

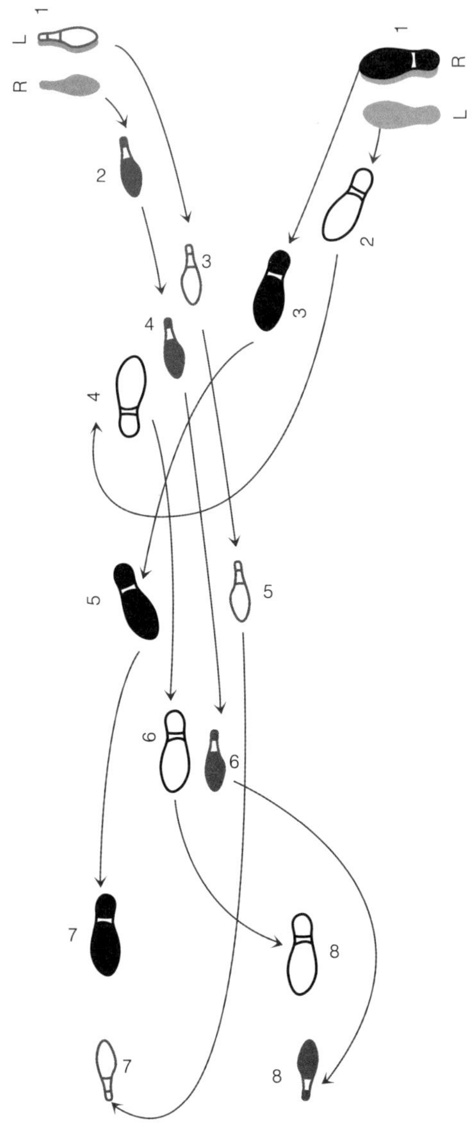

스텝(카운트)	[남]
1(1)보	오른발 제자리 아펠
2(2)보	왼발 옆으로 디디며 1/8 리버스 턴. PP 자세
3(3)보	오른발 전진
4(4)보	오른발 볼 축으로 3/8 내추럴 턴, 왼발 옆으로. 여성을 가로막는 모양이 된다.
5(5)보	왼발을 볼 축으로 3/8 내추럴 턴, 오른발 옆으로. CPP 자세
6(6)보	왼발 전진
7(7)보	1/8 내추럴 턴, 오른발 전진. 이때 오른손으로 여성을 오른쪽으로 당긴다. 여성이 남성의 진행을 가로막는 모양이 된다.
8(8)보	왼발 옆으로 디디며 1/8 리버스 턴. PP 자세

스텝(카운트)	[여]
1(1)보	왼발 제자리 아펠
2(2)보	오른발 옆으로 디디며 1/8 내추럴 턴. PP 자세
3(3)보	왼발 앞으로
4(4)보	왼발 볼 축으로 1/8 내추럴 턴, 오른발 앞으로
5(5)보	왼발 옆으로 디디며 1/8 리버스 턴. CPP 자세
6(6)보	오른발 전진
7(7)보	왼발 조금 뒤로, 6~7 사이에 3/8 우회전
8(8)보	오른발 옆으로 디디며 1/8 내추럴 턴. PP 자세

코너에서 방향 전환할 때 사용하면 좋다.

⑾ 그랜드 서클 |grand circle|

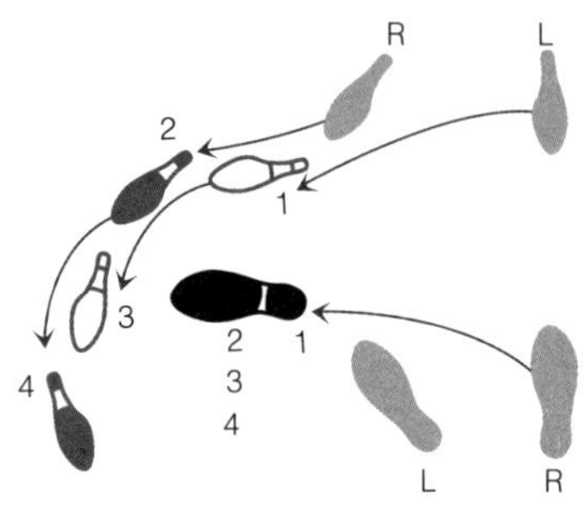

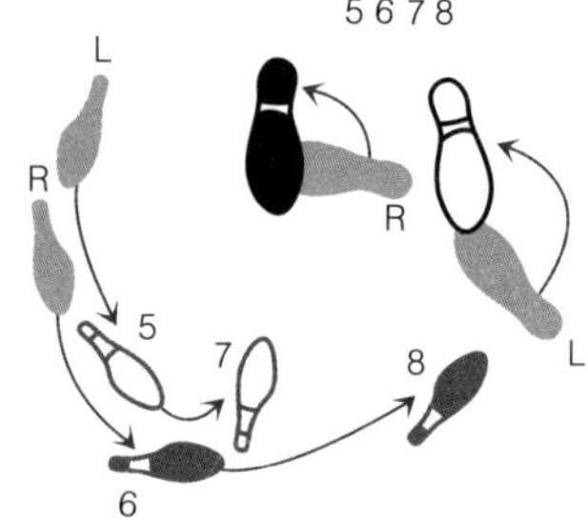

PP 자세에서 시작한다.

스텝(카운트)	[남]
1(1)보	1/8 리버스 턴, 오른발 전진
2~4(2~4)보	오른발 중심으로 여성이 시계 반대방향으로 걷도록 리드한다.
5~8(5~8)보	양발 볼 축으로 3/8 리버스 턴, 여성을 PP 자세가 되도록 리드 마지막 카운트에 체중을 왼발에 둔다.

스텝(카운트)	[여]
1~4(1~4)보	남성의 오른발을 중심으로 시계 반대방향으로 짧은 걸음으로 걷는다.
5~6(5~6)보	남성의 오른발 앞까지 시계 반대방향으로 짧게 걸어온다.
7(7)보	남성의 오른발 앞에 왼발을 내딛고
8(8)보	오른발 전진하며 1/8 리버스 턴. PP 자세

⑿ 스패니시 라인 & 스패니시 라인 |spanish line & spanish line|

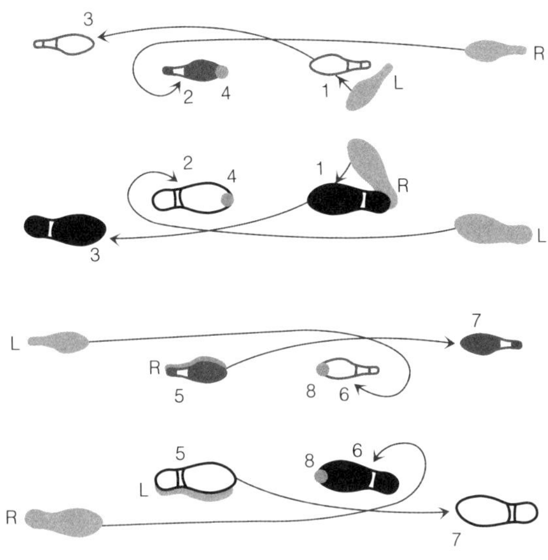

폴어웨이 위스크와 연결한다.

스텝(카운트)	[남]
1(1)보	1/8 리버스 턴, 오른발 딛고
2(2)보	왼발 전진
3(3)보	왼발 볼 축으로 1/2 내추럴 턴, 오른발 뒤로 딛음. 이때 잡은 왼손은 대각선 하방으로 뻗고 오른손은 우상방 대각선으로 뻗는다.
4(4)보	왼발 제자리 포인트
5(5)보	왼발 제자리
6(6)보	오른발 전진
7(7)보	오른발 볼 축으로 1/2 리버스 턴, 왼발 뒤로 딛음. 이때 잡은 오른손은 대각선 하방으로 뻗고 왼손은 좌상방 대각선으로 뻗는다.
8(8)보	오른발 제자리 포인트

스텝(카운트)	[여]
1(1)보	1/8 내추럴 턴, 왼발 딛고
2(2)보	오른발 전진
3(3)보	오른발 볼 축으로 1/2 리버스 턴, 왼발 뒤로 딛음. 이때 잡은 오른손은 대각선 하방으로 뻗고 왼손은 우상방 대각선으로 뻗는다.
4(4)보	오른발 제자리 포인트
5(5)보	오른발 제자리
6(6)보	왼발 전진
7(7)보	왼발 볼 축으로 1/2 내추럴 턴, 오른발 뒤로 딛음. 이때 잡은 왼손은 대각선 하방으로 뻗고 오른손은 좌상방 대각선으로 뻗는다.
8(8)보	왼발 제자리 포인트

후행 피겨는 promenade close 등이 올 수 있다.

⒀ 스패니시 라인 & 스패니시 라인 플라멩코 탭스 |spanish line & spanish line flamenco taps|

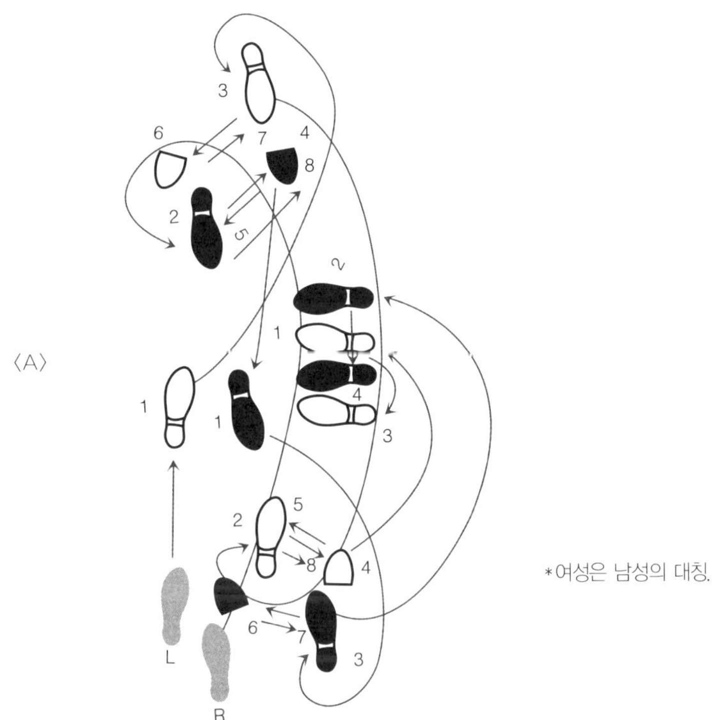

〈A〉 이 족형도는 chasse cape가 끝난 후 스패니시 라인 & 스패니시 라인 플라멩코 탭스를
　　 남성 왼발로 시작하여 오른발로 끝났으니 통상의 오른발로 시작하는 피겨로 다시 시작하
　　 려면 풋 체인지를 하여야 한다.
　　 풋 체인지를 하려면 left foot variation이나 남성 왼발부터 시작하는 coup de pique |A|
　　 로 속행한다.

<B>

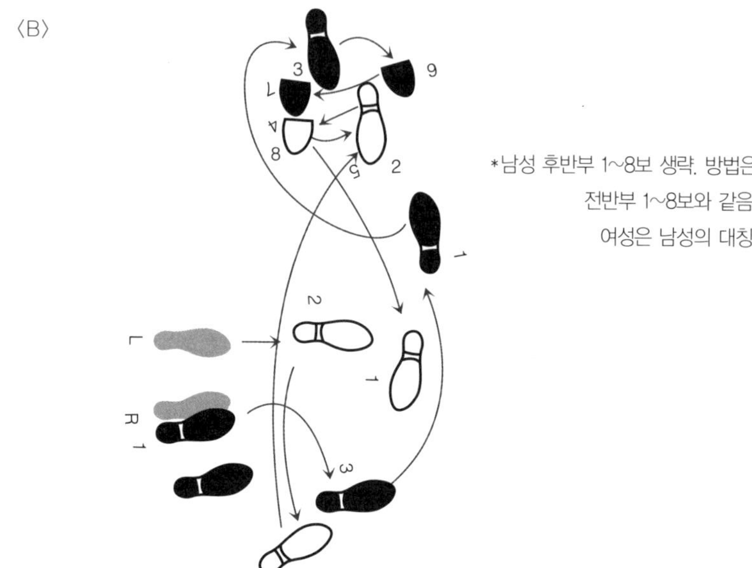

*남성 후반부 1~8보 생략. 방법은
전반부 1~8보와 같음.
여성은 남성의 대칭.

〈B〉 이 족형도는 fallaway whisk 다음에 spanish line & flamengo taps를 속행한 경
우로 이 경우 |1 2 3 4 5 6 7 8, 1 2 3 4 5 6 7 8, 1 2 3 4|는 스텝이 왼발로 끝나기 때문에
오른발로 시작하는 새로운 피겨를 다시 시작할 수 있다.

· (B)형의 스텝

스텝(카운트)	[남]
1(1)보	1/8 리버스 턴하면서 오른발 딛고
2(2)보	왼발 전진
3(3)보	왼발 볼 축으로 1/2 내추럴 턴하면서 오른발 후진. 이때 잡은 왼손은 대각선 하방으로 뻗고 오른손은 우상방 대각선으로 뻗는다.
4(4)보	왼발을 오른발 앞으로 교차하여 포인트
5(5)보	왼발 제자리
6(6)보	오른발을 왼발 뒤에서 교차하여 한 번 콩 내려찍는다.
7(7)보	오른발을 왼발 뒤에 놓고

스텝(카운트)	[남]
8(8)보	왼발을 오른발 앞으로 교차하여 포인트
1(1)보	왼발 전진
2(2)보	오른발 전진
3(3)보	오른발 볼 축으로 1/2 리버스 턴하면서 왼발 후진. 이때 잡은 오른손은 대각선 하방으로 뻗고 왼손은 좌상방 대각선으로 뻗는다.
4(4)보	오른발을 왼발 앞으로 교차하여 포인트
5(5)보	오른발 제자리
6(6)보	왼발을 오른발 뒤에서 교차하여 한 번 콩 내려찍는다.
7(7)보	왼발을 오른발 후진
8(8)보	오른발을 왼발 앞으로 교차하여 포인트

스텝(카운트)	[여]
1(1)보	1/8 내추럴 턴하면서 왼발 딛고
2(2)보	오른발 전진
3(3)보	오른발 볼 축으로 1/2 내추럴 턴하면서 왼발 후진. 이때 잡은 오른손은 대각선 하방으로 뻗고 왼손은 우상방 대각선으로 뻗는다.
4(4)보	오른발을 왼발 앞으로 교차하여 포인트
5(5)보	오른발 제자리
6(6)보	왼발을 오른발 뒤에서 교차하여 한 번 콩 내려찍는다.
7(7)보	왼발을 오른발 뒤에 놓고
8(8)보	오른발을 왼발 앞으로 교차하여 포인트
1(1)보	오른발 전진
2(2)보	왼발 전진
3(3)보	왼발 볼 축으로 1/2 내추럴 턴하면서 오른발 후진. 이때 잡은 왼손은 대각선 하방으로 뻗고 오른손은 좌상방 대각선으로 뻗는다.
4(4)보	왼발을 오른발 앞으로 교차하여 포인트
5(5)보	왼발 제자리
6(6)보	오른발을 왼발 뒤에서 교차하여 한 번 콩 내려찍는다.
7(7)보	오른발을 왼발 후진
8(8)보	왼발을 오른발 앞으로 교차하여 포인트

6(6)보의 플라멩코 탭은 두 번 콩콩 찍을 수 있다. 스패니시 라인은 프로머네이드 1~3보에서 연결할 수 있다. 1~3보 후 4보에서 여성을 가로막지 않고 여성의 옆에 위치하면서 스패니시 라인을 연속해서 한다.

후행 피겨는 promenade close 등이 올 수 있다.

⒁ 라 파세 |La passe|

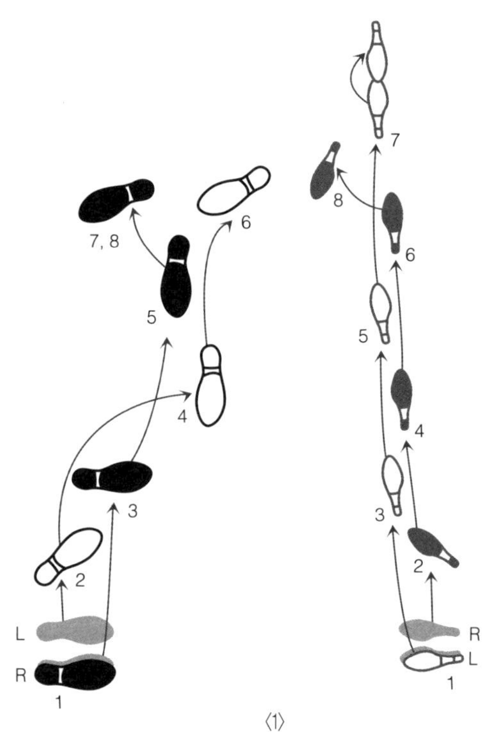

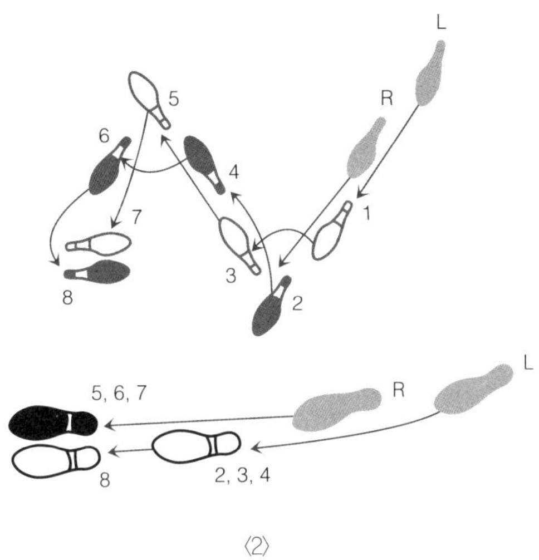

〈2〉

스텝(카운트)	[남]
1(1)보	오른발 제자리에서 아펠
2(2)보	왼발 옆으로 디디며 1/8 리버스 턴. PP 자세
3(3)보	오른발 전진
4(4)보	오른발 볼을 축으로 3/8 내추럴 턴, 왼발 옆으로. 이때 여성을 가로막게 된다.
5(5)보	오른발 후진. 오른쪽 사이드 리드
6(6)보	왼발 후진, PO, 5~6 사이에 1/8 우회전
7(7)보	오른발 앞으로, 6~7 사이에 1/8 우회전
8(8)보	발은 그대로 둔 채(제자리 스텝) 왼손을 밑으로 하고 오른손을 위로 올려 여성의 회전을 유도한다.
9(1)보	발을 그대로 둔 채 여성을 왼쪽으로 리드한다.
10(2)보	왼발 앞으로
11(3)보	발은 그대로 둔 채 왼손을 높이 들고 오른손은 뻗어 여성의 회전을 유도한다.
12(4)보	발은 그대로 둔 채 여성을 오른쪽으로 리드한다.
13(5)보	오른발 앞으로
14(6)보	발은 그대로 둔 채 오른손을 높이 들고 왼손은 낮추어 여성의 회전을 유도한다.
15(7)보	발은 그대로 둔 채 여성을 왼쪽으로 리드한다.
16(8)보	왼발을 오른발에 모으며 여성을 남성의 왼쪽에 위치하도록 리드한다. (OP)

스텝(카운트)	[여]
1(1)보	왼발 제자리에서 아펠
2(2)보	오른발 옆으로 디디며 1/8 내추럴 턴. PP 자세
3(3)보	1/8 내추럴 턴, 왼발 전진
4(4)보	오른발 전진
5(5)보	왼발 전진, OP
6(6)보	오른발 전진
7(7)보	왼발 옆으로, 조금 뒤로, 6~7 사이에서 1/4 우회전
8(8)보	오른발 옆으로, 7~8 사이에서 1/8 우회전
9(1)보	왼발 전진
10(2)보	오른발 옆으로, 조금 뒤로 9~10 사이에서 1/8 좌회전
11(3)보	왼발 옆으로, 10~11 사이에서 1/8 좌회전
12(4)보	오른발 전진
13(5)보	왼발 옆으로, 조금 뒤로, 12~13 사이에서 1/8 우회전
14(6)보	오른발 옆으로, 13~14 사이에서 1/8 우회전
15(7)보	왼발 전진
16(8)보	오른발을 왼발에 모음, 15~16 사이에서 1/8 좌회전

⑴ 반데릴라 |banderillas|

*남 1~4보 족형도 생략.
　남 11~16보 족형도 생략.
　여 1~8보 족형도 생략.

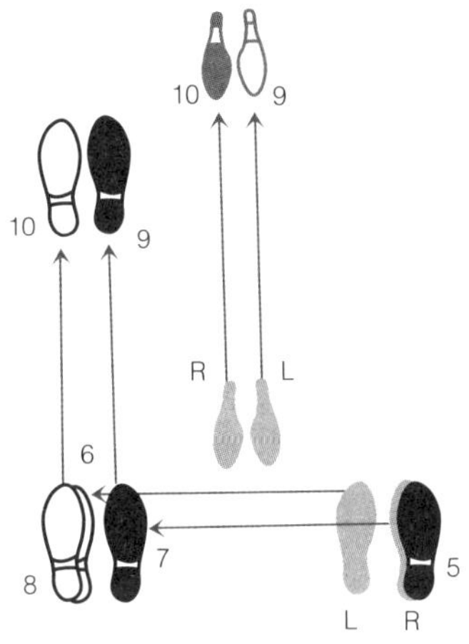

〈1〉

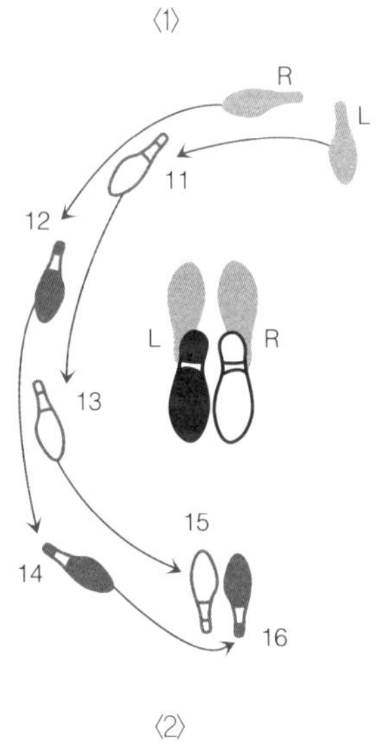

〈2〉

스텝(카운트)	[남]
1~4(1~4)보	남성은 왼쪽으로 고개 돌려 여성을 응시. 오른발부터 제자리걸음
5(5)보	오른발 제자리 아펠
6(6)보	왼발 옆으로
7(7)보	오른발을 왼발에 모으고 여성은 남성의 오른쪽 OP로 한다.
8(8)보	왼발 제자리
9(1)보	오른발 전진
10(2)보	왼발을 오른발에 모으며 왼손을 낮추고 오른손은 뻗어 여성의 회전을 유도한다.
11(3)~16(8)보	제자리걸음을 하면서 1/2 리버스 턴, 마지막에 클로즈드 포지션

스텝(카운트)	[여]
1~8(1~8)보	고개를 돌려 남성을 응시하며 왼발부터 제자리걸음
9(1)보	왼발 후진
10(2)보	오른발을 옆으로 상체만 PP 자세
11(3)~14(6)보	남성을 중심으로 시계 반대방향으로 걷는다.
15(7)보	왼발 전진
16(8)보	왼발 볼 축으로 1/4 리버스 턴, 오른발을 왼발에 모음

※Banderilla는 투우에서 소의 목, 어깨를 찌르는 장식 달린 창을 말하는데 이 피겨는 그런 느낌을 가지고 춤을 춰야 제 멋이 난다.

⒃ 트레블링 스핀스 프롬 피피 |travelling spins from PP|

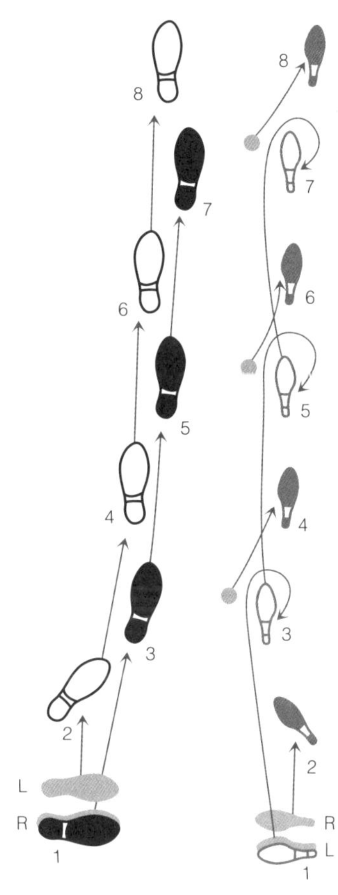

스텝(카운트)	[남]
1(1)보	오른발 제자리 아펠
2(2)보	왼발 옆으로 디디며 PP 자세
3(3)보	오른발 앞으로 디디며 왼손 들어 여성의 턴을 유도한다.
4(4)보	1/8 리버스 턴, 왼발 전진
5(5)보	오른발을 앞으로 디디며 여성의 턴을 유도한다.
6(6)보	왼발 전진
7(7)보	오른발을 앞으로 디디며 여성의 턴을 유도한다.
8(8)보	왼발 전진

스텝(카운트)	[여]
1(1)보	왼발 제자리 아펠
2(2)보	오른발을 옆으로 디디며 PP 자세
3(3)보	왼발 앞으로 디디며 1과 1/8 내추럴 턴. 왼발 앞에 오른발 교차하여 포인트
4(4)보	오른발 전진
5(5)보	왼발 앞으로 디디며 우로 1회전. 왼발 앞에 오른발 교차하여 포인트
6(6)보	오른발 전진
7(7)보	왼발 앞으로 디디며 우로 1회전. 왼발 앞에 오른발 교차하여 포인트
8(8)보	오른발 앞으로

후행 피겨는 promenade close 등이 올 수 있다.

⒄트레블링 스핀스 프롬 카운터 프로머네이드 포지션 |travelling spins

from counter promenade position|

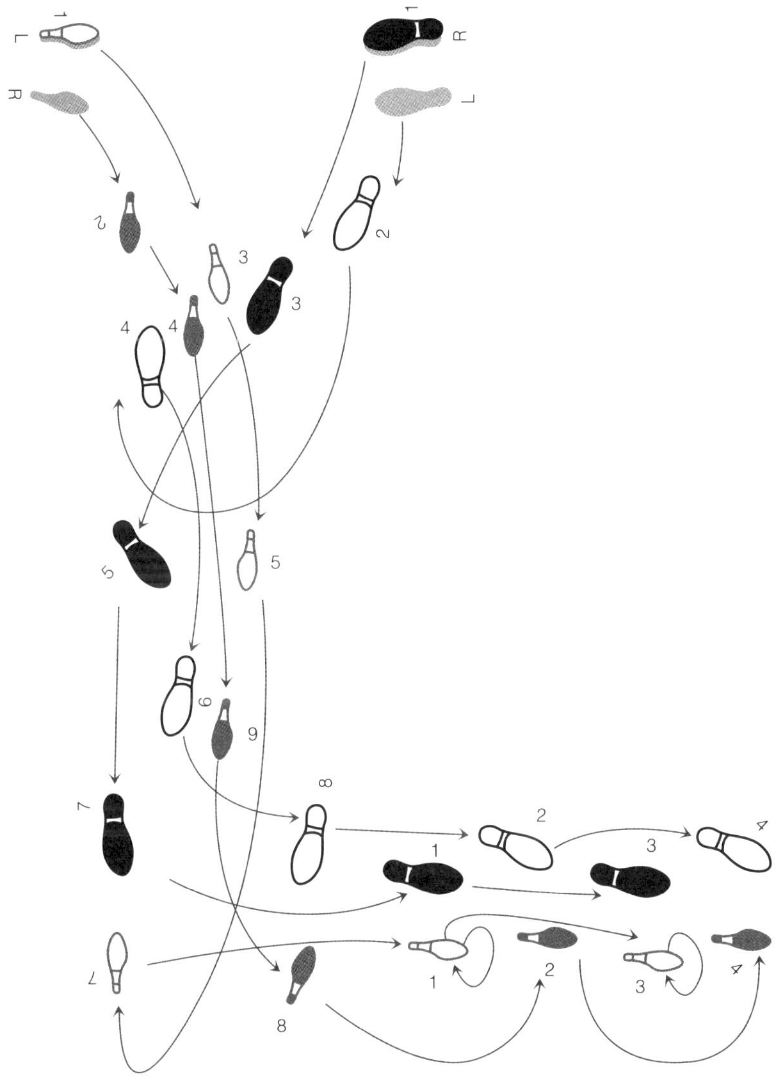

1~8보 남녀 모두 promanade & counter promanade 와 같다.

· 트레블링 스핀

스텝(카운트)	[남]
1보	오른발을 왼발 가로질러 전진
2보	왼발 전진
3보	오른발 전진
4보	왼발 전진

스텝(카운트)	[여]
1보	왼발을 오른발 가로질러 전진하면서 우로 1회전 스파이럴을 한다.
2보	오른발 전진
3보	왼발 전진하면서 우로 1회전 스파이럴을 한다.
4보	오른발 전진

마무리는 promanade close로 한다.

⒅ 오픈 텔레마크 |open telemark|

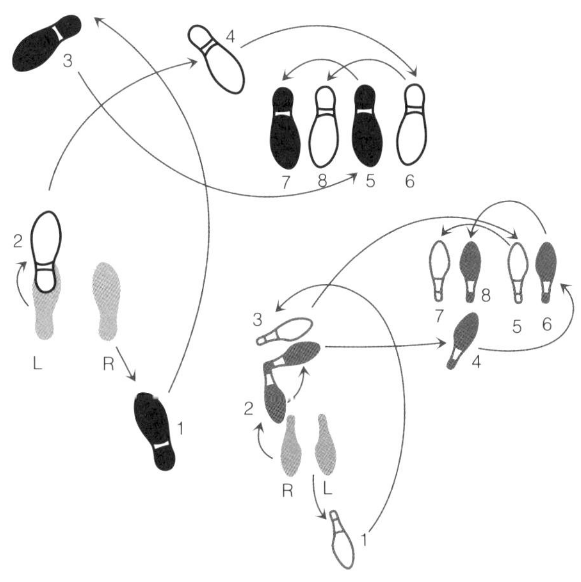

스텝(카운트)	[남]
1(1)보	오른발 제자리 아펠, 약간 후진. 1/8 리버스 턴. 볼 플랫
2(2)보	왼발 전진. CBMP. 힐 플랫
3(3)보	오른발 옆으로, 1/4 리버스 턴. PP 자세 시작. 볼 플랫
4(4)보	PP에서 왼발 옆으로, 1/2 리버스 턴. PP 자세. 볼 플랫
5(5)보	PP에서 오른발을 앞으로 교차. CBMP, 1/8 리버스 턴. PP 자세 유지. 힐 플랫
6(6)보	왼발을 오른발에 모음. 볼 또는 볼 플랫
7(7)보	오른발을 옆으로. 볼 또는 볼 플랫
8(8)보	왼발을 오른발에 모음. 볼 또는 볼 플랫

스텝(카운트)	[여]
1(1)보	왼발 제자리 아펠, 약간 앞으로. 1/8 리버스 턴. 볼 플랫
2(2)보	오른발 후진. CBMP. 볼 플랫
3(3)보	왼발 힐을 오른발 힐에 모음. 2~3보 사이에 3/8 리버스 턴.(힐 턴) 홀 풋
4(4)보	PP에서 오른발 앞으로. 힐 플랫
5(5)보	PP에서 왼발 앞으로. CBMP. 1/8 리버스 턴. 힐 플랫
6(6)보	오른발을 왼발에 모음. 3/8 리버스 턴. 볼 또는 볼 플랫
7(7)보	왼발 옆으로. 볼 또는 볼 플랫
8(8)보	오른발을 왼발에 모음. 볼 또는 볼 플랫

선행 피겨는 두 발 모아 끝나는 클로즈 포지션에서 모두 가능하다.
후행 피겨로는 sur place, basic movement, drag, separation 등이 온다.

⑲ 폴어웨이 리버스 턴 |fallaway reverse turn|

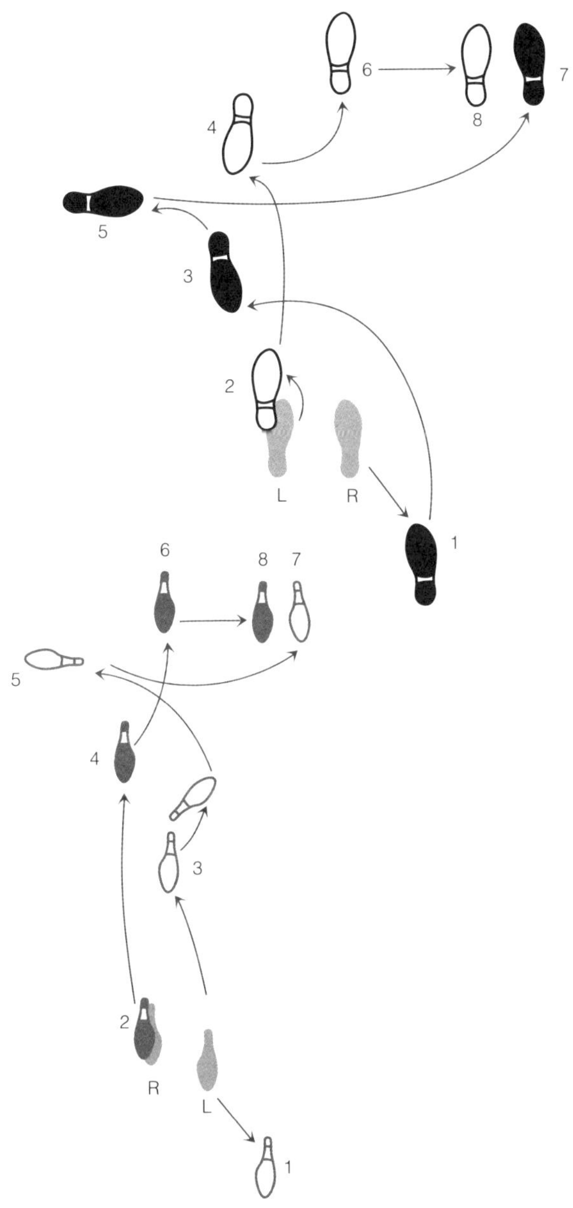

스텝(카운트)	[남]	[여]
1(1)보	오른발 후진	왼발 전진
2(2)보	왼발 제자리	오른발 제자리
3(3)보	1/2 좌회전 후 오른발 후진	왼발 후진
4(4)보	왼발 후진	오른발 후진
5(5)보	좌로 1/4회전하면서 오른발 후진	3/4 좌회전 후 왼발 전진
6(6)보	1/4 좌회전 후 왼발 전진	1/4 좌회전 후 오른발 후진
7(7)보	오른발 옆으로	왼발 옆으로
8(8)보	왼발을 오른발에 모음	오른발을 왼발에 모음

(20) 쿠 드 피크 |coup de pique|

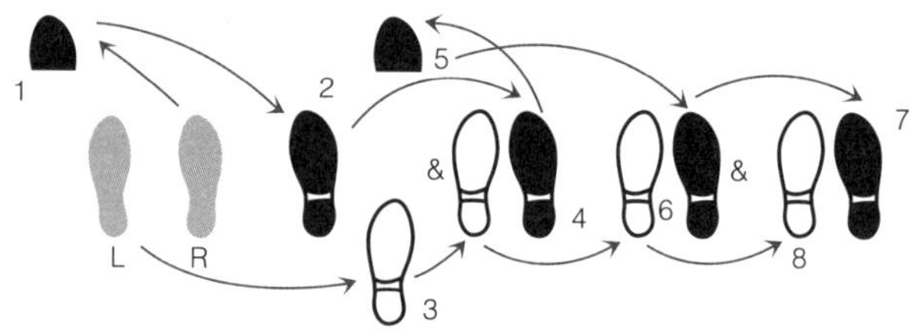

제1방법

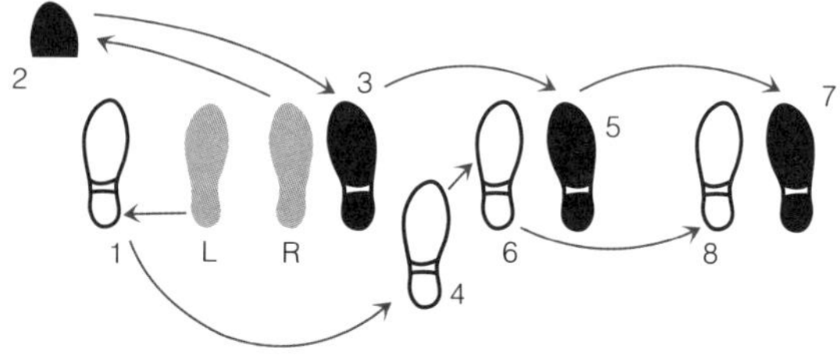

제2방법

*여성은 남성의 대칭.

① 제1방법

클로즈드 포지션에서 시작한다.

스텝(카운트)	[남]
1(1)보	오른발 앞으로 차기(클로즈드 포지션에서 1/8 왼쪽 턴, 앞으로 차기)
2(2)보	앞으로 찬 오른발을 왼발 옆으로
3(3)보	왼발을 론데하듯 오른발 뒤로 교차하여 딛고
4(4)보	오른발을 옆으로
5(&)보	왼발을 오른발에 모음
6(5)보	1보처럼 오른발을 앞으로 찬다.
7(&)보	2보처럼 앞으로 찬 오른발을 왼발 옆으로
8(6)보	왼발을 오른발에 모음
9(7)보	오른발을 옆으로
10(8)보	왼발을 오른발에 모음

스텝(카운트)	[여]
1~10보	남성과 대칭

② 제2방법

선행 피겨가 오른발로 끝난 경우, 클로즈드 포지션에서 시작한다.

스텝(카운트)	[남]
1(1)보	왼발 옆으로
2(2)보	오른발을 왼발 교차하여 앞으로 차고
3(3)보	오른발을 왼발 옆에 놓고
4(4)보	왼발을 오른발 뒤로 교차하여 놓고
5(5)보	오른발 옆으로
6(6)보	왼발을 오른발 옆에 모으고
7(7)보	오른발 옆으로
8(8)보	왼발을 오른발 옆에 모음

스텝(카운트)	[여]
1~8보	남성과 대칭

선행 피겨의 마지막 스텝이 어느 발로 끝나느냐에 따라 위 두 가지를 할 수 있다. 특히 오른발로 끝나는 경우는 풋 체인지를 해야 하기 때문에 두 번째 방법을 사용하면 자연스럽게 풋 체인지가 된다.

(21) 레프트 풋 베리에이션 |left foot variation|

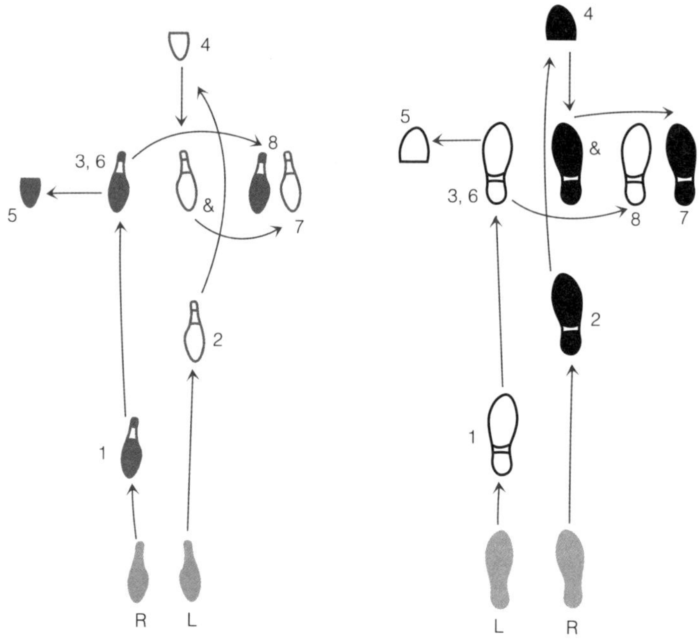

제1방법

① 제1방법

스텝(카운트)	[남]
1(1)보	왼발 전진
2(2)보	오른발 전진
3(3)보	왼발 전진
4(4)보	오른발 앞으로 포인트, 체중을 옮기지 않음
5(&)보	오른발을 뒤로 옮겨 왼발에 모음
6(5)보	왼발을 왼쪽 옆으로 포인트
7(6)보	왼발을 오른발에 모음
8(7)보	오른발 옆으로
9(8)보	왼발을 오른발에 모음

스텝(카운트)	[여]
1~9보	후진하면서 남성과 대칭

② 제2방법

* 족형도 생략.

스텝(카운트)	[남]
1(1)보	왼발 전진
2(2)보	오른발 전진
3(3)보	왼발 전진
4(4)보	오른발 전진
5(5)보	왼발 옆으로 포인트
6(&)보	왼발을 오른발에 모음
7(6)보	오른발 옆으로 포인트
8(7)보	오른발을 왼발 앞으로 딛으면서 1/4 우회전
9(8)보	왼발을 오른발에 모음

스텝(카운트)	[여]
1~9보	후진하면서 남성과 대칭

(22) 트위스트 턴 |twists turn|

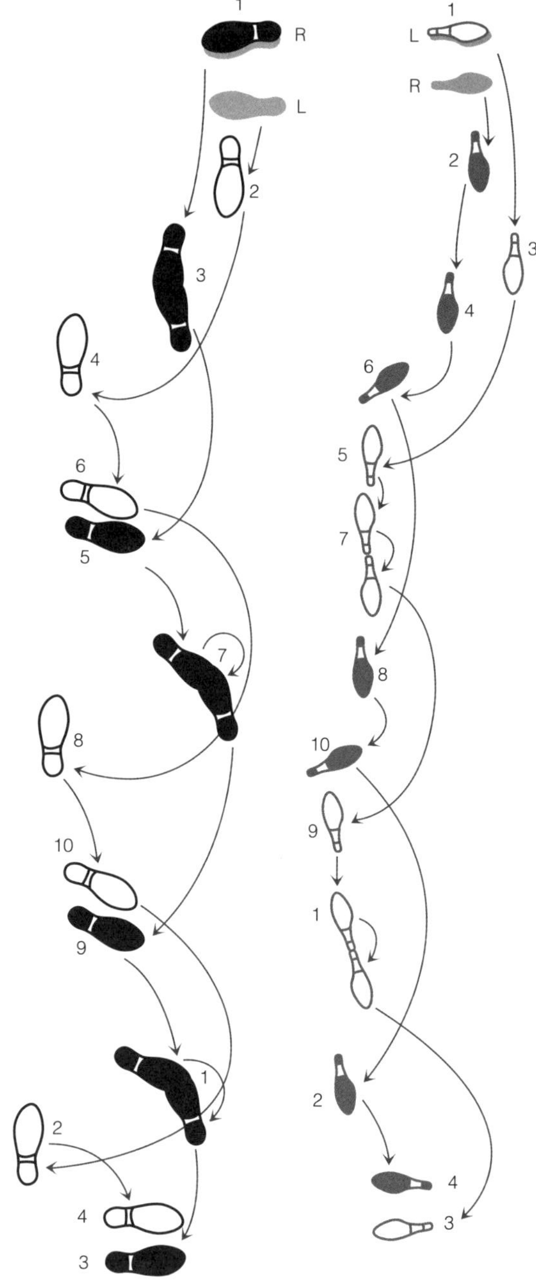

1
R
L
L
1
R
2
2
3
3
4
6
4
4
6
5
6
5
7
7
5
8
8
10
10
9
9
1
1
2
10
2
4
4
3
3

스텝(카운트)	[남]
1(1)보	오른발 제자리 아펠
2(2)보	왼발 옆으로 디디며 PP 자세.
3(3)보	오른발 앞으로
4(4)보	오른발 볼 축으로 3/8 내추럴 턴, 왼발 옆으로. 여성의 진행을 가로막는 모양이 된다. 1~4보는 프로머네이드 1~4보와 같다.
5(5)보	오른발을 왼발 뒤로 교차
6(&)보	트위스트를 풀면서 체중을 왼발로 옮김. 1/4 우회전. 이때 클로즈드 포지션이지만 남성의 오른쪽 어깨와 여성의 왼쪽 어깨가 열려 있어야 한다.
7(6)보	1/4 우회전, 오른발 전진. 이때 남성의 오른쪽 팔과 몸으로 여성을 오른쪽으로 밀어 남성의 오른발이 전진할 수 있는 여지를 만든다.
8(7)보	4보와 같은 형태
9(8)보	5보와 같음
10(&)보	6보와 같음

· 마무리

여기서는 트위스트를 두 번만 한다.

· 1(1)보 : 7보와 같음.

· 2(2)보 : 4보와 같음.

· 3(3)보 : 1/4 우회전, 오른발 옆으로.

· 4(4)보 : 왼발을 오른발에 모음.

스텝(카운트)	[여]
1(1)보	왼발 제자리 아펠. 무릎이 앞으로 나오지 않게 한다.
2(2)보	오른발 옆으로 디디며 PP 자세
3(3)보	왼발 전진
4(4)보	오른발 전진. 1~4보는 프로머네이드 1~4보와 같다.
5(5)보	우로 회전하면서 왼발 전진
6(&)보	오른발을 왼발 앞에서 교차, 5~6보 사이에 1/2 우회전
7(6)보	왼발 후진하면서 힐로 1/2 우회전
8(7)보	오른발을 왼발에 모음(또는 오른발 전진).
9(8)보	우로 회전하면서 왼발 전진
10(&)보	오른발을 왼발 앞에서 교차, 9~10보 사이에 1/2 우회전

· 마무리

마무리의 회전량은 상황에 따라 적당히 조절한다.

· 1(1)보 : 왼발 후진, 3/8 우회전

· 2(2)보 : 오른발 전진

· 3(3)보 : 1/4 우회전, 왼발 전진

· 4(4)보 : 오른발을 왼발에 모음. 클로즈드 포지션

(23) 샤세 케이프 |chasse cape|

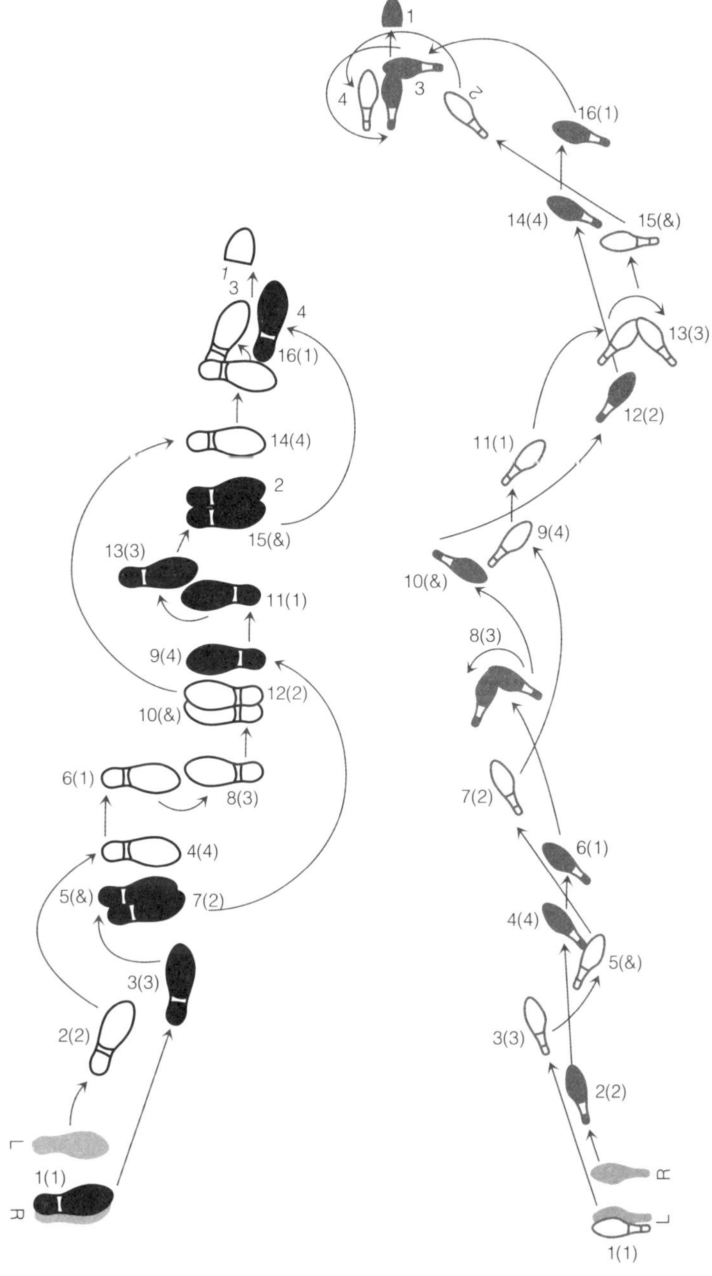

스텝(카운트)	[남]
1(1)보	오른발 제자리에서 아펠
2(2)보	왼발 1/8 좌회전, 앞으로 전진
3(3)보	오른발 전진
4(4)보	왼발 옆으로
5(&)보	오른발을 왼발에 모음
6(1)보	왼발 옆으로
7(2)보	체중을 오른발로 옮김
8(3)보	체중을 왼발로 옮기면서 1/2 좌회전
9(4)보	오른발 옆으로
10(&)보	왼발을 오른발에 모음
11(1)보	오른발 옆으로
12(2)보	왼발로 체중이동
13(3)보	체중을 오른발로 옮기면서 1/2 우회전
14(4)보	왼발 옆으로
15(&)보	오른발을 왼발에 모음
16(1)보	왼발 옆으로

· 마무리

· 1(2)보 : 오른발로 체중이동

· 2(3)보 : 1/4 좌회전하면서 왼발 전진

· 3(4)보 : 오른발을 왼발에 모음.

· 4(1)보 : 왼발 제자리에서 무릎을 굽히면서 토 앞으로 포인트하면
서 스패니쉬 라인을 만든다 |체중은 오른발에 있음|.

스텝(카운트)	[여]
1(1)보	왼발 제자리 아펠
2(2)보	오른발 1/8 우회전하면서 앞으로 전진
3(3)보	왼발 전진
4(4)보	오른발 전진
5(&)보	왼발을 오른발 뒤로 록(lock)
6(1)보	오른발 전진
7(2)보	왼발 전진
8(3)보	좌회전하면서 오른발로 남성을 건너간 후 스파이럴을 하면서 1/2 좌회전
9(4)보	왼발 전진
10(&)보	오른발을 왼발 뒤로 록
11(1)보	왼발 전진
12(2)보	오른발 전진
13(3)보	우회전하면서 왼발로 남성을 건너간 후 스파이럴을 하면서 1/2 우회전
14(4)보	오른발 전진
15(&)보	왼발을 오른발 뒤로 록
16(1)보	오른발 전진

· 마무리

· 1(2)보 : 왼발 전진

· 2(3)보 : 좌회전하면서 오른발로 남성을 건너간 후 계속 좌회전|총 회전량 1/2 정도 하여 남녀가 같이 전방을 보도록 함|

· 3(4)보 : 왼발을 오른발에 모음.

· 4(1)보 : 오른발 제자리에서 무릎을 굽히면서 토 앞으로 포인트하면서 스패니쉬 라인을 만든다|체중은 오른발에 있음|.

샤세 케이프은 상당히 어려운 피겨다. 샤세하면서 망토를 휘두르는 모양이 마치 소와 싸우는 듯한 극적인 장면이다. 샤세 케이프은 여러 스텝으로 이루어져 있고 동작도 크기 때문에 카운트를 잊어버리기 쉽다. 여기서는 차차차 카운트로 쉽게 연습하도록 한다.

1카운트에 아펠을 하고 2, 3에 전진 스텝을 하고 4&1은 샤세를 한다. 남성은 사이드 샤세, 여성은 전진 록 샤세를 한다. 이렇게 연습하면 샤세 케이프을 몇 번 반복해도 카운트를 잊어버리지 않는다.

마무리 동작은 스패니쉬 라인을 만든다.

㉔ 싱코페이티드 세퍼레이션 |syncopated separation|

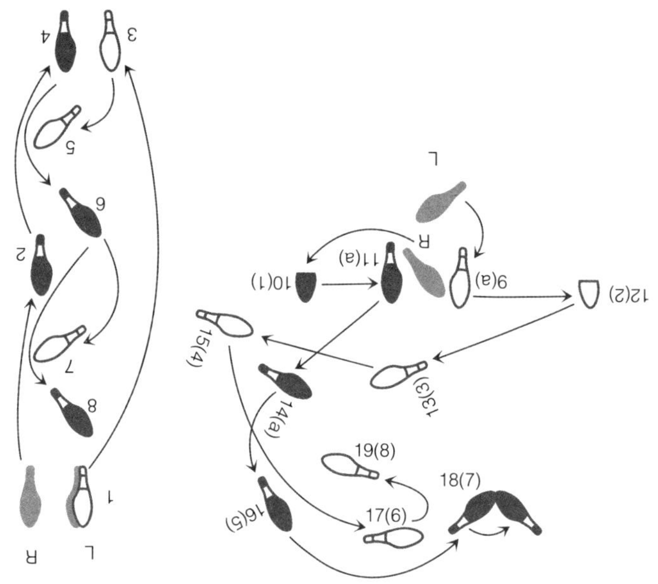

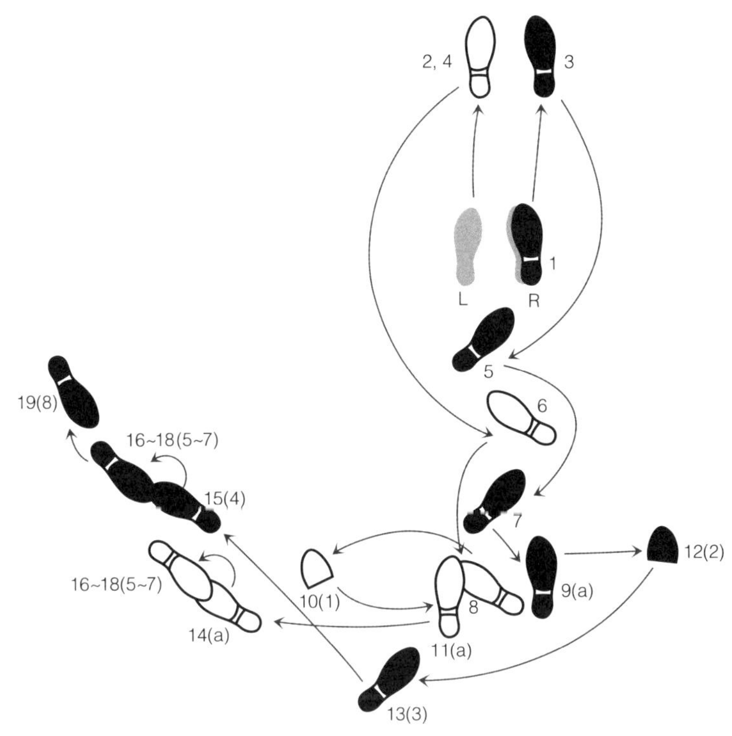

스텝(카운트)	[남]	[여]
1~8보	세퍼레이션과 같다.	세퍼레이션과 같다.
9(a)보	오른발을 왼발에 모음	왼발을 오른발에 모음
10(1)보	왼발을 옆으로 포인트	오른발을 옆으로 포인트
11(a)보	왼발을 오른발에 모음	오른발을 왼발에 모음
12(2)보	오른발을 옆으로 포인트	왼발을 옆으로 포인트
13(3)보	오른발을 왼발 뒤로 후진	왼발을 오른발 앞으로 가로 질러 전진
14(a)보	왼발을 옆으로 전진	오른발을 오른쪽 사선 방향 옆으로
15(4)보	오른발 전진	왼발 후진
16~18(5~7)보	제자리에서 양발 볼로 1/2 좌회전	남성 앞으로 돌면서 전진
19(8)보	오른발 후진(슬립)	3/8 좌회전 후 왼발 전진

전반부

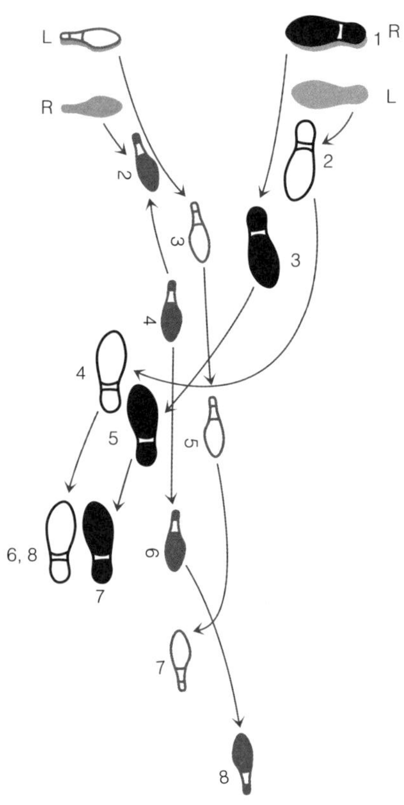

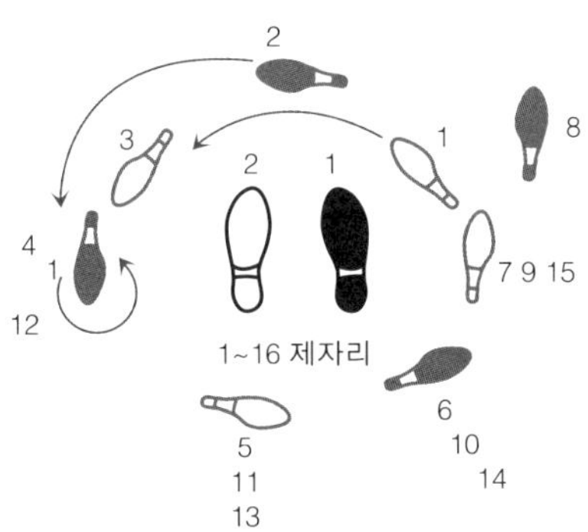

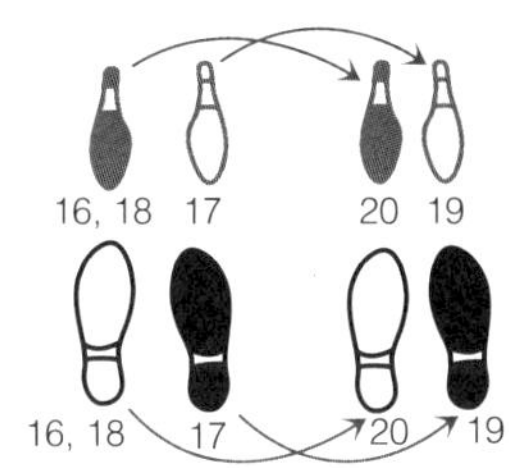

· 전반부

1~4(1~4)보 남녀 모두 프로머네이드 1~4보와 같다.

스텝(카운트)	[남]	[여]
5(5)보	오른발 후진	왼발 전진
6(6)보	왼발 후진	오른발 전진
7(7)보	오른발을 왼발에 모음	1/2 우회전 후 왼발 후진
8(8)보	왼발 제자리	오른발 후진

· 후반부

스텝(카운트)	[남]
1~16(1~16)보	제자리 스텝(RLRLRLRLRLRLRLRL)
17(17)보	오른발 제자리
18(18)보	왼발 제자리
19(19)보	오른발 옆으로
20(20)보	왼발을 오른발에 모음

스텝(카운트)	[여]
1~8(1~8)보	남성을 중심으로 남성 앞을 지나 뒤로 돌아 남성의 오른쪽까지 진행한다(LRLRLRLR). 다만 4보에 남성의 왼쪽 옆까지 와서 오른발 볼을 축으로 좌 1회전 스파이럴을 한다.
9~12(9~12)보	남성의 오른쪽에서 왼쪽으로 후진한다(LRLR).
13~15(13~15)보	남성의 왼쪽에서 오른쪽으로 전진한다(LRL).
16(16)보	여성은 좌회전을 많이 하여 오른발을 남성 앞으로 딛고 마주 본다. 또 한 가지 방법은 16보를 딛으면서 우회전을 하여 남성을 마주 본다.
17(17)보	왼발을 오른발에 모음
18(18)보	오른발 제자리
19(19)보	왼발 옆으로
20(20)보	오른발을 왼발에 모음

댄스 용어 해설

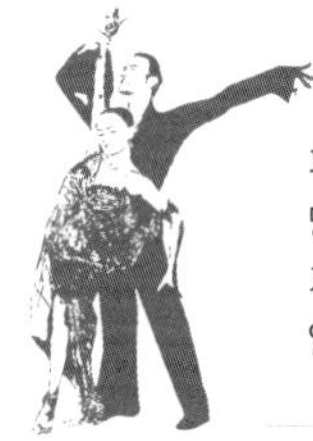

피겨의 명칭에는 영어가 주로 사용되고 있지만 그 외 프랑스어, 스페인어, 독일어도 상당수 있다. 피겨 명칭에 사용된 외래어의 뜻을 알고 있으면 피겨의 모양을 이해하고 피겨 명칭을 외우는 데 많은 도움이 된다. 레슨을 받을 때나 파트너와 연습할 때도 명칭을 알아야 의사소통이 될 수 있다.

accent : 강세.

across : 교차하다. 스텝하는 다리가 체중을 지탱하는 다리를 가로질러 스텝하는 동작. 탱고의 closed promenade, 왈츠의 chasse from PP의 제1보.

aida : 라틴댄스에서 사랑의 하트를 그리는 동작을 뜻한다.

alemana : 스페인어로 alemanda라고도 한다. 독일 춤, 독일계의 오래된 스페인 무용.

alignment : 일렬, 정렬, 배열. 댄스에서 볼룸(ballroom : 무도장)에 대한 발의 위치나 방향을 말한다. 볼룸에 정해져 있는 방향(L.O.D., 벽, 중앙 등)에 관련된 발이 가리키는 방향으로서, '면하여' '배면하여' '향하여' 등 3개의 용어가 사용된다. '면하여'와 '배면하여'는 발이 몸과 같은 방향인 경우이고, '향하여'는 스텝한 발과 몸의 방향이 다른 경우를 말한다.

amalgamation : 둘 이상의 피겨를 조합해서 연결해놓은 도해(圖解), 즉 족형도. 예를 들어, 왈츠의 natural turn 1~6 – closed change – reverse turn 1~6 – whisk – chasse from PP – 의 족형도를 amalgamation이라고 한다. routine과 혼동하여 사용하는 경우가 많다.

amount of turn : 각 피겨의 1보 또는 수 보간의 회전량.

and(&) : 1/2 beat.

appel : 발을 쾅 구르는 것.

Argentine : 아르헨티나의, 아르헨티나 사람, 은과 같은, 은빛의.

associate : 동료. 댄스의 교사 자격으로 주어지는 최초의 등급.

attack : 공격.

backing : 뒤로 향해서. 후진하는 경우 발이 몸과 같은 방향에 있는 것.

balance : 균형. 댄스에서 발의 움직임에 따라서 체중을 이동시키고 균형을 유지하는 상태.

ball : 공 같은 것. 엄지발가락 뿌리 부분의 아래로 볼록한 것.

ballroom : 무도장, 댄스홀.

ballroom dance : 일반적으로 무도장이나 댄스홀에서 추는 춤.

banderilla : 투우에서 작은 깃발이 달린 작살.

bar : 막대기, 방망이 [음악] 세로줄, 마디. 소절.

barrel roll : 배럴이란 맥주통과 같은 술통을 말한다. 스핀할 때 회전축이 바닥에 대하여 수직이 아니고 맥주통을 굴리는 듯한 회전동작으로 삼바의 내추럴 턴, 리버스 롤 등에서 볼 수 있다. 모던댄스의 텔레스핀 다음에 회전을 계속하려는 경우와 같은 고난이도의 댄스기술이다.

basic figure : 각 종목의 기초 테크닉이 되는 피겨. 그 춤의 특징을 잘 잡아서 표준화시킨 피겨를 가리킨다.

beat : 손·발 따위로 맞추는 박자, 장단.

beat value : 각 스텝에 대한 박자의 시간적 길이.

body rise : 몸과 다리로 느끼는 라이즈(NFR, No Foot Rise라고도 한다). 뒤꿈치를 들지 않고 발을 마룻바닥에 댄 채로 상체와 다리 부분으로만 느끼는 라이즈이다. 통상 여성이 후진할 때 내측 회전에서 보디 라이즈를 하지만 폭스트롯의 여성 후진 페더 스텝처럼 직진으로 후진하는 경우도 NFR이 일어난다. 이것은 이안된(또는 느슨한) 양 무릎이나 상체를 펴서 위로 떠오르는 것과 같은 동작으로 서포팅 풋의 뒤꿈치는 다음 발로 체중이 옮겨지며 스텝이 이루어질 때까지 마룻바닥에 닿아 있어야 한다.

bota fogos : 보타 포고스에는 어원상 '이리저리 왔다갔다'라는 의미가 있어 트레블링 보타 포고스는 의미상 중복이라고 볼 수 있다.

bounce : 튀어오름, 탄력.

break : 중단, 중지, 잠시의 휴식. 움직임을 중단하는 것.

brush : 솔, 솔질 붓, 화필, 화법. 무빙 풋이 서포팅 풋의 옆을 가볍게 스치듯이 통과하는 동작.

brush step : 남자가 풀 스텝(pull step)을 출 때 그것에 대한 여자 스텝의 명칭. 예컨대 폭스트롯의 내추럴 턴 여성 6보. 브러쉬 스텝이란 체중이 없는 무빙 풋을 체중이 있는 서포팅 풋 쪽으로 끌어모은 후 그 발의 안쪽을 가볍게 스치면서 다음 스텝을 진행하는 것을 말한다.

bump: 충돌. 부딪칠 때 탕 하는 소리.

C(center) : 중앙.

cape : 소매 없는 망토, 두건, 모자.

catapult : 투석기, (장난감) 새총. 새총을 쏘듯 또는 활을 쏘듯 시위를 당겼다가 놓는 듯한 생동감 있는 동작을 뜻한다.

CBM(contrary body movement) : 반동 운동. 댄스에 있어서 좌우의 어느 쪽으로 회전이나 커브를 행하기 위해 전·후진한 무빙 풋의 반대쪽 어깨나 허리를 무빙 풋의 방향으로 뻗거나 흔들면서 동작하는 것.

CBMP(contrary body movement position) : 발의 위치의 한 종류. 발의 위치란 남녀가 스텝할 때 트러블(trouble)을 적게 하고 움직임을 부드럽게 하기 위한 것이다. 보디 라인을 유지하고, 서포팅 풋의 선상이나 교차해서(전·후방으로) 놓인 발의 위치.

centre balance : 다리를 벌리고 있을 때 몸의 중심이 다리의 사이에 있는 것. 무게 중심이 두 다리 가운데에 있는 것.

chaine turn : 회전 통과. 무대 끝에서 끝으로 회전하며 이동하기.

chair : 댄스에 있어서 의자에 앉아 있는 자세를 닮은 것.

change : 바꾸다, 변경하다.

chasse : 프랑스어로 댄스, 발레, 스케이트 등에서 발을 끌듯 빨리 옮기는 스텝을 말함. 3보로 구성되어 있는데 1보에서 열고 2보에서 닫고 3보에서 다시 여는 스텝. 발을 '벌리고, 모으고, 벌리고' 3보로 구성되어 있음.

chasse roll : 롤링(rolling)을 동반한 샤세.

chasse turn : 회전을 동반한 샤세.

check : 저지, 억제, 정지. 어느 방향으로든지 스텝한 발을 중지하고 다른 쪽 발에 체중을 옮겨 진행방향을 바꾸는 것.

chicken : 새 새끼, (특히) 병아리. (미국 속어) 닭(fowl).

chug(chugging) : 칙칙(폭폭) 소리를 내며 나아가다. 어린 시절 앞·뒤에서 줄을 잡고 빙글빙글 걸어가면서 기차놀이하는 모습과 같은 피겨로 남성이 여성을 좌우로 리드하면서 돌아간다.

circular : 원형의, 빙글빙글 도는. 순환의. 순회하는.

close : 움직이는 발을 체중이 있는 발에 붙이는 것.

close position : 남녀가 마주 향하게 홀드한 모양. 몸의 접촉이 있으며 여자가 약간 남자의 오른쪽에 위치.

closed finish : 두 다리를 모으고 마치는 것.

closed turn : 2보와 3보에서 두 다리를 모으는 회전.

closed position : 클로즈 포지션에서 남녀가 약간 떨어져서 홀드한다.

coca rola : 일명 다이아몬드 스텝으로 통용되기도 하는데 흥겹게 발을 비비고 허리를 뒤틀며 히프를 흔드는 동작.

contact : 접촉, 서로 닿음. 남녀가 홀드 시 신체를 접촉하는 것.

continuous : (시·공간적으로) 연속적인, 끊이지 않는.

contra : 반대로, ~에 (반)대하여.

corta jaca : 스페인어로 짧은 다리의 조랑말. 삼바나 자이브에서 이 스텝은 짧은 다리의 조랑말처럼 짧은 Q카운트에 포인트하며 2스텝을 밟는 경쾌한 피겨.

corte : 스페인어로 (물건을 자르는 것의) 날, 절단, 재단, 단면, 중단. 보통 왈츠의 리버스 코르테, 호버 코르테, 탱고의 백 코르테 등과 같이 전진 운동을 중단해서 후진하는 피겨.

count : 계산, 셈, 집계. 박자 또는 리듬을 세는 방법.

counter : 역, 반대의 것.

counter promenade position(CPP) : 프로머네이드 포지션의 반대 위치로 남성과 여성의 오른쪽을 가깝게 하고 남성의 오른쪽은 V자로 열린 위치로 된 것.

cross : 체중 있는 발의 앞·뒤에 교차되어 스텝하는 것.

coup : (불시의) 일격, 때리기, 신체 부분의 한 동작.

coup de pique : 화가 나서 급히 차는 것과 같은 동작(A coup de pique is sort of a "stab of irritation." I think, with the trail foot, we are jabbing at the bull to make him more ferocious.).

crisscross : 십자(모양)(의).

cruzador : 십자로 조립되는, 십자형이 되는.

Cuban : 쿠바의, 쿠바 사람(의).

cuban cross : 라틴 크로스와 같은 뜻.

cucaracha : 멕시코의 춤·노래.

cuddle : 꼭 껴안다, 부둥키다.

curl : 고수머리, 컬. 곱슬머리의 상태, 곱슬곱슬하게 되어(비틀려) 있음.

ourly : 오그라든, 곱슬머리이.

D.C.(diagonal to center) : 중앙사. 중앙으로 비스듬히.

delayed walk : 리듬감을 높이기 위해 몸과 발의 체중이동 속도를 늦추는 특별한 형태의 워크. 발을 먼저 체중 없이 원하는 위치에 포인트하고 체중을 천천히 옮기는 것을 말한다. 예컨대 클로즈드 히프 트위스트의 여성 3보가 대표적이다.

demonstration : 시범, 실연, 데모, 파티 등에서 시범, 연기.

deplacement : 옮기기, 이동, 변동.

diagonal : 대각선의, 비스듬한, 사선(斜線)(무늬)의.

diagonally : 대각선으로, 비스듬히.

direction : 지시, 명령, 지시서, 설명. 방향, 방위. 댄스에서는 스텝을 진행할 때 발과의 관계를 말한다. 예컨대 샤세 프롬 PP에서 제1보가 발은 D.W.(벽사)를 향하나 진행은 L.O.D.로 나가는 것과 같이 움직여가는 방향을 설명한 것.

down : 댄스에서 두 가지 의미가 있다. ① 무릎을 부드럽게 하여 보통의 상태보다 조금 낮게 하는 것. ② 몸의 진행방향과 발이 향하는 방향이 다르게 되는 것. 내추럴 스핀 턴의 남성 제4보에서 몸은 L.O.D.를 등지고 진행하지만 토는 turned in이 되어 몸 방향과 토의 방향이 다르게 진행된다. 이것을 댄스기술의 얼라인먼트로는 'down L.O.D.' 라고 표시한다.

drag : 끌다, 질질 끌다. 끌어당기다. 끌어당기는 동작.

draw : 끌다, 당기다, 끌어당기다.

drop : 물방울. 똑똑 떨어짐. 공중 투하.

D.W.(diagonally to wall) : 벽 쪽으로 비스듬히, 벽사.

ecart : 두 부분 사이가 벌어짐, 간격 거리, 차이, [방패꼴 문장의] 십자로 4분한 한 부분.

elevation : 몸의 높이를 조정하는 동작.

ending : 하나의 피겨를 마칠 때 그 피겨를 마치기 위하여 적당한 스텝을 계속 밟는 것.

e/o(end of)~ : ~의 끝.

eros line : 여자의 한쪽 다리가 플로어에서 떨어져서 뒤로 차올리는 모양. 그리스 신화에 나오는 에로스의 상을 보고 이러한 피겨의 이름을 붙이게 되었다고 한다. 에로스 라인에는 오른쪽 에로스, 왼쪽 에로스, 더블(double) 에로스가 있다.

extended : 한껏 뻗친, 펼친. extended weave(확장된 위브)

extention : 몸을 늘려 펴거나 연장하는 것.

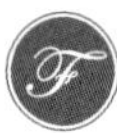

facing : 면하다, 향해서, 전진할 때 발이 몸과 같은 방향으로 있는 경우.

fallaway : 멀어지다, 떨어져 가다. 남녀가 프로머네이드 포지션에서 후진하는 것.

fallaway position : PP position에서 후진할 때의 위치 또는 자세.

fan : 부채, 선풍기, 송풍기. 부채꼴의 모양.

farol : 초롱불, 가로등, 헤드라이트, [투우] 살짝 비키는 동작.

fellow : 동무, 친구. 댄스교사 자격으로 최고위 등급명.

fencing : 펜싱, 검술.

figure : 숫자, (숫자의) 자리, (pl.) 계수, 계산. 모양, 형태. 댄스에서는 2보 이상의 스텝에 의해서 구성된 복합 동작의 명칭. 예컨대, 왈츠의 내추럴 턴은 1 2 3 4 5 6의 6보로 구성된 복합 스텝의 이름이다. 이때 내추럴 턴을 피겨라고 한다.

fishtail : 물고기 꼬리 비슷한, 어미상(魚尾狀)의.

flamenco : 플라멩코(스페인 집시의 춤), 그 가곡.

flea : 벼룩

fleckerl : 그 자리에서 좌우로 회전하는 피겨. 비엔나왈츠의 피겨 명칭. 'fleck'은 독일어로 '장소'라는 의미가 있음.

flex : (관절이) 구부러지다.

flick : 댄스에서 서포팅 풋의 전·후방에서 다른 발의 무릎부터 그 아래를 날렵하게 흔들듯이 움직이는 것.

flicker : 두 발의 볼에 체중을 싣고 발꿈치를 재빠르게 열고 닫는 동작.

flirtation : (남녀의) 새롱거림(with). 장난 삼아 하는 연애.

floor craft : 춤추는 도중에 서로 부딪혔을 때 멈추지 않고 계속해서 춤을 추었는가, 다른 커플과 충돌하지 않았는가 등의 안무 능력을 뜻한다. 이는 한 커플의 안무 능력과 동시에 돌출 사태에 처했을 때 남자의 리드 능력을 보여준다.

follow : ~을 좇다, 동행하다, 따르다.

footwork : 발놀림, 발재주. 댄스에서는 스텝하는 발이 마룻바닥에 닿아 있는 상태.

forward : 전방(으로)의, 앞(부분)의, 전진의.

forward walk turning : 똑바로 전진하며 몸과 히프를 사용하여 체중이동을 똑바로 하며 회전하는 것

fóxtrot : [승마] 완만한 속보(速步)의 하나. trot에서 walk로, 또 그 반대로 옮길 때의 잰 걸음.

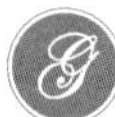

grand : 웅대한, 광대한, 장대한(magnificent).

hair pin : U자형의 커브.

head turn : 자이브의 아메리칸 스핀은 1박자에 1회전하므로 특별한 기술이 필요 없다. 그러나 라틴댄스의 180도 턴의 경우는 약간의 기술이 필요하다. 회전을 시작할 때 몸을 진행방향으로 돌리고 머리는 최대한 움직이지 않고 버티다가 몸이 돌아간 후 신속히 돌린다. 몸과 머리를 같은 속도로 회전한다고 틀린 것은 아니지만 몸과 머리를 같이 움직이면 머리가 어지럽고 춤이 다이나믹하지 못하다. 라틴댄스의 1/2턴은 워크 터닝이 원칙이다. 워크 터닝은 전진한 다음 회전한다. 회전하면서 전진해서는 안 된다. 라틴댄스의 경우 딜레이드(체중이동의 타이밍을 늦추는 것) 외에는 체중이 실리기 전에 회전하는 동작은 없다고 보면 된다. 워크 터닝 요령은 우선 축을 세우고 체중이동을 한 다음 회전한다. 회전을 힘차고 예쁘게 보이기 위해서는 몸이 회전할 때 머리를 최대한 버티다가 나중에 한 번에 신속히 돌린다.

height : 높음. 높이, 키.

heel : 발꿈치.

heel pivot: 오른발을 후진하고 그 뒤꿈치로 좌회전한 다음 왼발에 체중을 옮기지 않은 채 오른발에 나란히 붙여 왼발부터 전진하는 것.

heel pull : 풀 스텝(pull step)이라고도 하는데 남성이 사용하는 힐 턴의 일종으로, 힐 턴과의 차이는 체중을 실은 한쪽 발의 뒤꿈치(heel)로 회전할 때 다른 한쪽 발(이동하는 발)의 인사이드 에지로 더 천천히 끌어오고 거의 회전이 완료한 즈음에 체중을 실은 발 옆으로 약간 떨어뜨려놓고(풋워크 : H − IE − WF) 거기에서 체중을 옮겨 체중을 지지하여 회전한 발이 다음 스텝으로 들어가는 것이다. 항상 이 회전은 뒤꿈치로 하지만 강하게 3/8 이상 회전하는 경우는 볼로 회전한 후에 뒤꿈치에 체중을 옮겨 계속한다.

　예컨대, 남성의 경우, 왈츠 헤지테이션 체인지 5보, 폭스트롯 내추럴 턴 5보는 힐 풀이다. 이 경우는 왼발(4보)을 후진하고 5보에서 오른발을 모을 때, 오른발의 힐로 마룻바닥을 누르면서 왼발의 힐로 회전하고, 오른발을 옆으로 벌려 체중을 오른발로 옮긴다. 서포팅 풋의 힐로 우회전을 하고 무빙 풋은 서포팅 풋의 옆에 약간 떨어져서 놓는다.

heel turn : 힐 턴은 회전이 뒤꿈치에 의해서 이루어지는 것으로 여성의 피겨에 많이 사용된다. 특징은 한쪽 발을 후진해서 그 발뒤꿈치 쪽으로 회전할 때 다른 발을 끌어 모은다. 그 발에 체중을 옮겨서 뒤꿈치로 회전을 계속한 다음 처음 뒤쪽으로 회전한 쪽의 발이 다음 스텝으로 들어가는 것이다.

hesitation : 주저, 망설임. 왈츠의 헤지테이션 체인지의 6보는 움직이지 않고 멈춘다.

hinge : 돌쩌귀, 경첩, 요점, 중심점. 피겨의 명칭으로 레프트 위스크에서 발전한 스텝으로 상체는 스로어웨이 오버스웨이(throwaway oversway)로 같은 형태이지만 여성의 발 순서만이 바뀐다.

hitch : 달아맴, 얽힘, 연결(부). 급격히 잡아당김.

hockey : 하키, 아이스하키. 하키용 스틱(=~ stick).

hold : 남녀가 짝을 짓는 방식.

hook : 갈고리, 걸쇠. 'ㄱ'자 꼴의 것.

hop : 도약, 토끼뜀. 댄스에서는 가볍게 뛰는 것을 말한다.

hover : 새나 헬리콥터가 공중에 떠 있는 동작. 댄스에서 호버는 상체를 충분히 일으켜 세워 거의 정지 상태를 유지하고 있는 동안에 상체를 오버 턴하는, 피겨의 일부를 말한다. 왈츠 또는 퀵스텝의 호버 코르테, 폭스트롯의 내추럴 트위스트(NTT)의 6~8보(hover feather) 등이다. 호버 자체로 피겨를 이루는 경우는 드물다.

huit : 여덟의, 여덟째의, 8자형(字形).

hustle : 몹시 서두름, 밀치락달치락. 허슬춤(디스코 음악에 맞추어 추는 격렬하고 복잡한 춤).

impetus : (움직이고 있는 물체의) 힘, 추진력, 운동량, 관성(慣性).

in line : 파트너를 정면으로 해서 전진 또는 후진하는 것.

inside of a turn : 안쪽돌기를 말하는데 후진하는 발에 모든 회전이 일어나며 발이 몸보다 더 회전하며 풋 스위블은 일어나지 않는다. 그리고 이 발의 상태를 포인팅이라고 하며 몸의 상태를 보디 턴 레스(body turn less : 몸 회전 조금 적게)라고 한다. 마주잡고 회전하게 되면 한 사람은 안쪽돌기가 되고 다른 한 사람은 바깥돌기가 되는데 회전량은 같게 되지만 회전 거리는 서로 다르게 되어서 안쪽돌기를 하는 사람은 한 개의 스텝으로 회전 거리를 짧게 해야 하고 바깥돌기를 하는 사람은 회전 거리가 길기 때문에 두 개의 스텝으로 나누어서 한다. 예컨대 내추럴 턴의 남성 1~2보 사이에서 1/4턴, 2~3보 사이에서 1/8턴과 같이 두 스텝을 하게 되지만 여성은 1~2보 사이에서 한 개의 스텝으로 발은 이미 3/8턴을 모두 끝마친다. 한 피겨에서의 회전은 주로 첫 스텝이 전·후진이며 두 번째 스텝부터 회전이 시작된다. 안쪽돌기는 두 번째 스텝에 회전이 전부 이루어지지만 바깥돌기는 두

번째와 세 번째 스텝에 나누어 회전이 일어난다

in place : 한발을 들었다가 그 자리에 체중을 두어 스텝하는 것.

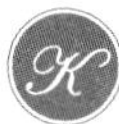

kick : 차다, 걷어차다.

knee back : 무릎을 곧게 펴 다리를 늘려 뒤로 뺀 것.

knot : (장식용의) 매는 끈, 나비[꽃] 매듭, (견장 등의) 장식 매듭.

la : 거기에서, 거기를, 여기에서 여기를, 그때에.

lateral movement : 쿠카라차와 같이 히프를 왼쪽 오른쪽, 횡방향으로 움직이는 운동.

latin cross : 한쪽 발을 다른 쪽 발의 앞이나 뒤로 가로질러서 놓는 것을 말하며 히프의 높이는 수평을 이루며 체중은 중앙에 있고 무빙 풋의 발가락은 '토 턴 아웃'을 하고 다른 쪽 무릎에 맞춰서 같이 굽히고 발끝이 다른 쪽의 뒤꿈치에서 약 15cm 정도 떨어져 위치한다.

leader : 선도자, 지도자, 리더.

licentiate : 면허장 소유자, 댄스교사 자격으로 멤버 다음으로 주어지는 등급.

line : 선, 줄.

link : 사슬의 고리, 고리, 연결, 연결로.

lock : 자물쇠. 잠그다, 닫다(shut). 댄스에서는 두 발을 교차시키거나 앞뒤로 무릎을 포개어 교차시키는 상태(잠금).

L.O.D.(line of dance) : 댄스의 방향선을 뜻한다. 즉 플로어를 시계 반대방향으로 춤추면서 나아가는 방향선을 말한다.

L to R : 남녀가 서로 잡고 있는 손을 영문 약자로 표기한 것. 남성은 왼손, 여성은 오른손으로 잡고 있는 것이다.

lunge : (특히 펜싱 따위의) 찌르기(thrust), 허리를 낮추고 무릎을 구부린 자세에서 한쪽 발을 한껏 내미는 것. 펜싱의 찌르는 동작에서 나온 피겨 명칭.

lunge point : 스텝한 남성의 오른발로 체중을 옮기지 않고 토의 인사이드 에지로 포인트하는 런지.

maypole : 남성이 기둥이 되어 여성이 남성 주위를 돌면서 춤추는 것.

member : 댄스교사 자격으로 associate 다음으로 주어지는 등급.

merengue : 메렝게(아이티·도미니카의 무용, 또는 그 곡).

mooch : 배회하다, 살금살금 거닐다.

movement : 움직임, 운동. 스텝에 따른 몸의 이동.

moving dance : 무브먼트가 몇 걸음에 걸쳐서 계속되는 댄스. 탱고를 제외한 모던의 왈츠, 폭스트롯, 퀵스텝, 비엔나왈츠를 말한다. 스윙댄스라고도 한다.

moving foot : 움직이는 발.

natural : 꼭 알맞은 것, 자연스러운 것. 댄스에서는 오른쪽을 나타낸다.

NFR(no foot rise) : 발로 라이즈하지 않고 신체만으로 위로 스트레칭하는 것. 주로 후진할 때 사용하는 댄스기술.

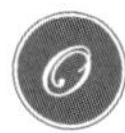

OP(outside partner) : 파트너의 오른쪽 바깥에 위치하는 스텝. 오른발을 파트너의 오른쪽 바깥으로 CBMP를 유지한 채로 전진하는 것을 말한다. 즉 남성의 왼쪽 어깨가 나간 것을 그대로 유지한 채 파트너 바깥쪽으로 오른발이 나간다면 몸은 자동으로 CBM이 이루어지며, 발은 CBMP 자세가 유지된 채로 전진한다. 전진하는 사람을 기준으로 한다. '왼쪽 OP'는 왼쪽 바깥쪽으로 왼발 전진하는 경우를 말한다.

open finish : 스텝의 끝에서 바깥으로 전·후진하여 마치는 것. 즉 피겨의 마지막 발이 바깥으로 전·후진하여 앞·뒤쪽으로 벌어지면서 끝나는 것.

open turn : 3보째를 모으지 않고 후진하는 바깥돌기. 예컨대 폭스트롯의 내추럴 턴 남성 1~3보.

opening out : 파트너를 바깥쪽으로 벌리는 동작.

outside : 바깥쪽, 외면(外面).

outside of a turn : 바깥돌기를 뜻하는데 전진하는 발에 회전이 일어날 때 한다. 예컨대 남성 내추럴 턴 1~2보 사이에서 1/4회전하고 3에서 1/8회전함. 풋 스위블은 2보에서 일어남.

OP(outside partner) : 파트너 바깥으로.

oversway : 통상의 사이드 스웨이에서 여자의 왼쪽 어깨가 왼쪽 허리를 넘어서 뒤로 기울어진 상태.

over turn : 통상의 회전량보다 많이 회전하는 것. 예컨대 내추럴 스핀 턴 4, 5, 6보의 통상(normal turn)의 회전량은 7/8이고, 오버 턴의 경우는 1회전, 언더 턴(under turn)의 경우는 5/8이다.

pass : 통과 통행허가증, 단시간의 접객, 통로.

passe : 구티가 나는, 한창때가 지난, 시대에 뒤진.

partner in line : 파트너와 마주하여 앞·뒤로 스텝하는 것.

PO(partner outside) : 파트너를 오른쪽 바깥으로 하여 후진하는 것. 즉 남성이 후진하고 파트너를 자기 바깥쪽으로 리드하는 경우. 후진하는 사람 기준. 전진하는 사람을 기준으로 할 때는 OP라고 표시한다.

pendulum swing : 진자운동을 말하는데, 주로 왈츠의 스윙이 여기에 해당된다. 탱고를 제외한 다른 무빙댄스에서도 피겨에 따라 해당되는 것들이 있다.

pépper pòt : 후추가루통. 퀵스텝의 피겨 명칭.

phrase : [문법] 구(句). [음악] 작은 악절(樂節).

pique : 프랑스어로는 창, 화, 불쾌, 모욕적인 언사.

pirouette : (발레의) 발끝으로 돌기. (말타기에서) 급선회.

pivot : 선회축(旋回軸), 추축(樞軸). 발을 전·후방으로 스텝하고 다른 발을 CBMP로 유지하고 한쪽 발만으로 행하는 회전. 즉 한쪽 발을 앞·뒤로 스텝하고 다른 방향의 발을 뒤 또는 앞 CBMP로 유지하고 한쪽 발로 행하는 회전. 체중을 한 발에 완전히 싣고 회전하기 때문에 체중이 없는 다리는 자연히 CBMP 상태가 된다. 내추럴 스핀 턴의 남자 4보에서 행해진다.

pivoting action : 피벗을 닮은 동작. 남성이 우회전 피벗을 행할 때 여성은 오른쪽 발을 전진해서 피벗과 같이 회전하지만 뒷발은 약간 왼쪽을 향해 스텝하는 것. 즉 남자가 내추럴 피벗을 출 때에 CBMP를 유지하지만, 여자는 남자와의 포지션 때문에 뒷발이 CBMP를 유지할 수 없게 되어, 피벗을 닮은 동작이 된다. 내추럴 스핀 턴의 여성 4보.

pivot turn : 한쪽 발을 전·후방으로 유지, 체중을 유지하고 있는 발을 축으로 회전하는 것. 피벗에서는 보통 1/2이나 그 이하로 회전하며 거의 연속해서 회전하는 것은 없다. 만약 연속하는 것이 있으면 회전축이 되는 발은 한 번 회전할 때마다 바뀌는 것이다.

place : 자리, 장소.

plait : (천의) 주름(pleat), 땋은 끈. 피겨의 발 움직임이 주름이나 끈처럼 마룻바닥을 끌면서 걷는 것.

planet : 행성, 하늘에 이동하는 천체(달·태양도 포함).

point : 체중을 싣지 않고 토나 볼을 바닥에 붙이는 것. 룸바의 클로즈드 히프 트위스트의 여성 3보의 경우 발을 먼저 체중 없이 원하는 위치에 포인트하고 체중을 천천히 옮긴다. 즉 3&의 &카운트에 오른발을 3보 스텝할 위치에 갖다두되 체중을 옮기지는 않는다. 이것을 포인트라고 하고 4카운트에 체중을 옮긴다.

pointing : 상체의 방향과 일치하지 않는 방향으로 발을 향하는 경우의 얼라인먼트를 나타낼 때 사용하는 용어. 즉 몸과 발끝이 다른 방향을 가리키고 있을 때를 포인팅이라고 한다. 예를 들어 왈츠의 내추럴 턴 남성 5보의 얼라인먼트는 '중앙사 포인팅'이다. 즉 몸은 중앙을 향하고 있는데 오른발은 중앙사를 '향하여' 있다. '향하여'의 얼라인먼트를 '포인팅'이라고 한다. 댄스에서는 포인트와 포인팅을 구별하여 사용하는 것이 좋다.

poise : 평형, 균형, 자세.

position of feet : 한쪽 발에 관련한 다른 쪽의 발의 위치. 즉 '전진' '후진' '옆으로' '비스듬히 앞으로' '비스듬히 뒤로' 그 밖에 CBMP, PP, OP, side leading 등이 있음.

PP(promenade position) : 남자의 오른쪽과 여자의 왼쪽이 접촉하고 몸의 반대쪽이 V자 모양으로 열린 형.

progressive : (부단히) 전진하는.

promenade : 산책, 산보. PP로 전진할 때 사용되는 명칭이다. 발음은 프로머네이드, 프로머나드, 프롬나드 등으로 한다.

pull step : 힐 풀의 별칭.

push : 밀다, 밀치다.

quarter : 4분의 1.

quick(Q) : 빠른, 잽싼, 민첩한. 댄스에서 빠른 카운트를 나타낼 때 사용한다. 예컨대 폭스트롯의 패더 스텝의 카운트는 SSQQ으로 이루어져 있다.

recover : 되찾다. 회복하다. 원상태로 되다, 복구되다.

reef : 암초, 사주(砂洲), (돛을) 줄이다(in).

replace : 발을 체중이동하여 마룻바닥에 딛음과 동시에 순간적으로 마룻바닥에서 발을 떼어 들어 올리는 것. 빠른 음악에서는 힐(heel)이 바닥에 닿지 않고 리플레이스된다.

reverse : 반대의, 거꾸로의, 이면의, 배후의. 댄스에서는 왼쪽을 가리킨다.

rhythm : 율동, 리듬, 음률.

rise & fall : 발, 다리, 몸을 통해 행해지는 상하 운동. 라이즈는 댄스에 있어서 신체를 위로 올려서 늘리는 것. 이때 양발의 뒤꿈치가 바닥에서 떨어져 발끝으로 선다. 높은 상태를 업. 최고 높은 상태를 하이스트 라이징. 폴은 신체를 순서대로 낮게 낮추는 것이다.

rock : 흔들림. 댄스에서는 체중의 중심을 좌우 발에 바꾸어 싣고 몸을 음악적으로 흔드는 동작을 말한다.

rocket : 로켓. 화전(火箭), 봉화. 쏘아 올리는 불꽃.

roll : 회전, 구르기.

rolling action : 몸이 올라갔다 내려올 때 또는 전·후진하면서 체중을 지탱하고 있는 발에서 일어나는 움직임.

ronde : 순회. 댄스에서는 원을 그리듯이 발을 돌리는 동작을 말한다.

rope : 새끼, (밧)줄, 끈, 로프.

rotary : 윤전기, 로터리, 환상(環狀) 교차로.

rotation : 회전.

rotational : 히프가 등뼈를 축으로 하는 수직선을 중심으로 움직이는 것. 전체적으로 회전량이 다양하게 변한다.

roundabout : 왕복여행. 원(circle), 원형장.

routine : 기계적인 순서, 피겨 조합의 순서. 통상 단체반 레슨이나 경기대회에 나가는 선수들을 위해 피겨의 순서를 정해놓고 춤을 추는 것을 말함. 여러 가지 피겨를 정한 순서에 따라 춤추는 것을 포괄적으로 표현하는 말이다.

R to R : 남성의 오른손과 여성의 오른손을 서로 잡고 있는 것을 나타낸다.

rubato : 일종의 악기 연주 기법인데 쉽게 얘기해서 시간을 훔치는(stealing the time) 기법이다. 스텝을 밟을 때 '얼마나 빨리 움직이느냐'가 아니라 다음 스텝을 밟기 전에 '얼마나 오랫동안 음악을 붙들어두느냐'는 것이다. 움직임을 늘리며 동작을 탄력적으로 할 수 있어서 아름답고 율동적으로 표현할 수 있다. 선수들은 첫 스텝과 둘째 스텝 사이의 침묵(silence=시간)을 조절하는 데 관심을 둔다. 템포를 바꾸는 것도 아니고 시간(time)을 바꾸는 것도 아니다. 예컨대 왈츠의 샤세 프롬 PP(12&3=1 1/2 1/2 1)의 4보를 1박에 바로 발을 마룻바닥에 착지하지 않고 1/4박자 정도를 앞의 3보 &에 포함시켜, 즉 1/4박자 길이만큼 늦게 발을 착지하는 것을 말한다. 룸바나 차차차의 경우에도 최대한 박자의 시간을 끌다가 마지막에 발을 움직이는 것을 말한다.

Rudolph fallaway : 남자가 오른발을 전진하고 무릎을 강하게 구부려서 여자에게 오른쪽으로 론데시키고 폴어웨이로 마치는 액션.

same foot : 남녀가 같은 발을 동시에 스텝하는 것으로 원칙적으로 남자가 발을 바꾼다.

scissors : 가위.

scoop : 국자, 주걱. 댄스에서는 남자가 약간 강한 왼쪽 스웨이로, 옆으로 왼발을 스텝하고(여자는 반대), 그 다음에 급격히 강한 오른쪽 스웨이로 바꾸어서 오른발을 끌어당기는 액션으로 마치 모래를 건져 올리는 듯한 동작이다.

separation : 분리, 떨어짐, 이탈. 이별.

settling : 히프 무브먼트를 하기 위하여 체중을 움직이는 다리(standing leg)로 옮기는 것. 체중이동을 시작할 때 사용한다. 체중을 똑바로 선 다리에 이동하는 것을 말하며 골반을 뒤로 보내기 직전에 일어나는 히프 무브먼트이다.

shadow : 그림자. 그림자처럼 따라 다니는 형태의 피겨를 나타낼 때 주로 사용된다.

shadowing : 한 커플이 라이벌 커플을 겁주기 위해 그들 앞이나 뒤에 바싹 붙어서 댄스를 하는 교묘한 수법.

shoulder : 어깨, 어깨 관절.

shoulder or side leading : 전·후진할 때 무빙 풋과 같은 방향으로 몸을 움직이는 것. 전에는 숄더 리딩이라고 했는데, '볼룸 댄스 테크닉(ballroom dance technic)'에서는 사이드 리딩(side leading)으로 사용한다. 전·후진할 때 스텝하는 쪽의 몸이 함께 같은 방향으로 나아간다. 파트너를 아웃사이드로 보내고 싶으면 사이드 리드를 해야 한다. 탱고의 오른발 워크시 오른쪽 사이드 리드, 왈츠의 오픈 임피터스의 남자 3보는 왼쪽 사이드 리드, 오픈 텔레마크의 여자 3보는 오른쪽 사이드 리드 등 CBM의 반대 개념이다.

shove : 밀다, 밀고 나아가다.

shuffle : 발을 질질 끌기, 댄스에서 발을 끄는 동작.

side-by-side : 여자를 옆쪽에 세운 자세나 형태.

simple : 단일의, 분해할 수 없는, 단순한, 간단한.

skip : 도약. 한쪽 다리로 가볍게 뛰는 것.

sliding : 미끄러짐, 미끄러지는, 이동하는.

sliding door : 미닫이(문).

slip : 미끄러짐. 옆으로 미끄러짐(sideslip).

slow(S) : 2박자의 타이밍, 4/4박자 음악에서는 'S'는 2비트, 'Q'는 1비트이다. 그러나 탱고는 2/4 박자이기 때문에 'S'는 1비트이다.

solo : 독무(獨舞), 혼자 추는 춤.

spin whirl : 일종의 회전을 일컫는 말로 피벗과 턴으로 회전하는 것. 즉 통상적으로 피벗을 한 후 다음 발의 체중을 지탱하면서 다리의 앞뿌리로 다시 회전을 계속하는 것을 말한다. 통상 1회전 이상 의 회전을 말하는데 스핀 턴은 피벗이 수반된다. 요령은 제1보를 전진하여 강하게 회전하고 제2보를 옆으로 딛고 볼로 회전을 계속한다.

spin turn : 2보만 가지고 회전을 행하는데 주로 남성의 전진 스텝에서 시작한다. 오른발 힐로 전 진, 다음에 볼로 체중을 옮겨 회전하고 이때 왼발은 시계추처럼 바깥쪽을 회전해서 옆으로 딛으며 계속해서 볼로 회전하는 것을 말한다.

spiral : 나선, 나선형의 것.

split : 분할하다. split cuban break는 cuban break를 나누어서 한다.

spot : 반점, 얼룩. spot turn과 같이 한 지점을 중심으로 회전하는 것.

spring : 튀어오름, 용수철. 베리에이션에서 많이 사용하는 가볍게 도약하는 액션.

staccato : 탱고의 연주 방법으로 박자 사이에 휴지 부호를 넣고 음을 짧고 분명하게 잘라서 끊 는 단음적인 연주 방법. 스윙이 없는 동작에서 각 1보가 독립한 스텝을 밟고 뒷발은 음악이 허용 하는 한 뒤에 남기고 있다가 다음에 날렵하게 스텝하는 것. 탱고의 음악을 표현하는 대표적 동작 을 말한다.

stalking walk : 고양이가 사냥감에 몰래 접근하듯 걷는 걸음으로 PP에서 처음 슬로우에 포인트 하고 다음의 슬로우에 비로소 체중을 옮기는 스텝.

standing spin : 왈츠의 왼쪽 위스크 다음에 트위스트를 하고 남성이 회전을 그 자리에서 계속하 고, 여성이 그 주위를 계속해서 가볍게 회전하는 스핀.

stationary : 움직이지 않는, 정지된.

step : 댄스의 피겨를 구성하고 있는 스텝의 각 1보를 말함. 피겨를 스텝이라고 하는 경우도 있지만 정확한 말은 아니다. 스텝은 발 한 번의 움직임, 즉 전·후·좌·우의 어떤 방향으로 1보 딛는 것을 말 한다. 길을 걸을 때, 오른발, 왼발 반복하여 움직일 때, 그 한 발 한 발이 스텝이다.

stick : 막대기, 나무토막, 잘라낸 나뭇가지.

stomp : 발을 세게 구르는 재즈 춤(곡). 발 구르기(stamp).

supporting foot : 체중을 지지하고 있는 쪽의 발. 이에 대해 다른 쪽의 발을 무빙 풋(또는 acting leg, leading foot)이라고 함.

sur place : sur는 '～의 위에'의 의미이고 surplace는 프랑스어로 '그 자리에서의 정지 자세'의 뜻이지만 파소도블레에서는 '제자리걸음'을 뜻한다. 이 피겨의 방법은 남성의 경우 왼발 아펠시 약 1/8정도 좌회전을 하고 몸을 점진적으로 위로 올린다. 히프는 앞으로 내밀면서 위로 끌어올리고 머리는 수직으로, 오른쪽 어깨는 최대한 오른쪽으로 향하게 한다.

sway : 흔들리다, 흔들흔들하다. 보디 스웨이라고 하며 다리부터 전신을 일직선으로 한 채 오른쪽 또는 왼쪽으로 약간 기울어지는 몸동작을 말함.

sweetheart : 연인, 애인.

swing : 흔들리는, 진동의. 활 모양의 곡선을 그리며 움직이는 것. 몸이 앞·뒤·좌·우로 시계추와 같이 움직이는 것으로 몸의 움직임에 따라 전진 스윙, 후진 스윙, 사이드(side) 스윙 등이 있다. 펜들럼 스윙는 주로 왈츠의 스윙에 해당되지만 탱고를 제외한 다른 무빙댄스에도 있다.

switch : 스위치, 바꿈, 전환, 변경. 회전을 역으로 바꾸는 것.

swivel : 체중을 지탱하고 있는 쪽의 발에 압력을 가해서 회전하는 것을 말함.

swoop : 급강하.

syllabus : 시간표, 테크닉 교재 등의 항목이나 내용. 경기대회 등의 안내서로 사용하는 경우도 있음.

syncopation : 당김음. 음악에서 절분음을 의미하며 정상적인 리듬을 변화시키는 것을 말함.

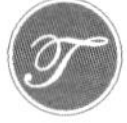

tandem position : 여성이 남성 앞 또는 뒤에 위치하여 같은 방향을 쳐다본다.

tap : 가볍게 두드리기. 체중을 지탱하고 있는 발의 옆에 놓인 발에 체중을 싣지 않고 그대로 놓고만 있는 것을 말한다. 즉 볼 또는 토에 체중을 옮기지 않고 마룻바닥에 두는 동작. 탱고의 프로머네이드 링크 3보째와 같이 체중을 싣지 않고 작게 옆으로 두는 스텝.

telemark : 회전법의 일종.

telespin : 오픈 텔레마크와 스핀을 서로 연결시켜서 만든 피겨의 명칭.

tempo : 빠르기, 박자.

throw away : (물건을) 내다버리다. 멀리 던지다.

throwaway oversway : 남자는 오버스웨이보다 몸을 더 많이 회전하여 여자 왼발이 남자 왼쪽으로 열어서 마치도록 하는 피겨.

time : 시간, 때, 박자, 속도. 한 소절의 박자 수. 음악의 각 소절을 구성하고 있는 비트(음표)의 수를 말함.

timing : 리듬의 장단 맞추기. 춤추는 리듬에 대한 것으로 스텝을 할 때 음악에 맞추는 것을 말함. 스텝 시간의 길이, 'S'는 2비트, 'Q'는 1비트, '&'는 1/2비트 등의 시간적 표현. 폭스트롯과 퀵스텝의 같은 'S'라도 시간적 길이는 당연히 다르다. 또 폭스트롯과 같은 4/4박자에서 'S'는 2비트이지만, 탱고는 2/4박자이므로 같은 'S'라도 1비트가 된다.

tipple : 술, 독한 술. 팁시와 같은 의미.

tipsy : 술 취한, 비틀거리는, (건물이) 기울어진.

toe : 주로 엄지발가락을 말하며 볼이 포함되는 경우도 있다. 발가락 끝.

toe pivot : 양발을 대고 회전하지만 한쪽 발의 볼만으로 회전하며 체중을 회전하는 발에 둔 다음 맞대고 있는 발에 체중을 옮기지 않도록 하는 회전. 더블 리버스 턴의 남자 2보와 3보.

toe turned in : 스텝하는 발의 토를 안쪽으로 향하게 하는 것.

toe turned out : 스텝하는 발의 토를 바깥쪽으로 향하게 하는 것. 보통 라틴에서 밸런스를 유지하기 위해 토를 바깥쪽으로 1/16 정도 돌아 포인트하는 것.

toward : ～쪽으로. 운동 방향을 나타내는 말.

towel : 타월, 세수수건.

travelling : 계속 움직이는 것.

trot : (말의) 속보, 총총걸음, 빠른 걸음.

tumble turn : 급격한 로어(lower)를 동반한 회전.

Turkish : 터키의, 터키 사람의.

turn : 회전, 선회, 회전 운동. (댄스의) 턴.

　3보(1 2 3) 턴

　　① 샤세 턴(왼쪽 턴부터 연습. 오른쪽 턴의 요령은 시작하는 발만 다르고 방법은 같다.)

　　　·양발을 어깨 넓이만큼 벌리고 선 다음 체중을 오른발에 옮긴다.

　　　1보 : 체중을 왼발로 옮기면서 2/8 좌회전.

　　　2보 : 오른발을 왼발 가까이 스텝하면서 3/8 좌회전.

　　　3보 : 3/8 좌회전하여 왼발 옆으로.

　　② 쉐네이 턴

　　　1보 : 체중을 왼발로 옮기면서 회전하기 시작, 계속 회전.

　　　2보 : 오른발을 왼발에 모으고(회전할 때 이미 모아져 있다) 계속 회전, 이때 체중을 오른발로 옮김.

　　　3보 : 왼발 옆으로.

　샤세 턴과 쉐네이 턴의 차이점은 샤세 턴은 회전할 때 양발을 다 사용하여 1, 2, 3보를 정확히 다 밟지만 쉐네이 턴은 회전하면서 모아진 발에 체중을 옮기고 계속 회전한다.

twist : 뒤틀다, 비틀다. 트위스트를 추다.

type : 형(型), 타입, 유형. 전형, 견본, 표본.

underarm : 겨드랑이 밑, 소매 아래쪽.

under turn : 통상의 회전량보다 적게 회전하는 것.

up : 라이즈한 상태를 그대로 유지하는 것. 폭스트롯나 퀵스텝의 피겨 중 여러 스텝으로 이루어져 있는 피겨의 중간 스텝은 업인 경우가 많다.

variation : 변화, 변동, 변이.
volta : 회(回), 번, 볼타춤. 16∼17세기에 유행한 활발한 움직임의 춤.

W(wall) : 벽.
Wall-Flower : 댄스파티 등에서 상대가 없어 외톨이가 되는 여성.
wave : 파도, 물결. 물결이 치는 듯한 움직임. 폭스트롯의 리버스 웨이브.
weave : 짜다, 엮다. 댄스에서는 전·후·좌·우로 실을 꼬듯이 움직이는 것.
whip : 채찍질을 하듯 재빨리 잡아채듯 행하는 것.
whisk : (날짐승이 날개·꼬리 등으로) 휙 털. (고속 열차 등의) 휙 달림. 드레스의 소매 등을 날렵하게 펄럭인다는 의미. 왈츠나 삼바의 피겨 중에 위스크가 있다. 왈츠의 위스크는 왼발(여성 : 오른발)을 뒤로 신속히 움직이면서 드레스의 소매 등을 날렵하게 펄럭인다는 의미가 연상되고, 삼바의 위스크도 신속히 움직일 뿐만 아니라 좌우로 휘젓고 다니기 때문에 위스크라는 명칭이 생겼다.
whole foot : 발바닥 전체.
windmill : 풍차. 댄스에서는 '풍차돌기'.
wing : 프로펠러나 풍차의 날개와 같이 주축을 중심으로 회전하는 것, 여자가 남자 주위를 오른쪽에서 왼쪽으로 이동하는 스텝.
woodpecker : 딱따구리. 플로어를 딱따구리와 같이 쪼는 스텝.

zag : 지그재그로 꺾이는 코스에서 가파른 각.
zig : 지그재그 코스에서 꺾이는 각.

참고문헌

《영국 ISTD 라틴아메리칸》, 삼바·파소더블, 영국왕실무용교사협회 저, 이도용·김은혜·이양출·손기상 공역, 도서출판 노방, 2001.
《영국 ISTD 모던댄스》, Ⅰ·Ⅱ, 영국왕실무용교사협회 저, 이도웅·백경화·조성진·박영숙·김도석 공역, 도서출판 대한미디어, 2002.
《댄스스포츠》, 임혜자·마정순·이희선·정숙희·신용숙 공저, 도서출판 한학문화, 1999.
《스포츠댄스학습법》, 伊澤次男 저, 김준희 역, 신광문화사, 1999.
《프로도 가르쳐 주지 않는 KEY POINT 댄스스포츠 모던·라틴편》, 金沢正太 저, 최영란 역, 도서출판 금광, 2001.
《라틴댄스》, 최인애·인희교·김차남·이수재·이애리 공저, 대한미디어, 2002.